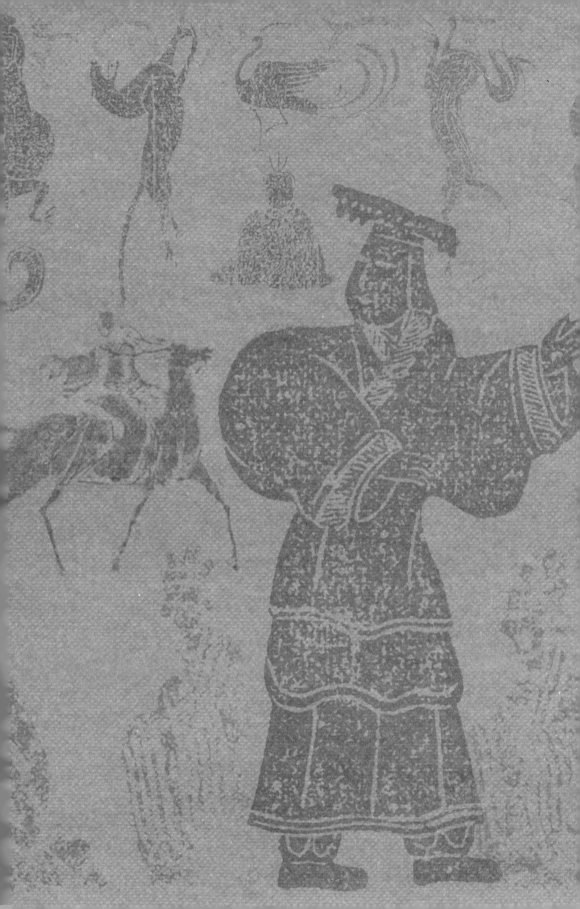

中国古医籍整理丛书

脉 理 正 义

明·邹志夔　著

姚惠萍　高　雨　校注

中国中医药出版社

·北　京·

图书在版编目（CIP）数据

脉理正义／（明）邹志夔著；姚惠萍，高雨校注 .
—北京：中国中医药出版社，2016.12
　　（中国古医籍整理丛书）
　　ISBN 978 – 7 – 5132 – 3839 – 7

Ⅰ . ①脉… 　Ⅱ. ①邹… ②姚… ③高… 　Ⅲ. ①脉诊 –
中国 – 明代 　Ⅳ. ①R241.2

中国版本图书馆 CIP 数据核字（2016）第 290759 号

中 国 中 医 药 出 版 社 出 版
北京市朝阳区北三环东路 28 号易亨大厦 16 层
邮政编码　100013
传真　010 64405750
保定市中画美凯印刷有限公司印刷
各地新华书店经销

*

开本 710×1000　1/16　印张 23.5　字数 199 千字
2016 年 12 月第 1 版　2016 年 12 月第 1 次印刷
书　号　ISBN 978 – 7 – 5132 – 3839 – 7

*

定价　68.00 元
网址　www.cptcm.com

国家中医药管理局
中医药古籍保护与利用能力建设项目
组织工作委员会

主 任 委 员 王国强

副 主 任 委 员 王志勇　李大宁

执 行 主 任 委 员 曹洪欣　苏钢强　王国辰　欧阳兵

执 行 副 主 任 委 员 李　昱　武　东　李秀明　张成博

委 　 　 员

各省市项目组分管领导和主要专家

（山东省）武继彪　欧阳兵　张成博　贾青顺

（江苏省）吴勉华　周仲瑛　段金廒　胡　烈

（上海市）张怀琼　季　光　严世芸　段逸山

（福建省）阮诗玮　陈立典　李灿东　纪立金

（浙江省）徐伟伟　范永升　柴可群　盛增秀

（陕西省）黄立勋　呼　燕　魏少阳　苏荣彪

（河南省）夏祖昌　刘文第　韩新峰　许敬生

（辽宁省）杨关林　康廷国　石　岩　李德新

（四川省）杨殿兴　梁繁荣　余曙光　张　毅

各项目组负责人

王振国（山东省）　王旭东（江苏省）　张如青（上海市）

李灿东（福建省）　陈勇毅（浙江省）　焦振廉（陕西省）

蔡永敏（河南省）　鞠宝兆（辽宁省）　和中浚（四川省）

前 言

　　中医药古籍是传承中华优秀文化的重要载体，也是中医学传承数千年的知识宝库，凝聚着中华民族特有的精神价值、思维方法、生命理论和医疗经验，不仅对于传承中医学术具有重要的历史价值，更是现代中医药科技创新和学术进步的源头和根基。保护和利用好中医药古籍，是弘扬中国优秀传统文化、传承中医学术的必由之路，事关中医药事业发展全局。

　　1949 年以来，在政府的大力支持和推动下，开展了系统的中医药古籍整理研究。1958 年，国务院科学规划委员会古籍整理出版规划小组在北京成立，负责指导全国的古籍整理出版工作。1982 年，国务院古籍整理出版规划小组召开全国古籍整理出版规划会议，制定了《古籍整理出版规划（1982—1990）》，卫生部先后下达了两批 200 余种中医古籍整理任务，掀起了中医古籍整理研究的新高潮，对中医文化与学术的弘扬、传承和发展，发挥了极其重要的作用，产生了不可估量的深远影响。

　　2007 年《国务院办公厅关于进一步加强古籍保护工作的意见》明确提出进一步加强古籍整理、出版和研究利用，以及

"保护为主、抢救第一、合理利用、加强管理"的方针。2009年《国务院关于扶持和促进中医药事业发展的若干意见》指出，要"开展中医药古籍普查登记，建立综合信息数据库和珍贵古籍名录，加强整理、出版、研究和利用"。《中医药创新发展规划纲要（2006—2020）》强调继承与创新并重，推动中医药传承与创新发展。

2003~2010年，国家财政多次立项支持中国中医科学院开展针对性中医药古籍抢救保护工作，在中国中医科学院图书馆设立全国唯一的行业古籍保护中心，影印抢救濒危珍本、孤本中医古籍1640余种；整理发布《中国中医古籍总目》；遴选351种孤本收入《中医古籍孤本大全》影印出版；开展了海外中医古籍目录调研和孤本回归工作，收集了11个国家和2个地区137个图书馆的240余种书目，基本摸清流失海外的中医古籍现状，确定国内失传的中医药古籍共有220种，复制出版海外所藏中医药古籍133种。2010年，国家财政部、国家中医药管理局设立"中医药古籍保护与利用能力建设项目"，资助整理400余种中医药古籍，并着眼于加强中医药古籍保护和研究机构建设，培养中医古籍整理研究的后备人才，全面提高中医药古籍保护与利用能力。

在此，国家中医药管理局成立了中医药古籍保护和利用专家组和项目办公室，专家组负责项目指导、咨询、质量把关，项目办公室负责实施过程的统筹协调。专家组成员对古籍整理研究具有丰富的经验，有的专家从事古籍整理研究长达70余年，深知中医药古籍整理研究的重要性、艰巨性与复杂性，履行职责认真务实。专家组从书目确定、版本选择、点校、注释等各方面，为项目实施提供了强有力的专业指导。老一辈专家的学术水平和智慧，是项目成功的重要保证。项目承担单位山东中医药大学、南京中医药大学、上海中医药大学、福建中医药大学、浙江省中医药研究院、陕西省中医药研究院、河南省中医药研究院、辽宁中医药大学、成都中医药大学及所在省市中医药管理部门精心组织，充分发挥区域间互补协作的优势，并得到承担项目出版工作的中国中医药出版社大力配合，全面推进中医药古籍保护与利用网络体系的构建和人才队伍建设，使一批有志于中医学术传承与古籍整理工作的人才凝聚在一起，研究队伍日益壮大，研究水平不断提高。

本着"抢救、保护、发掘、利用"的理念，该项目重点选择近60年未曾出版的重要古医籍，综合考虑所选古籍的保护价值、学术价值和实用价值。400余种中医药古籍涵盖了医经、基础理论、诊法、伤寒金匮、温病、本草、方书、内科、外科、女科、儿科、伤科、眼科、咽喉口齿、针灸推拿、养生、医案医话医论、医史、临证综合等门类，跨越唐、宋、金元、明以迄清末。全部古籍均按照项目办公室组织完成的行业标准《中医古籍整理规范》及《中医药古籍整理细则》进行整理校注，绝大多数中医药古籍是第一次校注出版，一批孤本、稿本、抄本更是首次整理面世。对一些重要学术问题的研究成果，则集中收录于各书的"校注说明"或"校注后记"中。

"既出书又出人"是本项目追求的目标。近年来，中医药古籍整理工作形势严峻，老一辈逐渐退出，新一代普遍存在整理研究古籍的经验不足、专业思想不坚定等问题，使中医古籍整理面临人才流失严重、青黄不接的局面。通过本项目实施，搭建平台，完善机制，培养队伍，提升能力，经过近5年的建设，锻炼了一批优秀人才，老中青三代齐聚一堂，有效地稳定了研究队伍，为中医药古籍整理工作的开展和中医文化与学术的传承提供必备的知识和人才储备。

本项目的实施与《中国古医籍整理丛书》的出版，对于加强中医药古籍文献研究队伍建设、建立古籍研究平台，提高古籍整理水平均具有积极的推动作用，对弘扬我国优秀传统文化，推进中医药继承创新，进一步发挥中医药服务民众的养生保健与防病治病作用将产生深远影响。

第九届、第十届全国人大常委会副委员长许嘉璐先生，国家卫生计生委副主任、国家中医药管理局局长、中华中医药学会会长王国强先生，我国著名医史文献专家、中国中医科学院马继兴先生在百忙之中为丛书作序，我们深表敬意和感谢。

由于参与校注整理工作的人员较多，水平不一，诸多方面尚未臻完善，希望专家、读者不吝赐教。

国家中医药管理局中医药古籍保护与利用能力建设项目办公室

二〇一四年十二月

许 序

"中医"之名立，迄今不逾百年，所以冠以"中"字者，以别于"洋"与"西"也。慎思之，明辨之，斯名之出，无奈耳，或亦时人不甘泯没而特标其犹在之举也。

前此，祖传医术（今世方称为"学"）绵延数千载，救民无数；华夏屡遭时疫，皆仰之以度困厄。中华民族之未如印第安遭染殖民者所携疾病而族灭者，中医之功也。

医兴则国兴，国强则医强。百年运衰，岂但国土肢解，五千年文明亦不得全，非遭泯灭，即蒙冤扭曲。西方医学以其捷便速效，始则为传教之利器，继则以"科学"之冕畅行于中华。中医虽为内外所夹击，斥之为蒙昧，为伪医，然四亿同胞衣食不保，得获西医之益者甚寡，中医犹为人民之所赖。虽然，中国医学日益陵替，乃不可免，势使之然也。呜呼！覆巢之下安有完卵？

嗣后，国家新生，中医旋即得以重振，与西医并举，探寻结合之路。今也，中华诸多文化，自民俗、礼仪、工艺、戏曲、历史、文学，以至伦理、信仰，皆渐复起，中国医学之兴乃属必然。

迄今中医犹为国家医疗系统之辅，城市尤甚。何哉？盖一则西医赖声、光、电技术而于20世纪发展极速，中医则难见其进。二则国人惊羡西医之"立竿见影"，遂以为其事事胜于中医。然西医已自觉将入绝境：其若干医法正负效应相若，甚或负远逾于正；研究医理者，渐知人乃一整体，心、身非如中世纪所认定为二对立物，且人体亦非宇宙之中心，仅为其一小单位，与宇宙万象万物息息相关。认识至此，其已向中国医学之理念"靠拢"矣，虽彼未必知中国医学何如也。唯其不知中国医理何如，纯由其实践而有所悟，益以证中国之认识人体不为伪，亦不为玄虚。然国人知此趋向者，几人？

国医欲再现宋明清高峰，成国中主流医学，则一须继承，一须创新。继承则必深研原典，激清汰浊，复吸纳西医及我藏、蒙、维、回、苗、彝诸民族医术之精华；创新之道，在于今之科技，既用其器，亦参照其道，反思己之医理，审问之，笃行之，深化之，普及之，于普及中认知人体及环境古今之异，以建成当代国医理论。欲达于斯境，或需百年欤？予恐西医既已醒悟，若加力吸收中医精粹，促中医西医深度结合，形成21世纪之新医学，届时"制高点"将在何方？国人于此转折之机，能不忧虑而奋力乎？

予所谓深研之原典，非指一二习见之书、千古权威之作；就医界整体言之，所传所承自应为医籍之全部。盖后世名医所著，乃其秉诸前人所述，总结终生行医用药经验所得，自当已成今世、后世之要籍。

盛世修典，信然。盖典籍得修，方可言传言承。虽前此50余载已启医籍整理、出版之役，惜旋即中辍。阅20载再兴整理、出版之潮，世所罕见之要籍千余部陆续问世，洋洋大观。

今复有"中医药古籍保护与利用能力建设"之工程，集九省市专家，历经五载，董理出版自唐迄清医籍，都400余种，凡中医之基础医理、伤寒、温病及各科诊治、医案医话、推拿本草，俱涵盖之。

噫！璐既知此，能不胜其悦乎？汇集刻印医籍，自古有之，然孰与今世之盛且精也！自今而后，中国医家及患者，得览斯典，当于前人益敬而畏之矣。中华民族之屡经灾难而益蕃，乃至未来之永续，端赖之也，自今以往岂可不后出转精乎？典籍既蜂出矣，余则有望于来者。

谨序。

第九届、十届全国人大常委会副委员长

许嘉璐

二〇一四年冬

王 序

中医学是中华民族在长期生产生活实践中，在与疾病作斗争中逐步形成并不断丰富发展的医学科学，是中国古代科学的瑰宝，为中华民族的繁衍昌盛作出了巨大贡献，对世界文明进步产生了积极影响。时至今日，中医学作为我国医学的特色和重要医药卫生资源，与西医学相互补充、相互促进、协调发展，共同担负着维护和促进人民健康的任务，已成为我国医药卫生事业的重要特征和显著优势。

中医药古籍在存世的中华古籍中占有相当重要的比重，不仅是中医学术传承数千年最为重要的知识载体，也是中医为中华民族繁衍昌盛发挥重要作用的历史见证。中医药典籍不仅承载着中医的学术经验，而且蕴含着中华民族优秀的思想文化，凝聚着中华民族的聪明智慧，是祖先留给我们的宝贵物质财富和精神财富。加强对中医药古籍的保护与利用，既是中医学发展的需要，也是传承中华文化的迫切要求，更是历史赋予我们的责任。

2010 年，国家中医药管理局启动了中医药古籍保护与利用能力建设项目。这既是传承中医药的重要工程，也是弘扬优秀民族文化的重要举措，不仅能够全面推进中医药的有效继承和创新发展，为维护人民健康做出贡献，也能够彰显中华民族的璀璨文化，为实现中华民族伟大复兴的中国梦作出贡献。

相信这项工作一定能造福当今，嘉惠后世，福泽绵长。

国家卫生和计划生育委员会副主任

国家中医药管理局局长

中华中医药学会会长

王国强

二〇一四年十二月

马 序

新中国成立以来，党和国家高度重视中医药事业发展，重视古籍的保护、整理和研究工作。自 1958 年始，国务院先后成立了三届古籍整理出版规划小组，分别由齐燕铭、李一氓、匡亚明担任组长，主持制订了《整理和出版古籍十年规划（1962—1972）》《古籍整理出版规划（1982—1990）》《中国古籍整理出版十年规划和"八五"计划（1991—2000）》等，而第三次规划中医药古籍整理即纳入其中。1982 年 9 月，卫生部下发《1982—1990 年中医古籍整理出版规划》，1983 年 1 月，中医古籍整理出版办公室正式成立，保证了中医古籍整理出版规划的实施。2002 年 2 月，《国家古籍整理出版"十五"（2001—2005）重点规划》经新闻出版署和全国古籍整理出版规划领导小组批准，颁布实施。其后，又陆续制定了国家古籍整理出版"十一五"和"十二五"重点规划。国家财政多次立项支持中国中医科学院开展针对性中医药古籍抢救保护工作，文化部在中国中医科学院图书馆专门设立全国唯一的行业古籍保护中心，国家先后投入中医药古籍保护专项经费超过 3000 万元，影印抢救濒危珍、善、孤本中医古籍1640余种，开展了海外中医古籍目录调研和孤本回归工作。2010年，国家财政部、国家中医药管理局安排国家公共卫生专项资金，设立了"中医药古籍保护与利用能力建设项目"，这是继1982～1986年第一批、第二批重要中医药古籍整理之后的又一次大规模古籍整理工程，重点整理新中国成立后未曾出版的重要古籍，目标是形成并普及规范的通行本、传世本。

为保证项目的顺利实施，项目组特别成立了专家组，承担咨询和技术指导，以及古籍出版之前的审定工作。专家组中的许多成员虽逾古稀之年，但老骥伏枥，孜孜不倦，不仅对项目进行宏观指导和质量把关，更重要的是通过古籍整理，以老带新，言传身教，培养一批中医药古籍整理研究的后备人才，促进了中医药古籍保护和研究机构建设，全面提升了我国中医药古籍保护与利用能力。

作为项目组顾问之一，我深感中医药古籍保护、抢救与整理工作的重要性和紧迫性，也深知传承中医药古籍整理经验任重而道远。令人欣慰的是，在项目实施过程中，我看到了老中青三代的紧密衔接，看到了大家的坚持和努力，看到了年轻一代的成长。相信中医药古籍整理工作的将来会越来越好，中医药学的发展会越来越好。

欣喜之余，以是为序。

中国中医科学院研究员

马继兴

二〇一四年十二月

校注说明

《脉理正义》（又作《脉辨正义》）六卷，明代医家邹志夔著于明崇祯乙亥八年（1635）。邹志夔认为《脉经》乃王叔和所著，《脉诀》乃高阳生伪作，而假借王叔和之名，虽有戴起宗所著《脉诀刊误》对其进行订正，但时医多"惟知方而不知脉，即言脉者亦惟知《诀》而不知《经》"，于是"集《脉经》以下数十家，而取《诊家枢要》《四言举要》二书，一纵一横，以佐《脉经》之未备，复取《脉诀刊误》一书，以证《脉诀》之舛讹"。并参以己见，著成《脉理正义》一书。

本书目前仅存清康熙十九年（1680）经济堂刻本。现收藏于中国中医科学院图书馆和上海中医药大学图书馆。本次校注底本即为清康熙十九年（1680）经济堂刻本。由于此刻本为今存唯一一种刻本，且原书采辑他书内容颇多，故本次校勘主要采用他校法，以原书所采辑之书通行本为校本，并参考其他相关古籍，综合运用本校、他校、理校进行校勘整理。

本次整理方法如下：

1. 原书为竖排刻本，整理后改为横排。

2. 原书中正文采用书宋字体，作者论言采用楷体；原书中双排小字采用仿宋体；原书中加方框的字均采用书宋体加方框。

3. 原书中繁体字、异体字、古字、俗写字，径改为规范简体字，不出校记。

4. 涉及医药名称者，则依现今通行用法径改，不出注。

5. 原书中音近形似（如"日""曰"不分）及偏旁误用文字（如"浓"与"脓"），或明显的笔画差错残缺等，径改，不出校记。

6. 通假字保留，于首见处出校记说明。原书中同义而前后用字不一者（含古字、异体字等），原则上按今通行用法予以律齐，如"府"与"腑"（用"腑"，表示体内部器官），"鬲"与"膈"（用"膈"，表示膈膜），"藏"与"臟"（用"脏"，表示脏器），"鞕"与"硬"（用"硬"，表示坚硬），"耎"与"软"（用"软"，"耎"古同"软"），"差"与"瘥"（用"瘥"，表示病愈）等。

原书卷三、卷四中有"瘕""证""症"通用现象，文中此三字均以"症"律齐；而其他卷中"瘕"律做"症"，"证""症"则保持原貌。

7. 对原书中出现的难读、异读字予以注音，采用汉语拼音加直音的方法，少数无直音字的只采用汉语拼音注音。

8. 原书无标点，采用国家颁布的《标点符号用法》（GB/T 15834—1995）等有关规定予以标点。

9. 原书为方便检阅，有全书总目与分卷目录，且分卷目录中"各赘小序，数言以发明一卷，大意使读者开卷即了"。原书全书总目与分卷目录略有差别。本次点校把全书总目、分卷目录与正文互相参详，统一为全书目录，且不出注。以省繁文。各卷小序仍置于卷首。另将"脉理正义凡例"与原书目录中的"脉理正义参考书目"移到目录之前，并补充标题为"参考书目"。

10. 原书采辑他书内容，文字多有省减，不失原义者，则保留原样不改。

11. 名词术语注解，仅限文中含义，不作其他义项诠释和医理发挥。

12. 同一医家名称，原书中存在或用名或用字号等现象，一律依底本原样不改，以存原貌，必要时出校注说明。

13. 对原书稿中漫漶不清、脱漏之文字，用虚阙号"□"表示，按所脱字数一一补入。

14. 原书卷一、卷二、卷三、卷四卷首无落款；卷三落款为"古润丹源子邹志夔鸣韶父述　男庠生隆祚隆礼同校补　孙德履识录"；卷五、卷六落款为"古润丹源子邹志夔鸣韶父述　男庠生隆祚隆礼补辑　孙德履识录"。今将卷三、卷五、卷六卷首落款一并删除，不另出注。

序

　　自古文人往往知医，而专门之学，张长沙①以下千余年，传者反不过数家。此非医之难，而能自著述以垂声于后者难也。即著述足称矣，其后人不能为之表章，卒至湮没失传。所以易老②诸书，必得云岐③为之子而名益著，即丹溪④亦赖其门人戴元礼⑤辈后先推挽，始大显于时。故从来宗工⑥大册，藏之名山，终不能流行于后，亦十八九也。如吾邑邹丹源先生者，余

　　① 张长沙：即东汉著名医家张仲景（148—219），名机，东汉南阳人。据传曾任长沙太守，世称"张长沙"，著《伤寒杂病论》十六卷。

　　② 易老：即金代著名医家张元素，字洁古，晚号洁古老人。大约生活在12世纪。易州（今河北易县）人，为易水学派的创始者，故后世亦尊称为易水老人、易老。著有《医学启源》《珍珠囊》《脏腑标本虚实寒热用药式》《药注难经》等。

　　③ 云岐：即金代医家张璧，张元素之子，别号云岐子。易州（今河北易县）人。生活于13世纪，张氏善针灸之术，《济生拔萃》中载有《云岐子论经络迎随补泻法》。

　　④ 丹溪：即元代著名医家朱震亨（1281—1358），字彦修。他所居的赤岸村，原名蒲墟村，南朝时改名赤岸村，继而又改为丹溪村，所以人们尊称他为"丹溪先生"。著有《格致余论》《丹溪心法》《局方发挥》《本草衍义补遗》等。

　　⑤ 戴元礼：即明代医家戴思恭（约1324—1405）。戴氏，字原（元）礼，一字复庵。浦江（今浙江浦江）人。年轻时受学于朱震亨，又学于罗知悌，医术颇精。撰有《证治要诀》十二卷、《证治要诀类方》四卷。另有《类证用药》一卷，已佚。

　　⑥ 宗工：犹宗匠，宗师。指文章学术上有重大成就，为众人所推崇的人。《尺牍新钞·顾梦游与就园先生书》："积数十首，寄正先生，率易荒陋，何当宗工，或谓桐蕉可削，不敢自外斧斤也。"

垂髫时侍先大父①几杖之末，即已瞻其丰采，肃然知敬，间聆
其与先大父暨先君子②纵谈《内经》奥义，娓娓不倦。余时虽
未能深知，固已默识之矣。迨桑沧之后，屏迹耕农，暇辄翻阅
《灵枢》《素》《难》，手自纂辑，因折衷于先生所著《脉辨正
义》，始服膺不能释手。夫秦人燔书，不去者医药卜筮，则《内
经》所从来远矣。未可以轩、岐问答不似上古，书遂置不讲，
而今者诸医从事刀圭尺寸，执古方治今病，不啻如牛羊之眼仅
识方隅，语以六气、五味、六淫之辨，直目瞪口噤，何不手邹
先生书提耳而训之也。先生论脉，钤键古人，津梁后学，若列
掌故，署甲乙，金科玉条，犁然毕举。余久怂恿先生长公③锡
甫，谋寿之剞劂④，而锡甫方攻举子业，有声黉序⑤间，猝猝未
暇，意欲以属之令嗣⑥以旋。乃以旋承遗绪，家无负郭田⑦，仅
糊口三指间，顾眷念前人之志，亲缮写校雠，节衣食，时质典

---

① 先大父：对已故祖父的称呼。《友渔斋医话》："犹忆先大父文相公，
体中稍有不适，即禁饮食，年九十二卒。"

② 先君子：对已故父亲的称呼。方苞《左忠毅公逸事》："先君子尝
言：'忠毅视学京畿。'"

③ 长公：古人多以行次居长之意，此指本书作者长子。

④ 剞劂（jījué 机绝）：本指雕板，后指代刻书印刷。《小儿推拿广意·
序》："每以得赤为怀，不为自私，付之剞劂而名曰推拿广意。"

⑤ 黉（hóng 红）序：古代的学校。朱熹《斋居感兴》诗："圣人司教
化，黉序育群材。"

⑥ 令嗣：尊称对方的儿子。宋代王安石《答郏大夫书》："承教，并致
令嗣埋铭祭文，发挥德美，足以传后信今，感恻岂可胜言！"

⑦ 负郭田：临近城郭的肥田。高适《别韦参军》："归来洛阳无负郭，
东过梁宋非吾土。"

人，以供刻工。今已裒然成帙，不徒克缵①先业，且以惠后人之学医者，现药王身而为说法，福德正未可涯量也。余读是书，回思六十年前侍先大父时，觉邹先生俨然如在。呜呼，人之存亡，系于一书，诚赖有后人哉！

时康熙上章涒滩岁②之夏邑后学朱溦泳思敬题

---

① 缵（zuǎn 纂）：继承。《礼记·中庸》："武王缵大王、王季、文王之绪，壹戎衣而有天下。"

② 康熙上章涒（tūn 吞）滩岁：康熙庚申年（1680）。上章，十干中"庚"的别称，古用以纪年。涒滩，岁阴申的别称，古用以纪年。

脉理正义题辞

医也者，病家之司命也。而世人每以小技视之，医岂小技乎哉？不明天地之道者不可以为医，不识阴阳变化之微者不可以为医，医岂小技乎哉？余生善病①，其来靖②也，下车之日③，即访良医，因得晤邹子鸣韶。乍觌④之，恂恂⑤乎其若讷也；徐叩⑥之，亹亹⑦乎其不竭也；试其诊，洞洞乎其见之彻也。在靖数年，实赖以康焉。间尝谓邹子曰："子于《脉诀》，知必精研，亦曾为诠解否？"邹子曰："昔王叔和⑧所著，乃是《脉经》，《诀》⑨盖高阳生伪作，而假名叔和者也。

---

① 善病：容易生病。

② 靖：即靖江县。明宪宗成化三年（1467）设县丞于此。成化七年（1470）置靖江县，因具有"扼江海门户"的作用，故名"靖江"。属常州府。清咸丰十年（1860）改隶通州，同治五年（1866）仍属常州。民国二年（1913）属苏常道。民国十六年直属江苏省。

③ 下车之日：到任那天。

④ 觌（dí 迪）：相见。《论语·乡党》："私觌，愉愉如也。"

⑤ 恂恂：温顺恭谨貌。李贺《感讽》："恂恂乡门老，昨夜试锋镝。"

⑥ 叩：询问。蒲松龄《聊斋志异·香玉》："生叩生平。"

⑦ 亹（wěi 伟）亹：谈论连续不绝的样子。《三国演义》第六十九回："辂亹亹而谈，言言精奥。"

⑧ 王叔和：即西晋医家王熙（201—280）。字叔和（以字行）。西晋高平（今山东省邹城市）人。晋太医令，著有《脉经》，并整理《伤寒杂病论》。

⑨ 诀：即《王叔和脉诀》，一卷。旧题晋·王叔和撰。但一般认为是六朝高阳生托名王叔和的作品。

戴起宗①尝著《刊误》②以正之矣。医林所宗，惟《脉经》耳。所可惜者，叔和以后名论犹多，未有能集之者。贱子③不自揣，尝为集数卷，今已成帙，欲以问世而未敢也。"余于医，初未深究，《脉诀》《脉经》，虽尝览之，亦未暇辨其真伪也。今于邹子知之，乃取其所集览焉。其卷首有"脉辨"数篇，既极明快，而其"序脉""类证""萃经"，井井然有次第。凡天地阴阳之奥，其具在人身者，皆已罗列而剖悉之，初学一览可知。而老医实有未穷究者，题曰《正义》。信乎，其"正义"也，诚王氏功臣哉！余于是益知邹子之深，宜乎其用药处方之多验也。噫！余于医虽未精，然亦尝闻其略矣。曰脉，曰因，曰病，曰证，曰治。其于因，又有内有外，有不内外。派析虽多，而总其要则在脉。盖得其脉则可识其因，知其因则可辨其病证，而施之治也。不知脉而妄求证治，其不败者鲜矣。况乎脉之妙，所得在心手之间，有非书所能悉者，然了于书而不能了于心手者有矣，未有不知书而能默了于心手者也，则是集又安可少④哉！吾愿为医者家置一册，庶

---

① 戴起宗：又作戴启宗，字同父。建业（今南京）人。元代医家，曾任龙兴路（今江西南昌县）儒医教授，撰有《活人书辨》，已佚。又编《五运六气撰要》及《脉诀刊误》。

② 刊误：即《脉诀刊误》，又名《脉诀刊误集解》。二卷，元代戴起宗撰。戴氏认为当时流传颇广的高阳生《脉诀》，内容虽较通俗，又是歌诀，但其中不免语意不明，立异偏异，并存在不少错误。遂以《内经》《难经》，张仲景、华佗、王叔和及历代各家的有关论述，对《脉诀》原文考核辨妄，详为订正，观点颇多可取。该书在脉学专著中较有影响。

③ 贱子：谦称自己。《颜氏家藏尺牍·惠周惕书》："以贱子鄙见，时文终非传世之业，以此种心思手笔为六经作笺解，不更快乎。"

④ 少：轻视。

可不迷于治，即不为医者亦家置一册，庶不致惑于庸医而夭其天年也，爰命之梓而题数语于其端。

崇祯乙亥春仲天台小寒山子陈函辉题

邹隐君丹源先生传

丹源邹先生者，渊然好古士也。其先为镇之丹阳人。尝挟一囊游余邑，叩其中，若武库，无所不备，即与余倾盖①定楮墨②交。偶视人疾，辄效。而且朴雅，淡于取与。感慕者日弥众，由是遂移家占籍为靖江人。先生少负异质，于书无所不读。初应童子试，即为太守钟公所奇，顾家贫无与为援，终不售。遂发愤尽弃括帖③言，思以博洽，修处士之行。所尤善者，《周易》、宋儒理气之言，能析其微奥。既读《素问》《灵》《难》诸经，以为人身一小天地也，不明阴阳五行运气胜复之故，而以成剂投人，是谓执病就方，其不至杀人也者几希。于是专意轩岐之学，思以兼济天下，而又深恶高阳生《脉诀》之谬，乃悉罗邃古④仓、扁以及近代诸家论脉之言详讨之，而时出己意，折衷其得失，著为《脉理正义》，凡六卷，俗医不能解一辞也。每视疾，若生若死，立决指下，绝不作两可之词以幸一中。遇危疾，则沉思审剂，至忘寝食，往往出人万死中而不以为功。

---

① 倾盖：意为车盖交错，指二人乘车路遇，停车交谈。古谚有"倾盖如故"语，后以"倾盖"比喻一见如故，用作结识新知的典故。《孔子家语·致思》："孔子之郯，遭程子于涂，倾盖而语终日，甚相亲。"

② 楮墨：纸与墨。借指诗文或书画。徐渭《画鹤赋》："楮墨如工，反寿终身之玩。"

③ 括帖：亦作"帖括"。科举考生考试需用之"帖经"。总括经文编成的歌诀。

④ 邃古：远古。陈子昂《谏灵驾入京书》："历观邃古，以至于今。"

贫者就药，不责报，甚者捐糜①哺之，故人益慕先生长者，非方技中人也。先生虽治医，终不忘攻古，每见异书，必购而读之，读必搜其精要者，别疏一牍，而加品骘②焉。故每与臧否③古今，先生时出一语，即朗朗若睹其人，其识见之精核，类非经生所及也。先生家虽贫，其所以教家辄引司马温公④为法，即饮食步趋亦不少假，故两子亦斤斤修饬，虽燕僻⑤不敢以非礼见。又尝集古《列女传》之贤孝可法者，律为句读，以训诸女。先生尝应令君召，从之金阊，其家邻灾，火已匝其居，左右邻排户，急呼先生内子出。先生内子曰："一妇人、两女雏深夜时乌往，宁自烬耳。"卒不启户。须臾，风返火灭，一时哄传，以为异。感于是，先生之躬行愈益著闻，以为嗜古之学，信能刑于寡妻，不诬矣。先后邑令君至，延见先生，必具宾礼，未尝与诸医齿⑥。会举乡饮礼⑦，皆曰非先生无足以式俗，而光

①　糜：粥。

②　品骘（zhì 制）：论定高下。叶廷琯《吹网录·〈读书敏求记〉校本》："《四库提要》深讥遵王编次无法，品骘多讹。"（遵王：《读书敏求记》作者钱敏之字。）

③　臧否（zāngpǐ 脏痞）：褒贬，评论。对人或事（医理、学术）作出好或坏的评议。

④　司马温公：即北宋政治家、史学家、文学家司马光。

⑤　燕僻：亦作"燕辟""燕譬"。谓轻慢老师为讲解深义而作的浅近比喻。《礼记·学记》："燕朋逆其师，燕辟废其学。"郑玄注："燕犹亵也，亵师之譬喻。"孔颖达疏："燕譬废其学者，譬，譬喻也。谓义理钩深，或直言难晓时，须假设譬喻，然后可解。而堕学之徒，好亵慢笑师之譬喻，是废学之道也。"

⑥　齿：并列。

⑦　乡饮礼：即乡饮酒礼，古时乡学三年业成。右诸侯之卿大夫向其君举荐贤能之士。将行之时，卿大夫以宾礼相待，并与之饮酒，成为"乡饮酒礼"。

俎豆①力强，始一出赴之，然非其愿也。大约先生志行醇洁，言动端严，其与人善下，动以溪谷自况，又类陈仲子②之为人。至于花晨月夕③，召所知饮，相与较谈《山海经志》之异，古今人物善败之宜，辄叠叠忘倦，绝口不及时事。或有所感触，则借题作近体诗一二章，以写其意，乃其风味所近，又若在陶、阮诸人之间。嗟呼！先生非所谓有道之士隐于方技间者耶！先生讳志夔，字鸣韶，别署丹源。两子隆祚、隆礼，俱邑庠生，皆以博雅为时所重，则自先生庭训之所造云。

中洲友弟朱家栻谨述

---

① 俎豆：谓祭祀，奉祀。

② 陈仲子：即陈仲、田仲，居于於（wū 乌）陵，又称"於陵仲子"。战国时期齐国的隐士，不食不义之禄。

③ 花晨月夕：亦作"花朝月夕"。二月十五为花朝，八月十五为月夕，引伸指良辰美景。

凡 例

脉之有条而不紊者，理也；而其理之各当，不容众说乱者，义也。此义不明，歌诀杂起。前圣后贤之统绪，纷芜散乱。不揣愚昧，汇而集之，务使明著，庶圣贤开物成务之法不泯，后学惠民济物之用有程，故僭题曰"正义"。惟矜①我者裁教焉。

其一卷曰明诊，揭脉之纲领也；其二卷曰序脉，布脉之条目也；其三卷、四卷曰类证，详其体用也；其五卷曰萃经，搜其故典也；其六卷曰外诊，佐诊之不逮也。

王氏《脉经》，本述《灵》《素》，乃医林宗主。故前之明诊，后之萃经，必详取焉，无敢失也。序脉则从《枢要》，滑氏固足辅王也。

类症首伤寒，次杂症。伤寒以仲景为主，而例仿节庵。杂症，一从《举要》，而稍参余论。盖伤寒最难于脉，故必加详也。

卷首有脉辨十篇，盖因学者习闻陋说，已入骨髓，骤与说经，恐反生惑，故先为辨之。邪诐②既辟，大义自昭。

医者即不洋洋五车，岂数卷脉言，而难备读哉？然老子曰：少则得，多则惑。故语言取其易，句法取其简。有经言洞朗而后复叠发者，则取经之原文，而后论在所弃；有经言深晦而后言明畅者，则取后之明论，而经言不复收。不务浩博之虚，庶

---

① 矜：怜悯，怜惜。
② 邪诐：偏邪不正。

免庞杂之咎。

每见今人序述，多泛称经曰，甚有己之臆说而亦蒙以经曰者，盖将以掩其陋也。故斯述语之属于经者，必标曰何经，其出于后贤者，必著曰何氏，不敢以己意混前言，亦不敢使览者昧出处。

《灵枢》《素问》诸书，旧有详注，不可略也。然其句本明者，不必再烦，惟旧注有缺者补之，误者正之。

凡正文，则高书之，先哲之言也，若先哲有未及者，虽予之臆说，亦高书之。凡释注则低书之，多予臆论。间有引释者，虽系经文，亦从低释例也。

辞达而已矣。杨子云①好以艰深之辞，文其浅陋之说，故见讥于子瞻②。况医林后学，敏于文者少，一读不解，即便斥去，虽工何益哉？是故集中偶出一二臆论，宁从朴率，必使详明。有以不文罪者，所乐受也。脉书中所最为谬戾者，高阳生之《脉诀》，而假托叔和也。因世人群而宗之，故不得不为力辨。其大者已于卷首辨之，其节目之误，皆详见各条。然《诀》中亦有理句，不敢不存。他书亦有谬言，不敢不辟。务求至当，无使偏失焉耳。正脉，将以求治也，故凡经书论脉有详及治法者，必备录之，而类证之下，各略见治法数言。其他有治案与合者，亦附录之；间有愚得，亦附见焉，用就正也。记前案则略，以所共知也；记自验加详，明征也。

---

① 杨子云：即扬雄，字子云。西汉文学家、哲学家、语言学家。
② 子瞻：即苏轼（1037—1101）。字子瞻，又字和仲，号东坡居士，宋代著名的文学家。

斯集只详脉，不详方。盖今方书伙多，不必再烦也。间有一二新制之方，则详之论注之内。

各卷目录分著于各卷之首，以便检阅，而各赘小序数言，以发明一卷大意，使读者开卷即了，亦近日著述之法。

参考书目

　　一集《素问》　　一集《灵枢》　　一集张仲景　　一集王叔和《脉经》　　一集滑伯仁《枢要》①　　一集崔紫虚②《举要》③

参考明医著述

　　启玄王冰④　　河间刘守真⑤　　洁古张元素　　东垣李杲⑥　　海

---

　　① 枢要：即《诊家枢要》。脉学著作。一卷，元代滑寿约撰于1359年。首论脉象大旨及辨脉法，继之阐析浮、沉、迟、数等29种脉象及其主病，后述妇人及小儿脉法。

　　② 崔紫虚：即崔嘉彦（1111—1191）。崔氏，字希范，号紫虚、紫虚道人，人称崔真人。宋代南康（今江西永修）人，道士。著有《紫虚脉诀》（又称《脉诀》《四言脉诀》《崔真人脉决》《东垣脉诀》《方脉举要》等）与《注广成先生玉函经》《紫虚真人四原论》等。

　　③ 举要：即《四言举要》。脉学著作，一卷，宋代崔紫虚撰，清代莫熺注，刊于1742年。

　　④ 王冰：唐代医家，自号启玄子，曾官太仆令。王氏少时笃好易老之学，讲求摄生，究心于医学，尤嗜《黄帝内经》，于762年撰成《注黄帝素问》二十四卷，世称《次注黄帝素问》。

　　⑤ 刘守真：即金代著名医家刘完素（约1120—1200）。刘氏，字守真，自号通玄处士。河间（今河北河间）人，又称刘河间。金元四大家之一。由于他善用寒凉药物，后世称之为寒凉派。著有《素问玄机原病式》《素问病机气宜保命集》《宣明方论》《三消论》以及《伤寒直格》《伤寒标本心法类萃》等。

　　⑥ 李杲：字明之，自号东垣老人，生于1180年，卒于1251年。真定（今河北正定）人。金代著名医学家，金元四大家之一。拜张元素为师，学术上受他影响较大。著有《脾胃论》《内外伤辨惑论》《兰室秘藏》《医学发明》《药象论》等。

藏王好古① 丹溪朱震亨 节庵陶华② 宇泰王肯堂③ 节斋王纶④ 天民虞抟⑤ 聊摄成无己⑥ 立斋薛己⑦

① 王好古：字进之，号海藏，约生于1200年，卒于1264年。赵州（今河北赵县）人。元代著名医家，曾跟随李杲学习，为赵州医学教授，兼提举管内医学。著有《阴证略例》《汤液本草》《医垒元戎》《此事难知》《仲景详辨》《活人节要歌括》《斑疹论》《伤寒辨惑论》等。

② 陶华：字尚文，号节庵。浙江余杭人。明代医家，生活于15世纪。著有《伤寒六书》。

③ 王肯堂：字宇泰，号损庵，自号念西居士，生于1549年，卒于1613年。金坛（今江苏金坛）人。明代著名医家。著有《证治准绳》《郁冈斋笔塵》《医论》《医辨》，并辑有《古今医统正脉全书》。

④ 王纶：字汝言，号节斋。慈溪人。明代官吏兼医家，生活于15世纪中叶至16世纪初。编有《本草集要》《明医杂著》。

⑤ 虞抟：字天民，自号花溪恒德老人，生于1439年，卒于1517年。明代医家。浙江义乌人。著有《医学正传》《苍生司命》。

⑥ 成无己：金代医学家，生活于11世纪。聊摄（今山东聊城西）人。著《注解伤寒论》十卷，为现存全面注解《伤寒论》最早的著作。此外，还著有《伤寒明理论》三卷、《伤寒论方》一卷。

⑦ 薛己：字新甫，号立斋，约生于1486年，卒于1558年。吴县（今江苏苏州）人。明代医家。薛氏编辑和校刊医书较多，如《内科摘要》《校注外科精要》《校注妇人良方》《校注钱氏小儿药证直诀》《口齿类要》《本草约言》等十余种（均收入《薛氏医案二十四种》中）。后人将他的医案整理成《薛氏医案》，其中包括他的家传经验。

目 录

卷之三　类症上　伤寒脉法

卷之六　外诊

脉辨十篇①

辨　诘

脉学之不明久矣。丹源子穷搜博讨，殚精研思而为集脉理，或见而诘曰：医之为道，实宏且深，其神圣在识病，其工巧在用药。至于脉理，尤称玄微，所得在心手之间，所辨在毫芒之际，匪②口耳之可传，字句之可尽也。所以近来作书者，或阐经，或究病。症治既明，脉理亦显，子如嘉惠后学乎？何不为详症治而专言脉？丹源子曰：惟脉难言，予故不得不集也。夫人未有不能详脉而能详症治者。韩子不云乎？善医者，不视人之肥瘠，察其脉之病否而已；善计天下者，不视天下之安危，察其纪纲之理乱而已。今观纪纲之理乱，虽不在条约，然条约不立，纪纲不可得正也。脉理之明晦，虽无关论叙，然论叙不备，脉又岂得明哉？若夫症治之说，诸家颇详尽矣。吾正惧人之详于症治而略于脉，故为一集之。而子又何讥焉？况古之诊法有四，今仅存其一矣，奈何一法而又不能详乎？最可憾者，高阳生之谬撰《脉诀》，而假托王叔和，不知叔和所撰乃《脉经》，非《脉诀》也。《脉诀》出而

---

① 十篇：原无，据目录"脉理正义目录"补。
② 匪：不，不是。

《脉经》隐，鄙俚之歌，家尸户祝[1]；圣贤之旨，雾闭尘封。所以然者，盖缘《脉经》浩衍，浅学难窥，而又更于林亿之诠次，不无谁误，不若《诀》之易习耳。自戴起宗出，而《诀》之谬始彰；滑伯仁出，而《经》之理始著。但其间有未周悉者，予故重缉而备论之，使后学得明乎脉，而益无惑于症治焉耳。

辨七表八里九道之谬

或曰：凡论病情，先分表里，表阳里阴，七八之数出焉，九道相通，条而不紊矣。《诀》虽出于高阳生，以质叔和，宁无当耶？曰：高阳生于医林，初未知名，作歌虽托名叔和，而实未窥叔和一二。夫脉有阴阳，《灵》《素》中已常分之矣，叔和作经而不立表里诸名者，盖以脉非有表里，以病之表里见也。病在表则脉必浮，至表之为病不同，则为浮亦不同，而非可以七定；病在里则脉必沉，至在里之病不一，则为沉亦不一，而非可以八拘。然则可定为表里者，只浮沉二字耳。今乃以阴阳之故，七之八之。阳阴固可分七八，七八岂可尽阴阳乎？而刘元宾[2]复谬为解曰：七表八里，阴阳正脉，外有九种相通而见。夫脉之所谓正者，如春弦秋毛，无病之脉也。既已病矣，又何云

---

① 家尸户祝：家家户户都崇拜。
② 刘元宾：字子仪，自号通真子。北宋医家，约生活于 11 世纪。精通方脉，著有《通真子补注王叔和脉诀》《通真子续注脉赋》《脉诀机要》《脉要新括》《诊脉须知》《通真子伤寒诀》《伤寒括要》《神巧万全方》等。

正？至所云相通者，乃《难经》一阳二阴，一阴二阳，沉而滑，浮而涩之义也。夫惟相对者，不可相通，如浮则不沉，沉则不浮。其凡不相对者，皆可相通，而以九尽之，不亦诬乎？且如缓与涩与迟，《诀》之所谓八里也。仲景云：太阳病，发热汗出，恶风，脉缓者，中风也。又云：何以知汗出不彻？以脉涩故也。又云：阳明病，脉迟，汗出多，微恶寒者，表未解也。是缓与涩与迟，亦常主表矣，滑与弦与紧，《诀》之所谓七表也。仲景云：伤寒脉滑而厥者，里有热也。又云：脉双弦而迟，必心下硬。又云：脉大而紧，阳中有阴也，可下之。是滑与弦与紧，亦常主里矣。仲景云：脉浮而芤，浮则为阳，芤则为阴。而《诀》以芤为表为阳，此何说也？仲景云：大、浮、滑、动、数，此名阳也；沉、涩、弱、弦、微，此名阴也。《诀》乃以动为阴而属九道，以弦为阳而属七表，遗大与数不叙，又何说也？大抵脉有阴阳，只宜以对待言。《易》曰：一阴一阳之谓道。如浮者阳则沉者阴，数者阳则迟者阴，而况阴中有阳，阳中有阴，必求其数而分之，宁不失之凿耶？

辨命门

或曰：《刊误》削命门，其果宜耶？曰：十二经中原无命门。考之《内经》有曰：太阳经，根起于至阴，结于命门。《灵枢》有曰：命门者，目也。他无一语。《明堂铜人图》有命门穴，在脊中行第十四椎下陷中，界两肾之间，督脉所发也。《黄庭经》① 云：前有幽阙，后有命门，正指此。盖其穴与脐相对也，从未有以命门属右肾者。惟《难经》有曰：五脏各一，肾独有两，左为肾，右为命门。亦未常②言命门有脉在右尺也，而高阳生独创言之。夫脏腑各有经络，故形于诊。肾形虽二，经络则一。使命门而可分列于诊，则必另有一经乃可，岂有是哉？且右肾为命门之说，《素》《灵》初无正论，越人亦是臆言。观《明堂》③ 名穴，以肾腧名左，亦以肾俞名右，可知矣。虽以马玄台④之博通，犹惑于肾独有二之句，尊命门以立论。夫心阳而肾阴，阳奇而阴偶，心之一，奇也，肾之两，偶也，乌有画一偶而分二，假为二物者乎？戴子削之卓矣。间有敏者，明知右尺为手厥阴，手少阳之位，又指心包络为命门。总之重视命门二字，不忍舍去耳。

---

① 黄庭经：道教经典。包括《黄庭外景经》和《黄庭内景经》，据说为南岳魏夫人（魏华存）所传。该经以古道经中人身脏腑各有主神之说为本，结合古医经脏腑作用理论，以七言韵文形式，阐述道教内修医理根据，强调固精炼气，提示长生久视要诀。

② 常：通"尝"。《裴》楔子赵野鹤白："长老，小子相人多矣，未常有这等一桩事。"

③ 明堂：即《明堂孔穴》，是现知最早的针灸经穴专著，自晋代皇甫谧据以编集《针灸甲乙经》以后，原书渐趋散佚。

④ 马玄台：即马莳，字玄台或元台（一说字仲化）。会稽（今浙江绍兴）人。明代医家，约生活于 15～16 世纪。著有《黄帝内经素问注证发微》及《黄帝内经灵枢注证发微》各九卷，对后世较有影响。

辨右尺为心包络三焦

或曰：《刊误》削命门，宗《脉经》也。子既宗《脉经》，而却改右尺为心包络三焦，何也？曰：《内经》之配十二经也。曰：手少阳与心主为表里。心主即包络，越人之定三部也。曰：手心主少阳火，生足阳明太阴土。由此观之，则十二经有自然之配，有一定之位。心主配三焦，正《素问》表里之常；同居右尺，正《难经》生土之义。叔和、起宗偶忽于此，遂以两尺皆属肾、膀胱，亦智者之一失也。夫肾形虽二，经络则一，膀胱止一，何亦分二？将心主三焦、二经之病，遂无可诊耶。又有不学者，将右肾合三焦，列之右尺，而以心主之脉，并居左寸。夫手少阳三焦与心主为表里，未常与肾为表里，何得同部？且每部各二经，何左寸一部则列三经，而肾之一经乃分两部耶？叔和复起，当不易斯语，马玄台亦常见及此矣。然只曰右尺有心主三焦之脉，终不能舍右肾而立说，吾无取焉。陈无择[1]论脉，亦言右手尺中，属手厥阴心包络，与三焦手少阳经合。

辨三焦非无形

或曰：三焦有名而无形，此越人言也。夫无形矣，而

---

[1]　陈无择：即宋代医家陈言（1131—1189），字无择，号鹤溪道人。青田鹤溪（今景宁县鹤溪镇）人。著有《三因方》。

何以列于诊耶？叔和不列三焦于六部者，意盖宗此也。曰：三焦之诊所以不明者，正以越人有名无形之一言误之也。予宗《内经》，故不敢复徇①越人。盖三焦有二，有上、中、下之三焦，乃宗气、营气、卫气之所出，所谓如雾、如沤、如渎者，诚无形也。至若手少阳之三焦，则内具如掌之形，外配三阳之经，其体之厚薄缓急直结，外应皮毛之粗密美恶，其理之纵横，分人之勇怯，备详《灵枢》"本脏""论勇"诸篇，越人虽偶混而一之，然其诊未常失也。细详越人之书，其有名无形之句，盖同心包络言之，倘亦见包络与三焦同是些小脂膜，不如他脏之坚实者，故云然耳。但惜二三焦之未判，遂传误至今。噫！无形之三焦，犹分尺寸以见诊，而况此列一腑配一经者哉。

辨相火

或曰：今人指右肾为命门者，谓其为相火也。今既削之，则相火之义何居？曰：夫右尺之为相火是也，以相火归右肾则非也。相火者，心包络三焦是也。盖宣行君令而总摄百僚，谓之相，心既为君主之官，则包络为之相矣。《内经》曰：膻中者，臣使之官，喜乐出焉。王注云：膻中，手厥阴包络之所居，此作相火位，故官言臣使。若神

---

① 徇：顺从，曲从。

失守位，可刺心包络所流。杨士瀛①云：心主包络，取象于相火。相行君火之命，一名膻中，正气与子午相为流通。由此观之，则包络为相火，正宜合三焦而居右尺也。左尊也，右卑也；寸尊也，尺卑也。君居左寸，故臣居右尺。且火之令以下行为功，人之用以在右为便，故相火在右尺也。此义不明，后乃指下焦阴火以为相火，遂不复归心主三焦，其原皆误于右肾命门之说。夫相火者，宣行君令，分布阴阳，流通子午，乃人之真气也。所谓天非此火不能生物，人非此火不能有生者也。若夫阴火，乃阴精失守而起，与五志之火同为贼；于人者，其为病与六淫之外侵等，所谓火与元气不两立者也。如以当相火而属右肾，不独认贼作子，于相之义无当，将右肾一脏，为人所必不可有之物矣，岂理也哉？敏达如丹溪犹尔执误，宜后人之愦愦②也。盖越人虽有右肾为命门之说，初未常别为相火，不知后何自分之。夫二肾之在内，犹二睾丸之在外，如其有分将睾丸病癞亦可分偏左者从水治，偏右者从火治欤？

辨三焦所配

或曰：《灵枢》曰肾合三焦、膀胱，又曰少阳属肾。王启玄亦曰三焦上合手心主，下合右肾。则命门配三焦，

---

① 杨士瀛：字登父，号仁斋。福州人。南宋医家，生卒年不详。著有《伤寒类书活人总括》《仁斋直指方论》《仁斋小儿方论》《医学真经》《察脉总括》等。

② 愦愦：昏庸；糊涂。

非独刘元宾言也，子概非之可乎？曰：非敢非《灵枢》，所惜今人过泥《灵枢》耳。《灵枢》此二语，盖从脏腑言，非言经络也。夫经络与脏腑之不可同言也，亦明矣。如必执此语以配经，则"本脏"一篇未言包络，将十二经中可去心主乎？盖言脏腑，则包络与心同体而不分，而三焦乃为孤之府。孤之云者，正谓其独处，不可妄言配也。其又云：合肾者，盖肾水原主闭藏，流行之用易窒。惟三焦居其旁，上无所合，而权可四及，为能温肾水以灌百脉，使得媾阳火而鼓化，故官称决渎，而水道出焉。水者，肾之真；水出，犹宗气所出，营气所出之出，谓生之布之也。《灵枢》见其有功在肾，故以同膀胱言之。若云分配右肾命门，则是火从火耳，何关乎水道？且实有配矣，又何云孤之府也？且"本输"一篇不有曰大肠、小肠皆属于胃乎？今人未常以二肠配胃也。不又曰肾上连肺乎？今人未常以肾配肺也。不又曰三焦者，足少阳太阴之所将，太阳之别也乎？今人未常以三焦分配三经也。正以此数节，不关经络也，而独三焦与肾则强执之，何也？况《灵枢》止言肾合三焦、膀胱，何常有分左分右之说乎？常考之"经脉"篇，心包络之脉，但络三焦，而三焦之脉亦止络心包，又考其流注，膀胱承小肠而交于肾，肾传心主而后及三焦，其配合与《内经》表里之说正符，而三焦之经，初不合肾，然则诊经络者，将何适从乎？王启玄未审脏腑经络之分途，为此磨棱之说，传误千载，诚可惜也。或曰：

经络即脏腑之经络，而谓有不同，何也？曰：此内外体用之别也。譬之天地，缠度行于外，犹之经络；疆域界于中，犹之脏腑。缠度之有分野，所以配疆域也。鲁分徐州，在地为正东，在天缠降娄之次，当娄宿之十二度，为戌垣，则西北矣；吴越杨州在地居东南，在天缠星纪之次，当牛宿之七度，为丑垣，则东北矣。大抵体用之别，自有不可强同者。即如心在脏为阳中之太阳《藏象论》，在经不又为少阴乎？究其异处，原不碍同，若必执同，则反成异耳。乃马玄台又以少阳三焦，形在右肾之下，地位至近，故合之，此亦不然。夫脏腑配合，各有神脉，岂论地位哉？且如心肺在上，皆以在下之大小肠为配，抑何远也？噫！片语稍歧，而圣贤大旨遂昧千古矣，岂予之好辨耶？

辨人迎气口 《内经》《脉经》所称不同

或曰：《脉经》曰：关前一分，人命之主，左为人迎，右为气口。夫关前一分，则是寸口后一分也，乃《内经》何以有人迎大三四倍于寸口、寸口大三四倍于人迎意者？寸口、气口《内经》常通称之，则三倍四倍之大，盖左右偏盛之说乎？曰：不然。《内经》之人迎，结喉两旁之脉也，而寸口则两手之通称也。其右为气口，左为人迎者，乃《脉经》之法，与《内经》不同也。《内经》曰：三阳在头，三阴在手。王启玄注云：头为人迎，手为寸口。庞安常^①亦曰：何谓人迎？喉旁取之。考之《铜人明堂图》，喉之旁有人迎二穴焉。今取候之动脉应手，此《内经》之人迎，初不指左手也。《灵枢》不云乎？脉口人迎应四时也，上下相应而俱往来也。夫使是左右手，其何言上下相应乎？但寸口之说，《内经》或言气口，或言脉口，而总之通指两手言。其曰气口者，以可候气之盛衰；曰脉口者，以可候脉之虚实；曰寸口者，以其部法取同身寸之一寸也。古法既远，王叔和乃题左关前为人迎，而气口之名始专归右关前矣，寸口之名乃对关尺言矣。人迎之法既改，寸口气口亦分，必欲合之，不愈远乎？常考《内经》之法，人迎候阳，寸口候阴，通乎四时，尽乎内外，所概甚广，初不止言外感内伤也，但是"人迎盛坚伤于寒，气口盛坚伤于食"二句与《脉经》同，后人乃至相混而不能辨，甚至有非毁《脉经》为悖古者，而不知其又一法也。吁，《内经》所载古之诊法有四，叔和《脉经》但得其一耳。不特人迎气口之说不同，凡三部九候七诊之称俱各不同。想叔和因古法失传，故将各诊名目尽收拾于气口，成寸一法中耶？今之医人，于此一法而尚茫茫莫辨，又安在其进求于古而为此烦称也？吾愿与世人同守《脉经》，而勿失可也。至于朱奉议人迎气口在颈，法象天地要会始终之门户，乃一时讹语，不必深辨。夫气口何常在颈而有门

---

① 庞安常：即北宋著名医家庞安时（1042—1099）。庞氏，字安常。蕲州蕲水（今湖北浠水）人。著有《伤寒总病论》。

户之说耶？

辨大小肠经脏之别

或曰：子亦见汪心谷①质疑徐春甫②辨妄乎？彼以大小肠膀胱属在腹下，宜以两尺后半部分左右候之，小肠从心，列左尺，大肠从肺，列右尺，膀胱与小肠相通而同其诊，引《内经》"尺里以候腹中"之句为证，而指《难经》《脉经》以寸诊大小肠之为谬，此亦前人所未发也。子弟尊越人、叔和其如《内经》何？曰：予惟尊《内经》，故越人、叔和不可悖也。汪、徐二子正皆不知《内经》耳。按"脉要"③此节原分内外为言，其曰"外以候肾""外以候肝"云者，谓肾之经，肝之经也。其曰"里以候腹中""内以候膈"云者，谓腹之部，膈之部也。其下文曰"推而外之，内而不外，有心腹积也"，则内以候脏腑之位可知矣；"推而内之，外而不内，身有热也"，则外以候经可知矣。然则"尺里候腹中"一句不过言部分耳，其于经虽未明言大小肠所从，然以脏该腑，亦可见矣。且其前节不云乎？帝曰：诊得心脉而急，此为何病，病形如何？岐伯曰：病名心疝，少腹当有形也。帝曰：何以言

---

① 汪心谷：即明代医家汪宦。字子良，号心谷。安徽祁门人，生活于嘉靖万历年间。著有《医学质疑》《统属诊法》。

② 徐春甫：字汝元。安徽祁门人。明代医家，生活于16世纪中叶。著有《古今医统》《内经要旨》《妇科心镜》《幼幼汇集》《痘疹泄秘》等。

③ 脉要：篇名，即《素问》第十七篇"脉要精微论"。

之？岐伯曰：心为牡脏，小肠为之使，故曰少腹当有形也。观此则小肠脉诊于心部，亦明矣。越人知之，故有五行相生，炎上流下之说"十八难"。而十二经络各以属配一，符《内经》阴阳表里之义"血气形志"篇，叔和宗之，千古莫能易也。汪、徐二子未阅全经，未究理奥，偶识一语，妄议古人，不自知其贻笑，诚可悲也。至谓膀胱与小肠相通而同其诊，尤为谬甚。岂以其同司水道耶？抑知其经络主病俱各不同耶？或曰：泻痢、淋浊、秘结诸病，所主皆大小肠，所候皆两尺中，汪、徐之说不为无据矣。曰：是不然。夫病有在脏腑者，有在经络者。故脉有候脏腑者，候经络者，"脉要"篇内外之说是也。泄痢诸病干在脏腑多，故见尺中耳，且此诸病亦非大小肠所专主。泄属脾，脉见右关；痢属肾，脉见左尺，亦或属脾，见右关；浊属三焦，脉见右尺；淋属膀胱，脉见左尺。若大肠则手阳明也，所主病为齿痛，为颊肿，为目黄，为口干，为鼽衄①，为喉痹，为肩前臑痛。小肠则手太阳也，所主病为嗌痛，为颔肿，为肩似拔，臑似折，为耳聋，为肩臂外廉痛。凡此诸病乌有不见寸口者，而顾属之尺乎？盖常论之，心脉急为心疝，而少腹有形，肺脉沉为肺有积痰，而病久泄，是寸亦可候下也。肾脉洪数为喘咳逆气，尺脉微弱为头眩

---

① 鼽衄（qiúnǜ 求）：病名，指鼻流清涕或鼻腔出血的病证。《素问·金匮真言论》："春善病鼽衄。"王冰注："鼽，谓鼻中水出。衄，谓鼻中血出。"

目瞀，是尺亦可候上也。不通经络而妄言脉，陋哉！

辨女子尺属心肺之谬

或曰：《褚氏心得》①曰：左手之寸极上，右手之尺极下。男子阳顺，自下生上，故极下之地，右手之尺，为受命之根；女子阴逆，自上生下，故极上之地，左手之寸，为受命之根。于是以女子心肺之脉皆属之尺，而以肾命居寸，且取左右而易之，奇哉斯论！或其然乎？曰：此亦高阳生之遗误也。《诀》曰：女人反此背看之。褚澄不善读，遂附会若此。夫女与男虽分阴阳，而初无顺逆。观之大《易》，乾卦起初九，坤卦亦起初六，九与六虽分，而其起皆不异也。夫自下生上，乃自然之机，圣贤原非臆造，如以有顺逆而反诊焉，将世有上炎之阴水、下之阴火②耶？或曰：右尺为相火，则亦常居下矣。曰：心火者，火之体；相火者，火之用。用自有变化矣，体岂可更易乎？

按：褚澄，宋武帝甥，尚庐江公主，仕齐为侍中，膏梁子弟。习闻《诀》语，未有规正，遂发此奇论，以为心得，而不自知其诞也。且高阳生命门之说，指右肾而言，褚则认为受命之根；其反此背看之语，指男女尺脉盛衰不

①　褚氏心得：即《褚氏遗书》，原题南齐褚澄所撰，成书于483年。后人疑唐代萧渊伪托，或疑为宋人所著。全书一卷。载受形、本气、平脉、分体、精血、除疾、审微、辨书、问子十篇。

②　下之阴火：此处文义不通，疑衍，如"下流之阴火"或"下润之阴火"。

同言，褚乃倒装五脏矣。宗高阳而尚未识高阳，又安望其
窥经耶？嗟乎！学人立言，将以翼圣经而开后学，必使见
者瞩之目而洞然，施诸行而不悖，乃可耳。高阳生以俚语
作歌，理既不能合经，词复不能达意，致令后人误中增
误，以至于此，谓独褚澄罪可乎？

卷之一　明诊

学者入德必有其门，不得其门，汗漫无益，而况脉理至微至变，犹后学素所望洋者乎？此卷先为分别部位，详明诊法，既得其法，而后何脉何病，徐可详辨。然不知其常者，不可以尽变也，故平脉列焉。至于天之有阴阳，人之有刚柔，地之有燥湿，脉不皆平而皆平。不知乎此，而胶柱以言脉，亦奚当焉。

原脉第一

《内经》曰：夫脉者，血之府也。《灵枢》曰：壅遏营气，令无所避，是谓脉。

论曰：今人言脉，多言其诊，而不及其体。按《灵枢》伯高①曰：宗气积于胸中，贯心脉而成呼吸；营气泌津液，注之于脉，化以为血。则知脉者，领乎气而生乎血者也。夫人之有三气，有宗气、有营气、有卫气。惟营气泌津液而注脉，与宗气同行，则谓营气即脉可也。但终是虚体，易于散乱，易于阻滞，惟合于脉，则微有体质，有常度。故曰壅遏，谓使不散也。曰令无所避，谓使不阻也。于是而血得荣生于中，故曰血之腑。腑，犹府库之

---

① 伯高：传说上古之经脉学医家，黄帝臣。

府，有于是藏，于是出之二义焉。再合刘、朱、陶三先生之言而益明矣。

刘河间曰：脉有三名，一曰命之本；二曰气之神；三曰形之道。所谓天和者也。

朱丹溪曰：神者，脉之主；脉者，血之府；气者，神之御；脉者，气之使。嗟乎！脉者，其先天之神乎？

陶节庵曰：人之阴阳即为先天，人之血气即为后天，脉者，非血非气，乃血气之先，即营行之道路。

按：刘河间又有曰："脉者，血气之先"，斯论得之矣。人身之脉，血气之所为，而所以周流不息者，正乾道乾乾之意也，亦犹理之寓乎气，所以为血气之先。"先"之一字厥有旨焉。节庵此节正是此意，故复赘以释焉。盖常论之，经络者，脉之道路；动现者，脉之征验，皆不可以尽脉。脉也者，乃营气之精专者，行于经隧，而摄乎内外者也。血与气异体，得脉而同化；卫与营各行，得脉而相应。故脉之中阴阳统焉。然则脉与血气分之为三者，正可合之为一也。华元化①曰：气血盛则脉盛，气血衰则脉衰，气血热则脉数，气血寒则脉迟，气血弱则脉微，气血平则脉缓。此语既明而当矣。然则气血以脉为盛衰，脉不以气血为盛衰。常见病人脉和者，气血虽瘁，必起。脉败

---

① 华元化：即华佗。华氏，名佗，又名旉，字元化。沛国谯（今安徽亳县）人。东汉末杰出的外科学家，著有《枕中灸刺经》等多种医书，均佚。另有《中藏经》为后人托名华佗的作品。

者，气血虽旺，必死。于此可见脉为气血主，而"先"之一字，义犹明显，此意盖得之张仲景、李东垣云。

取寸口第二

《内经》曰：食气入胃，浊气归心，淫精于脉。脉气流经，经气归于肺，肺朝百脉，输精于皮毛。毛脉合精，行气于腑，腑精神明，留于四脏。气归于权衡，权衡以平，气口成寸，以决死生。

论曰：浊气，谷气也。心主脉，故归心者养脉，流经上朝于肺者，藏真高于肺也。输于皮毛，周于外也；行于腑留于脏者，周于内也。盖言人身之脉，必借谷以养，而外内无不彻。又曰气归于权衡者，正以脉有一定之度，非可以偏轻偏重，得相传之权衡而后平，故以气口候死生，候权衡也。气口即今寸口手太阴经太渊之穴，所以候气盛衰也，故名之左右同。虽曰成寸，而关尺该焉矣。或曰：古人但言成寸，而子曰关尺该焉，其有据耶？曰：《内经》云寸口脉中手短者，曰头痛；寸口脉中手长者，曰足胫痛；寸口脉沉而坚者，曰病在中；寸口脉浮而盛者，曰病在外。非该关尺，而何若是全耶？萧昂[①]曰：气口、脉口寸皆寓，六部皆称寸口名。

《内经》黄帝曰：气口何以独为五脏主？岐伯曰：胃

---

① 萧昂：字申立，号正斋道人。钱塘（今浙江杭州）人。明代医家，生卒年不详。著有《医粹》，为脉学专著。

者，水谷之海，六腑之大原也。五味入口，藏于胃以养五脏气，气口亦太阴也，是以五脏六腑之气味，皆出于胃，变见于气口。

《灵枢》曰：胃为五脏六腑之海，其清气上注于肺，肺气从太阴而行之。其行也，以息往来，故人一呼，脉再动，一吸，脉亦再动，呼吸不已，故动而不止。

《难经》曰：十二经中皆有动脉，独取寸口，以决五脏六腑死生吉凶之法，何谓也？然，寸口者，脉之大会，手太阴之动脉也。

按：人之脏腑血气，筋脉骨髓皆有所会，名曰八会。而脉之大会，在于太渊。详见"四十五难"。

人一呼脉行三寸，一吸脉行三寸，呼吸定息，脉行六寸。人一日一夜，凡一万三千五百息，脉行五十度，周于身。漏水下百刻，荣卫行阳二十五度，行阴亦二十五度，为一周也。故五十度复会于手太阴寸口者，五脏六腑之所终始，故取法于寸口也"第一难"。

按：马氏注云：荣营同，卫字衍。卫不与荣同行也。二十五度谓二十五周也，阳谓昼，阴谓夜，然犹有说焉。读书不能以意逆，即古论亦有不可通晓处。如越人此节本之《灵枢·五十营》篇，不过谓五脏六腑之气尽，于气口呈见云耳。若必执而论之，则所谓五十度周身者，谓经脉出自中焦，注手太阴阳明，手阳明注足阳明太阴，而手少阴太阳，而足太阳少阴，而手厥阴少阳，而足少阳厥阴，而复会于手太阴，环而无端，运而不息，一日一夜，凡五十度，周于身也。则是方太阴至时，阳明未至，阳明至时，少阴未至，所至但可候一经，而欲候何脏，必候其脏气至时，乃可候也，岂理也哉？

大抵脉出于胃，主于心，而变见于肺，一至则脏腑之气皆至，虽有流注运行之说，而非分截以呈，学者潜会之可也。

分寸关尺第三

《脉经》曰：从鱼际至高骨，却行一寸，名曰寸口。从寸至尺，名曰尺泽，故曰尺寸。寸后尺前名曰关，阳出阴入，以关为界。阳出三分，阴入三分，故曰三阴三阳。阳生于尺，动于寸，阴生于寸，动于尺。寸主射上焦，头及皮毛竟手；关主射中焦，腹及腰；尺主射下焦，少腹至足。

按：此即《内经》气口成寸之法，详其名以便后学者也。其说非始于叔和，而阐于叔和，叔和诚轩岐功臣哉！若他法之失传已久，非叔和罪也。

《难经》曰：尺寸者，脉之大要会也。从关至尺是尺内，阴之所治也；从关至鱼际是寸口内，阳之所治也。故分寸为尺，分尺为寸。阴得尺内一寸，阳得寸内九分。尺寸始终，一寸九分，故曰尺寸也"二难"。《难经》曰：三部者，寸、关、尺也。九候者，浮、中、沉也。上部法天，主胸以上至头之有疾也；中部法人，主膈以下至脐之有疾也；尺为下部，法应乎地，主脐下至足之有疾也。审而刺之者也"十八难"。

审者，于三部中各审其浮中沉也，所谓九候也。此篇虽止论三部九候，以全文附见之。

《图说》[1]曰：昔轩辕黄帝体天治民也，使伶伦截嶰谷之竹，作黄钟律管[2]，以候天之节气，以观其太过、不及，而修德以禳之。命岐伯取气口作脉法，以候人之动气，以察其太过、不及，设九针药石以调之。故黄钟之数九分，气口之数亦九分。《律法》曰：天地之数始于一，终于十。其一三五七九为阳，九者阳之成数也。其二四六八十为阴，十者阴之成数也。黄钟者，阳声之始也，阳气之动也，故其数九。分寸之数具于声气之先，不可得而见。及断竹为管，吹之而声和，候之而气应，然后寸之数始形

---

① 图说：即《脉诀指掌病式图说》。脉学著作，一卷，元代李杲撰（旧题元代朱震亨撰，系后人所误）。本书以三部九候、五运六气、十二经脉等为理论依据，论述脉证诊法，辨析男女各种病脉之异同，并附图表说明。

② 伶伦截嶰谷之竹作黄钟律管：伶伦，亦作泠伦，相传为黄帝时代的乐官，音律的创作者。《吕氏春秋》古乐中有个伶伦制律的故事：黄帝要制定乐律，即确定乐音的标准音高。伶伦就在大夏之西、昆仑之阴，在嶰谷里找到一些竹子，制成十二根竹管，按长短次序将竹管埋在西北的阴山。竹管是空的，里面灌满用苇子膜烧成的灰。这种飞灰最轻，叫葭莩，用来候地气，因为地下的阴阳二气随时都在变化。到了冬至的时候，一阳生。阳气一生，第一根九寸长、叫黄钟的管子里面的灰，自己就飞出来了，同时发出一种"嗡"的声音。这种声音就叫黄钟，这个时间就是子，节气就是冬至。用这种声音来定调相当于现代音乐的 C 调；同时可以定时间，调物候的变化，所以叫做"律吕调阳"。

焉，此阳唱阴和，男行女随之道。邵子曰：阴者，阳之影是也，脉之动也，阳得九分而盛，阴得一寸而弱，其吻合于黄钟者，以民受天地之中气以生，故肖天地之形。黄钟者，气之先兆，故能测天地之节候；气口者，脉之要会，故能知人命之死生。

按：此盖即一寸九分之说而为言也，此虽从后来看出，亦可见当年名寸口时关尺皆该，而后人之分关、分尺，不过以阴从阳之义，非有加于前法也。

别脏腑经络配五行第四

《内经》曰：尺内两旁，则季胁也，尺外以候肾，尺里以候腹。中附上，左外以候肝，内以候膈；右外以候胃，内以候脾。上附上，右外以候肺，内以候胸中；左外以候心，内以候膻中。前以候前，后以候后。上竟上者，胸喉中事也；下竟下者，少腹腰股膝胫足中事也。

马注云：季胁，肋骨尽处，章门穴间也。附而上之，乃关也。上附上之，则寸也。左为前，右为后。

按：前所分三部，只以人身之上中下分寸关尺，而此节乃兼言经络，更别前后，可为详矣，而独两尺未分左右，必有阙误。《图说》云：尺左外以候肾，内以候腹中；右外以候心主，内以候腰。可以补遗，可以翼经矣。盖常论之寸口之决死生，盖合中外而皆见者也。脏腑列于内，故候于脉之内侧；经络行于外，故候于脉之外侧。故曰推而外之，内而不外，有心腹积也；推而内之，外而不内，身有热也。但其言经络皆举脏以该腑，而脾胃独两言之者，非以脾胃为独重，盖言胃即已该脾，而其言脾，亦以脾之体位分野言，非言脾经也，乃心包络三焦之阙。人终有疑者，何也？大抵今人读书每喜牵泥字句，故不能会古人之意，即如此节，但言胸喉而不及头面，后人无有疑头之诊者，以其位显而易见也。夫心主三焦，亦何隐深之有而顾疑之哉？其曰尺里以候腹中，腹字亦宜指少腹。

《难经》曰：脉有三部，部有四经，手有太阴阳明，足有太阳少阴，为上下部，何也？然手太阴阳明，金也；足少阴太阳，水也。金生水，水流下行而不能上，故在下部也。足厥阴少阳，木也，生手太阳少阴火，火炎上行而不能下，故为上部。手心主少阳，火生足太阴阳明土，土主中宫，故在中部也，此皆五行子母更相生养者也"十八难"。

三部者，寸关尺也。部只二经，今合左右六部为三部，故云部有四经也。发问二句，只举右寸左尺之四经，以该其余，简文也。

论曰：子母相生之义，越人此节大畅经旨，而后人置之，翻取杂说，致使心主三焦纷纷辩论，岂以此节上中下之答止水火土三者有明训，而未及金与木、与相火欤？盖水流火炎之说，乃其体也，而水升火降之妙，则其用也。金者水之母，居于上以生水，则水得其原不至下而不返矣。相火者，君火之辅，居于下以行令，则火有其用，不致亢而难制矣。虞氏曰：木根生于地，枝叶长于天，阴阳共焉，故在中部。马氏曰：左，东方也，此则左关之明训矣。而或者又疑人身虽备五行，必从体统而言，脉口寸肤，微渺已极，纵可以候脏腑诸经络之气，亦不过胃气从太阴而行，分晰至此，实为穿凿，争论之端盖自此开。不知天地五行之气，无处不充，人身五行之气，无处不流，同为一也。《楞严经》不云乎：地水火风本性圆融，周遍法界湛然常住。今不得弃法界之一隙，谓本性之不周，又何得忽脉口之寸肤为五行之不备哉？独是人身五行各一，而火独居二，从来论者每参治病而言，未畅根生之妙。盖天地之间以阳为主，人身之内以火为用，故火之一气，君相备焉，谓人得阳气以生故也。虽然，相火者，非独火也，所以生土，所以媾水也，火之用，非火之体也。然则相火指为纯火者，非也，而况可类相火于贼火乎？

李东垣曰：两手挽抄于前，俱仰其手掌，左居外，右居内，则木火土金水，五行相序，而经纶四时之令，无差忒矣。"六微旨大论"曰：显明之右，君火之位也。君火之右，退行一步，相火治之；复行一步，土气治之；复行一步，金气治之；复行一步，水气治之；复行一步，木气治之；复行一步，君火治之。是次列五行相生之理也。

人迎气口神门脉第五

《脉经》曰：关前一分，人命之主。左为人迎，右为气口。神门决断，两在关后。人无二脉，病死不愈。

按：古者，以喉间之脉为人迎，而两手之寸皆言气口。今其法既失，王叔和以左亦可候外，右亦可候内，因即以人迎气口定名焉。今试详之：夫三部始终一寸九分，细分之，每部各得六分，余一分在寸后关前，左候外，右候内，六淫之邪所伤，虽有各经络之不同，然其始也，必先见于左。盖左属阳，主表也，殆其邪既深，而后各经之脉见焉，然与人迎未始不相应也。七情郁发，虽有乘、胜、逆、并之不同，然其始也，必先见于右。盖右属阴，主里也，迨其病既衰，而后各经之脉见焉，然与气口未始不相应也。李东垣曰：人迎脉大于气口为外感，气口脉大于人迎为内伤。朱奉议①曰：人迎紧盛伤于寒，气口紧盛伤于食是也，而《图说》又加详矣。神门在关后，他书无考，倘亦越人致重于尺之旨欤？《内经》有神门绝，死不治，则指心经之动脉言，所谓中部人，手少阴也，在掌内廉有神门穴，与此不同诊也。

《图说》曰：左为人迎，以候天之六气，风、寒、暑、湿、燥、热外感之邪。其脉浮盛则伤风，紧盛则伤寒，虚弱则伤暑，沉细则伤湿，沉涩则伤燥，虚数则伤热，皆外所因。右为气口，以候人之七情，喜、怒、忧、思、悲、

---

① 朱奉议：即宋代著名医家朱肱。朱氏，字翼中。曾任奉议郎医学博士，故后人亦称朱奉议。乌程（今浙江吴兴）人。生活于11～12世纪。著有《伤寒百问》《南阳活人书》《内外二景图》等。

惊、恐内伤之邪。过喜则脉散，怒则脉激，忧则脉涩，思则脉结，悲则脉虚，恐则脉沉，惊则脉动，皆内所因，然须看与何部相应，即知何经何脏受病，方乃不失病机。是故察脉必以人迎、气口分内外所因，其不与人迎、气口相应者，为不内外因也。

按：此节亦是大纲，不可拘执。如不内外因，乃饥饱劳倦之类，亦见于气口，未始不相应也。

李东垣曰：八风之脉皆见于左手寸脉外侧，若右手行阴道，脉中受虚邪贼邪之风，亦于气口外侧显见，推而内之外而不内者是也。其虚劳脉，虽有传变，必显于内侧也。

持脉法第六

《内经》曰：持脉有道，虚静为保"平人气象论"。

论曰：脉之为理微矣，深矣，以故人之息未定，不可以诊，己之息未定，亦不可以诊。夫意逐物移，念随事乱，谓能察认隐微，有是理乎？齐德之[①]云：轻言谈笑，乱说是非，右瞻左盼，举止忽略者，医之庸下也，学者识之。

《内经》曰：诊法常以平旦，阴气未动，阳气未散，饮食未进，经脉未盛，络脉调匀，气血未乱，故乃可诊有

---

① 齐德之：元代医家，约生活于14世纪，曾为医学博士，任御药院外科太医。著《外科精义》二卷。

过之脉。切脉动静而视精明，察五色，观五脏有余不足，六腑强弱，形体盛衰，以此参伍，而决死生之分。

按：此可知古人持脉郑重如此。然仲景有曰：凡作汤药，不可避晨夜，觉病须臾，即宜诊治。若或差迟，病即传变，然则平旦之说，亦何可拘乎？但使医者清明其志气，以当病人坐卧安定之时，则时时皆平旦，乃称虚静耳。

《刊误》曰：三部以浮、中、沉及四旁分为七候。先浮按消息之，次中按消息之，次重按消息之，次上竟消息之，次下竟消息之，次推指外消息之，次推指内消息之。

持脉之法，只此数条已悉，而俗有所谓七诊九候者，曾未越此也。七诊者，一静心神，二忘外虑，三均呼吸，四轻按，五中按，六重按，七审病人脉息也。九候者，三部中各有浮中沉三候，三而三之，合而成九也。古法别有七诊九候与此不同详四卷中。

诊法先以三指齐按，所以察其大纲，后以逐指单按，所以察其部分。脉之至息，细详止数，脉之形状，精心体认，看失在何部，即以其部主法断之。

脉有轻重有上下去来第七

滑伯仁曰：取脉之要有三：曰举、曰按、曰寻。轻手循之曰举，重手取之曰按，不轻不重委曲求之曰寻。初持脉，轻手按之，脉见皮肤之间者，阳也，腑也，亦心肺之应也。重手按之，脉附于肉下，近于筋骨间者，阴也，脏也，亦肾肝之应也。不轻不重，中而候之，其脉得于肌肉之间者，阴阳相通，中和之象，脾胃之应也。若浮中沉之不见，则委曲而求之。所谓寻也，若隐若见，则阴阳伏匿之脉也，三部皆然。《难经》曰：初持脉如三菽①之重，与皮毛相得者，肺部也；如六菽之重，与血脉相得者，心部也；如九菽之重，与肌肉相得者，脾部也；如十二菽之重，与筋平者，肝部也；按之至骨，举指来疾者，肾部也。故曰：脉有轻重也。

　　按：此即浮、中、沉之候而详之者也。马玄台云：脉之轻重，六部皆有，三菽不独右寸，十二菽不独左关是矣。而或疑曰：六部可皆肺乎，可皆肝乎？曰：然，夫脉有经有纬，有进有退。如左心右肺，此脉之部位也，经也；春肝秋肺，此脉之时乘也，纬也。当其病至，则一脉常偏于六部，如仲景尺寸俱浮，尺寸俱长是也，进也；当其时乘，则尺或不应寸，或不应南政北政异也，退也。如此节曰三菽之重者，肺也，于右寸则四时皆见可也，位也；于秋时则六部皆见可也，时也。当肺病则虽非时而见可治也，无胃气则虽及时而见，犹死也，进也；适当司天，在泉少阴居寸之岁，虽不应可也，退也。余准此。

---

　　① 菽：豆的总称。文中三菽、六菽、九菽、十二菽，以其重量比喻按脉力度的比例。

滑伯仁曰：察脉之道，须识上下来去四字，不明此四字，则阴阳虚实不别也。上者为阳，来者为阳；下者为阴，去者为阴。上者，自尺部上于寸口，阳生于阴也；下者，自寸口下于尺部，阴生于阳也；来者，自骨肉之分，而出于皮肤之际，气之升也；去者，自皮肤之际，而还于骨肉之分，气之降也。

按：《内经》有曰：上甚则气高，下甚则气胀。推而下之，上而不下，头项痛也；推而上之，下而不上，腰足清也。来疾去徐，上实下虚，为厥癫疾；来徐去疾，上虚下实，为恶风也，尤有来甚去亦甚，来不甚去反甚等文，学者能细考之，则上下去来之主疾亦可悟矣。

张仲景曰：初持脉，来疾去迟，此出疾入迟，名曰内虚外实也；初持脉，来迟去疾，此出迟入疾，名曰内实外虚也。

脉形第八

浮脉，《脉经》曰：举之有余，按之不足。《素问》曰：如微风吹鸟背上毛，厌厌①聂聂②，如循榆荚③。崔氏曰：泛泛浮浮，如水漂木。

浮，谓脉浮在于皮毛、肌肤之上也。《脉诀》曰：寻

---

① 厌厌：安静貌。
② 聂聂：轻虚平和貌。
③ 榆荚：即榆钱，榆树结的果实。

之如不足，浮脉不须寻，但按之而不足，自见。又曰：再再寻之如太过。何其语之自矛盾也？

沉脉，《脉经》曰：举之不足，按之有余，重按至筋骨乃得。杨氏曰：如棉裹砂，内刚外柔。

沉，谓沉入于筋骨之间也。《诀》曰：缓度三关，状如烂绵①。夫沉亦有数有强者，不应第言缓。至如烂绵，则是弱非沉也。

迟脉，《脉经》曰：呼吸三至，去来极迟。

迟，慢也。《诀》云：重手乃得。隐隐是沉微之脉矣，岂迟乎？

数脉，《脉经》曰：去来促急，一息六七至。《素问》曰：脉沉薄疾。

数，谓快疾也。

虚脉，迟大而软，按之无力，隐指豁豁然空。

谓大而无力也。《诀》云：三关定息脉难成，是散脉矣。又曰：寻之不足，举之有余，又似浮脉矣。杨仁斋②云：状如柳絮，散漫而迟。滑伯仁曰：散大而软，皆是散脉之象，非虚也。

按之无力似浮，豁豁然空似芤。但浮之象，举之不软；芤之空，两边不空也。大抵浮、沉、迟、数四者，居脉之总纲，不必以相似疑之，谓其能备众脉之体也。然

---

① 烂绵：应为"烂棉"。下同。
② 杨仁斋：即杨士瀛。详见前注。

虚、实、大、小四脉，犹为大节目，虽不能备众脉之体，而有疑似之别，亦皆以类而从，可拟而知也。

实脉形大而长，微强，按之隐指幅幅然①。滑氏曰：浮中沉三取，皆有力。

《诀》云：指下寻之不绝，则是微状。又云：尺部如绳应指来，则是紧状，非知实脉者。

洪脉，《脉经》曰：即大也，极大在指下。滑氏曰：来大去长，腾腾满指。

洪即是大，微即是小，不必又分。《脉经》第一篇但列洪微，而不列大小，可知矣。朱丹溪亦云：大，洪之别名。

微脉，《脉经》曰：即小也，极细而软，按之如欲绝，若有若无。戴氏曰：细而稍长。

稍长，谓其别于绝也。

滑脉，《脉经》曰：往来前却，流利辗转，替替然②与数珠相似。皇甫嵩曰：应指圆滑，似珠流动之形。③

《诀》云：按之即伏，不进不退，以之形滑可乎？

滑，往来顺利，而阻滞之象全无也。

涩脉，《脉经》曰：细而迟，往来难且散，或一止复来。滑氏曰：蹇滞且散，如雨沾沙，行而多碍。皇甫嵩

---

① 幅幅然：坚实貌。

② 替替然：连续不断貌。

③ 皇甫嵩曰……之形：语出明·皇甫中《名医指掌》。皇甫嵩为汉太尉，是晋代著名医学家皇甫谧的曾祖父，故此处疑为"皇甫中"。

曰：责责然，如轻刀刮竹之状。

涩，滞也。《诀》曰：寻之似有，举之全无，前虚后实，无复次序，俱非也。

紧脉，《素问》曰：往来有力，左右弹人手。仲景曰：如转索无常也。《脉经》曰：数如切纯①状。

紧者，拘束急数之象也。《诀》云：隐指寥寥入尺来，不知何状。

缓脉，《脉经》曰：去来亦迟，小快于迟。张太素曰：如丝在经，不卷其轴，应指和缓，往来甚匀。滑氏曰：如微风轻飐柳梢，徐徐不甚有力。

濡脉，一作“㶍”，一作“软”，音义俱同。极软而浮细，如帛衣在水中，轻手乃得。

《诀》云：按之似有，举还无，盖不知软脉之从浮取也。

弱脉极软而沉细，按之欲绝指下。

弱，乃软之沉者。《诀》云：轻手乃得。黎氏云：如浮沤，是言濡也。

长脉，朱氏曰：不大不小，迢迢自若，溢于一指之外。过于本位，为一部之长。如循长竿木梢，为三部之长。

短脉，《脉经》曰：不及本位，应指而回，不能满部，

---

① 纯：《脉经》作“绳”。

为一部之短。寸口尺内皆退，促附于关，如龟缩头曳尾之状，为三部之短。

戴同父云：短脉只从尺寸见之，关不诊短也。

弦脉，仲景曰：如张弓弦，按之不移。《素问》曰：端直以长。《刊误》曰：从中直过，挺然指下。

《脉经》旧有"举之无有"四字，盖误文也。《诀》云：时时带数，更非。

芤脉浮大而软，按之中央空，两边实。

芤草，名慈葱也。《脉诀》改"中央"空为"中间"，无改"两边实"为"两头有"，则芤脉将为断绝之脉乎？大抵芤脉不必皆浮大，按之乃可得也。

动脉、数脉见于关上，上下无头尾，如豆大，厥厥①动摇。

谓尺寸之脉如常，而关上独见此也。《诀》云：三关指下碍沉沉。又曰不离其处，不往不来，是不动矣。詹氏云：如钩如毛，尤非。

伏脉，《脉经》曰：极重指，按之着骨乃得。《刊误》曰：潜行筋下，以指推其筋于外，着骨而诊乃见。

比之沉为更下也。

促脉来去数，时一止复来。

结脉往来缓，时一止复来。

---

① 厥厥：动摇不定貌。

革脉，《内经》曰：浑浑革革，至如涌泉。仲景曰：弦大而芤。丹溪曰：如按鼓皮。

牢脉，似沉似伏，实大而长，微弦。

李濒湖①云：诸家皆以革为牢，或有革无牢，混淆不辨。不知革浮牢沉，革虚牢实，形证各异也。论见二卷。

散脉，柳氏曰：涣漫不收，无统纪，无拘束，至数不齐，如杨花散漫之象，散则不聚。

代脉，仲景曰：动而中止，不能自还，因而复动。吴氏曰：脉至还入尺中，良久复来，动止皆有常数。

论曰：古人言脉初无定名，名以意起，故其前后有不相符处。有义同而名异者，如冬脉石、冬脉营之类是也；有名同而实异者，如脾脉代为平脉，不满十动一代者，与之短期为死脉是也。凡若此者，不可胜记。王叔和作《脉经》，列二十四种脉于卷首，以为程式。后人宗之，原不必字字皆合古人也，取为学人之彀鹄②而已。今尊其旨，更参他书，略为去取，得二十六种。其他如《素问》更有溢阳溢阴，《难经》亦有为覆为溢之说，张仲景更有曰纵曰横高章之名。其理既奥，领悟颇难，王叔和且删之，予故不敢详述以乱后学，高明者不妨另阐，以辅愚之不及也。

① 李濒湖：即明代医药学家李时珍（1518—1593），字东璧，号濒湖。蕲州（今湖北蕲春）人。著有《本草纲目》《濒湖脉学》《奇经八脉考》等。

② 彀鹄（gòugǔ 够谷）：喻学习的对象。彀，箭靶，目标。鹄，箭靶的中心。

脏腑平脉第九

《难经》曰：心脉俱浮，何以别之？然浮大而散者，心也；浮而短涩者，肺也。肾肝俱沉，何以别之？然牢而长者，肝也；按之软，举指来实者，肾也。脾者中州，故其脉在中，是阴阳之脉也"四难"。

按：《千金翼》① 云：迟缓而长者，脾也。

滑伯仁曰：肺脉浮涩而短，指法按至皮毛而得者，为浮。稍加力，脉道不利者，为涩。又稍加力，不及本位者，为短。

心脉浮大而散，指法按至血脉而得者，为浮。稍加力，脉道粗者，为大。又稍加力，脉道阔软者，为散。

脾脉缓而大，指法按至肌肉，如微风轻扬柳梢之状，为缓。稍加力，脉道敦实者，为大。

肝脉弦而长，指法按至筋，而脉道如筝弦相似，为弦。稍加力，脉道迢迢者，为长。

肾脉沉软而滑，指法按至骨上而得者，为沉。次重按之，脉道无力者，为软。举指来疾流利者，为滑。

杨仁斋曰：小肠脉微洪，大肠脉微涩，膀胱微沉，胃脉微缓，胆脉微弦，三焦脉微疾。无他，腑与脏合气，同

----

① 千金翼：即《千金翼方》，三十卷，唐孙思邈撰，约成书于永淳二年（682）。作者集晚年近三十年之经验以补早期巨著《千金要方》之不足，故名翼方。我国历史上最重要的中医药典籍之一。

气相求，得其近似而已。

旧论脏腑之别，在浮沉之间。盖以腑属阳，脏属阴也。故《中藏经》云：假如数在左寸，数主热也。沉而得之，则热入于心；浮而得之，则热入于小肠。迟在左尺，迟主寒也。沉而得之，则寒入于肾；浮而得之，则寒入于膀胱，义似悉矣。然而反以滋疑者，盖心肺之脉，初未常沉，其得沉者，病也。三焦膀胱之脉，亦初不浮，其得浮者，亦病也。故仁斋不言浮沉，但言微，言近似者，盖以腑与脏，虽分表里，而其所谓浮沉者，曾不甚远也，学者默会焉可也。

《图说》曰：五脏六腑，十二经络，候之无逾三部。手少阴心脉，在左寸口，洪而微实；手太阴肺脉，在右寸口，涩短而浮；手厥阴心主脉，在右尺中，沉弦而敦；手太阳小肠脉，在左寸口，洪大而紧；手阳明大肠脉，在右寸口，浮短而滑；手少阳三焦脉，在右尺中，洪散而急；足厥阴肝脉，在左关上，弦细而长；足少阴肾脉，在左尺中，沉濡而滑；足太阴脾脉，在右关上，沉濡而缓；足少阳腑脉，在左关上，弦大而浮；足阳明胃脉，在右关上，浮长而涩；足太阳膀胱脉，在左尺中，洪滑而长。此手足阴阳六经脉之常体也。

脉之体非可一言尽也，故每一脉必以三字形容之，而究竟形容之不尽也，存其仿佛焉耳。仿佛之语，一人有一番拟议，《枢要》《指掌》便觉有不相合处。噫！若使其言人人同，则是脉之来也，如刻板然，童稚可揣而知矣，奚俟圣贤之谆谆哉？

胃气为本第十

《素问》曰：平人之常气禀于胃。胃者，平人之常气也。人无胃气曰逆，逆者死。

春胃微弦，曰平；弦多胃少，曰肝病；但弦无胃，曰死；胃而有毛，曰秋病；毛甚，曰今病。脏真散于肝，肝藏筋膜之气也。

夏胃微钩，曰平；钩多胃少，曰心病；但钩无胃，曰死；胃而有石，曰冬病；石甚，曰今病。脏真通于心，心藏血脉之气也。

长夏胃微软弱，曰平；弱多胃少，曰脾病；但代无胃，曰死；软弱有石，曰冬病；弱甚，曰今病。脏真濡于脾，脾藏肌肉之气也。

秋胃微毛，曰平；毛多胃少，曰肺病；但毛无胃，曰死；毛而有弦，曰春病；弦甚，曰今病。脏真高于肺，以行荣卫阴阳也。

冬胃微石，曰平；石多胃少，曰肾病；但石无胃，曰死；石而有钩，曰夏病；钩甚，曰今病。脏真下于肾，肾藏骨髓之气也。

按："玉机"篇之论真脏也，曰：胃者，五脏之本，脏气不能自致于手太阴，必因于胃气，乃致于手太阴也，是脉之行行于胃矣。而奈何有无胃者？非无胃也，邪夺之也。邪夺之则胃不至，而真脏反至，何也？邪窃之也。夫言死脉，则曰真脏，言平脉则曰脏真。盖真脏者，一脏之气，众脏所不偕。而脏真者，众脏之气，胃气所独主。故入于肝，则养筋；入于肾，则养髓也。夫肝之气发散，心之用通明，脾之体濡湿，肺之位高，肾之司下，故脏真至随在异名。

祚曰：脾属长夏。此《难经》六气之本，但"代"之一字，旧多以"止代"释之。夫"止代"则明是死脉，何必又言无胃乎？"宣明五气"篇曰"脾脉代"，则代正脾之平脉。今详文义，则"代"当是软弱之谓，必非"止代"之说也。盖常论之代者，摄也。以脉至此忽见软弱，恍此中无复主者，而此其摄代也，与弦钩等同一形容之词。若以"止代"释之，是真有代矣，将春肝亦真有弦，如仲景所谓阴脉残贼脉者，可乎哉？《千金翼》云：迟而缓者，脾也。盖得之此，乃《难经》于"四之气下"加一"紧"字，不免有疵。

《内经》曰：脉从四时，谓之可治，脉弱以滑，是有胃气，命曰易治。

但弱非胃也，但滑亦非胃也。弱以滑，则弱非大弱，滑非大滑，而胃气见矣。前《平人气象论》，按四时言胃气可谓详尽矣。然只从无病人言，此节之弱以滑则指有病者言，谓从诸病脉中见弱以滑也。滑伯仁曰：胃脉谓中按之，得和缓。"和缓"二字，更得滑弱之神矣。中按者，正谓从诸病脉中按得之也。

四时六气脉第十一

《内经》曰：春脉如弦。春脉者，肝也，东方木也，万物之所以始生也。故其气来软弱，轻虚而滑，端直以长，故曰弦。

夏脉如钩。夏脉者，心也，南方火也，万物之所以盛长也。故其气来盛去衰，故曰钩。

秋脉如浮。秋脉者，肺也，西方金也，万物之所以收成也。故其气来轻虚以浮，来急去散，故曰浮。

冬脉如营。冬脉者，肾也，北方水也，万物之所以合藏也。故其气来沉以搏，故曰营。

脾脉者，土也，孤脏以灌四旁也，善者不可得见。

按："弦""钩"等字本是借拟，故加一"如"字，甚妙。他篇直曰弦、曰钩，不免失之驶矣。营者，固守也，比石字尤妙。此篇各条下俱有太过、不及脉状病证，以此章但言常脉，故未及悉。详见第五卷。

或问曰：脾何以为孤脏？曰：脏与腑固相配也，而脏与脏亦有配，心阳肾阴，则夫妇也，故曰心为牡脏①。肺右肝左，则兄弟也。脾居中，媾心、肾，和肺、肝，无所

---

① 牡脏：五脏中属于阳者为牡脏。

为配，故云孤也。

《内经》曰：春日浮，如鱼之游在波。夏日在肤，泛泛乎，万物有余。秋日下肤，蛰虫将去。冬日在骨，蛰虫周密，君子居室"脉要精微论"。

《难经》曰：少阳之至，乍大乍小，乍短乍长；阳明之至，浮大而短；太阳之至，洪大而长；太阴之至，紧大而长；少阴之至，紧细而微；厥阴之至，沉短而敦。此六者，是平脉也。将病脉耶？然皆王①脉也。其气以何月各王几日，然冬至之后，得甲子，少阳王；复得甲子，阳明王；复得甲子，太阳王；复得甲子，太阴王；复得甲子，少阴王；复得甲子，厥阴王。王各六十日，以成一岁，此三阴三阳之王时，曰大要也"七难"。

按：此节即《内经》四时之说，而加详者也。刘河间、马玄台之说备矣。

刘河间曰：初之气自大寒至春分，风木之位，阳用事而气微，故曰冬至后得甲子少阳王《内经》作厥阴。夫冬至甲子斯无常准，以大约分之：得一月如在冬至后，即大寒交初气之分也。二之气：春分至小满，君火之位，阳气清明，正其两阳合明之间，故曰阳明王《内经》作少阴。三之气：小满至大暑，相火之位，阳气万物皆盛，故曰太阳王《内经》作少阳。四之气：大暑至秋分，湿土之位，天气尚

---

① 王：通"旺"。《庄子·养生主》："神虽王，不善也。"

盛而夏后阴已用事，故曰太阴王经同。五之气：秋分至小雪，燥金之位，阳衰阴盛，故曰少阴王《内经》作阳明。终之气：小雪至大寒，寒水之位，阴极而终尽，天气之所收隐，故曰厥阴王《经》作太阳。厥者，尽也，此三阴三阳与六气标本之阴阳异矣。

马玄台曰：少阳之脉乍大云云，盖长大为阳，短小为阴，少阳为阳之初至，犹未离乎阴脉者，如此阳明之脉浮大而短。盖浮大为阳，短则为阴，阳之方壮，故阳脉盛而阴脉微者，如此太阳之脉洪大而长，则皆阳脉也，是阳之甚盛也。太阴之脉，始见其紧，紧者为阴，长大仍阳，阴之初生微见有阴也。少阴之脉，紧细而微，是纯阴脉也，阴之甚盛也。厥阴之脉沉短而敦，则阴之极也。

论曰：马氏注《难经》，乃言王脉非平脉。夫不当其王而王，则非平，当其王而王，亦何不平之有？若以字句不类钩、弦等而别之，抑又迂矣。夫乍大乍小，时春尚未起也。浮而短，独不可见之弦中乎？若夫沉短而敦，非营石而何也？然《内经》有曰：脾者，土也。治中央，常以四时长四脏，各十八日寄治，不得独主于时也。乃今《难经》分四时为六气，而土始有专位焉，然非越人臆说也。《内经》言五运即有六气。凡地之位，天之节皆分为六，乃知言四时者，统言之耳。使学者但知有四时而不知有六气，则客气之加临其为平气，为太过，为不及，为岁会，为天符，俱无由明矣。但《内经》以初之气为风木，二之气为君火，三之气为相火，四之气为湿土，五之气为燥金，终之气为寒水，盖以木、火、土、金、水相生为序，而越人则以上半年为三阳，下半年为三阴，名虽不同而意实同，皆以六十日为一气，学者取运气而详考之，当以《内经》之名为正。

张仲景曰：立夏得洪大脉是其本位，其人病身体苦疼重者，须发其汗；若明日身不疼、不重者不须发汗；若汗濈濈然自出者，明日便解矣。何以言之？立夏得洪大脉，是其时脉，故使然也，四时仿此。

脉贵有神第十二

东垣曰：脉之不病，其神不言，当自有也。脉既病，当求其中神之有与无焉。如六数、七极，热也，脉中有力，即有神也；三迟、二败，寒也，脉中有力，即有神也。热而有神，当泄其热，则神在焉；寒而有神，当去其寒，则神在矣。寒热之脉无力无神，将何恃而泄热去寒乎？苟不知此，而遽泄之、去之，将何依以生？所以十亡八九。故《经》曰：脉者，血气之先。血气者，人之神可以不谨养乎？可不察其有无乎？

按：东垣此论深达至理，但以"有力"二字言有神，恐不足尽有神之妙。王执中①曰：有神者，有力中带光泽

① 王执中：字叔权（约1140—1205）。瑞安（今属浙江）人。宋代著名针灸学家。著有《针灸资生经》七卷。

润滑也，于解进矣。萧子颢之歌，则又有进焉。

萧昂曰：古言脉中须有神，"神"之一字难谈论。但言有力并无力，此语不足为信的。且如脉虚正气虚，脉实乃是邪充实，此理今古欠分明，童年白首心疑惑。予今决破委和理：轻清稳厚肌肉里，不离中部象自然，妙在先天混元纪，此号神兮人莫测，玄哉二五含真乙。

脉贵有根第十三

《难经》曰：上部有脉，下部无脉，其人当吐不吐者，死；上部无脉，下部有脉，虽困无能为害。所以然者，人之有尺，譬如树之有根，枝叶虽枯稿①，根本将自生，木有根本，人有元气，故知不死。

按：此节《灵枢》独调其尺以言病之意也。

寸口脉平而死者，何谓也？然诸十二经脉者，皆系于生气之原。所谓生气之原者，谓十二经之根本也，谓肾间动气也，此五脏六腑之本，十二经脉之根，呼吸之门，三焦之原，一名守邪之神。故气者，人之根本也，根绝则茎叶枯矣。寸口脉平死者，生气独绝于内也"八难"。

按：此肾间动气，当指脐下而言，即《黄庭经》出入丹田之义。"六十六难"曰：脐下肾间动气者，人之生命也，十二经之根本也。但今之候动气无其法，姑存其义，

---

① 稿：通"槁"。《素问·四气调神大论》："白露不下，则菀稿不荣。"

以俟知者。

观人有强弱大小第十四

《内经》曰：诊病之道，观人勇怯，骨肉皮肤能知其情，以为诊法。

《脉经》曰：凡诊脉，当视其人大小、长短及性气缓急。脉之迟速、大小、长短皆如其人形性者，吉。反之者为逆也。脉三部大都欲等，只如小人、妇人、细人，脉小软。小儿四五岁，脉呼吸八至，细数者，吉。

夫脉视其人，不独其来至欲符也。即诊视者下指之疏密，亦宜随病人而布之。夫人长则臂长，下指宜疏；人短则臂短，下指宜密也。

《千金翼》曰：人大而脉细，人细而脉大，人乐而脉实，人苦而脉虚，性急而脉缓，性缓而脉躁，人壮而脉细，人羸而脉大，此皆为逆，逆则难治。反此为顺，顺则易治。凡妇人脉常欲濡弱于丈夫，小儿四五岁者，脉必驶疾，呼吸八至也。男左大为顺，女右大为顺。肥人脉沉，瘦人脉浮。

按：《脉经》云：三部脉强，非其人，病便死；三部脉羸，非其人，得之死。仲景云脉，肥人责浮，瘦人责沉。肥人脉当沉今反浮，瘦人脉当浮今反沉，故责之可见。脉以人异，治亦必异云。

分别男女第十五

《难经》曰：脉有逆顺男女，有恒而反者，何谓也？然男子生于寅，寅为木，阳也；女子生于申，申为金，阴也。故男脉在关上，女脉在关下。是以男子尺脉恒弱，女子尺脉恒盛，是其常也。反者，男得女脉，女得男脉也"十九难"。

按：寅申之说，他书无考。推越人之意，倘亦以男为阳，为火，而火生在寅，女为阴，为水，而水生在申云耳。火炎上，故盛在关上；水流下，故盛在关下也。

其为病，何如然？男得女脉为不足，病在内；左得之，病在左；右得之，病在右，随脉言之也。女得男脉为太过，病在四肢；左得之，病在左；右得之，病在右，随脉言之。此之谓也"十九难"。

按：男得女脉者，谓尺盛而寸弱，此不足之明征，人所知也。女得男脉者，谓寸盛而尺弱，此为太过，解者纷纷殊无的见，或以为虚火，或以为外感，是皆以太过为有余故耳，不知病在四肢，非病在外之说也。盖男子血虚则尺盛，女子气郁则寸盛；男子血虚则脏气衰，女子气郁则四肢烦热而不举也。其曰在左在右者，左则心、肝、肾之经，右则肺、脾、三焦之经也。

《千金翼》曰：凡妇人脉常欲濡弱于丈夫，男左大为顺，女右大为顺。

按：诊法，诊男者先左，诊女者先右，非男女经脉有别也，从其阴阳以察其盛衰也。

朱丹溪曰：肺主气，其脉居右寸，脾、胃、命门、三焦，各以气为变化运用，故皆附焉。心主血，其脉居左寸，肝、胆、肾、膀胱，皆精血之隧道管库，故皆附焉。男以气成胎，则气为之主；女挟血成胎，则血为之主。男子病右脉充于左者，有胃气也，病虽重可治；女子病左脉充于右者，有胃气也，病虽重可治。反此者，虚之甚也。

按：丹溪此说与《千金》不同。盖《千金》以左右分阴阳，此指男女无病时言也；丹溪以左右分气血，以男女病重后言也。然"胃气"二字两手皆宜体察，诊常者当以《难经》为正耳。

又按：李梴①云：老喜反脉，常细濡涩。注云：男年八八喜尺旺，女年七七喜寸旺。细濡涩多寿，弦洪紧多病。推其意，以为男老气虚，细濡宜在寸；女老血虚，细濡宜在尺耳。然以为多寿而喜之，恐亦不然。老人之脉以和长为吉，反之一字，终非正论。聊见于此，不另立条。

---

① 李梴：明代医家，生活于16世纪。字健斋。南丰（今江西南丰）人。著有《医学入门》。

方宜脉第十六

吴鹤皋[①]曰：中原之地，四时异气，居民之脉，亦因时异，春弦夏洪，秋毛冬石，脉与时违，皆名曰病。东夷之地，四时皆春，其气暄和，民脉多缓。南夷之地，终年皆夏，其气炎蒸，民脉多大。西夷之地，终年皆秋，其气清肃，民脉多劲。北夷之地，终年皆冬，其气凛冽，民脉多石。东南卑湿，其脉软缓，居于高巅，亦西北也；西北高燥，其脉刚劲，居于污泽，亦东南也。南人北脉，所禀必刚；北人南脉，所禀必柔。东西不同，亦可类剖。

《内经》云：至高之地，冬气常在；至下之地，春气常存。

论曰：天之气运，固随时变迁；地之气候，亦随方别异。高下既殊，燥湿自别，温凉既异，刚柔亦分。鹤皋此说，盖衍《素问》异法方宜之旨也，岂惟脉然？即用药亦大异。北人所感阳症极多，欲发表者，一剂即解，其在阳明，倍攻异十。何汗之易，何下之难？盖土气高厚，禀养倍强，气候虽寒，亦犹坎中之实也。南方之病，阴症居半，其在太阳，脉常无力，二三表之，热亦不退，甚变白虎，或需黄连。若遇阳明，一下即可，庸医累下，多致困

---

① 吴鹤皋：即明代医家吴崑（1551—1620）。字山甫，别号鹤皋。歙县（今安徽歙县）人。著有《医方考》《脉语》《黄帝内经素问吴注》《针方六集》等。

愈，变为阴症，姜附乃回。何汗之难，何下之易？盖土气浅薄，禀养偏柔，气候虽热，亦犹离中之虚也。吐涌之法，南尤难施，一吐自已，再吐多厥，方宜不同如此。

反关脉第十七

《内经》曰：脾脉外鼓，沉为肠澼，久自已。胃脉外鼓，大为膈，偏枯。

王启玄注云：外鼓谓不当尺寸，而鼓击于臂外侧也。

按：此反关脉也。谓其不行于关上而见于关外，故曰反关也。其部位取法亦与正同，然有两手俱反者，有只一手反者，《内经》此节特脾胃一部之主法，若心、肺、肝、肾，亦可以三隅反矣。

或问丹源曰：寸口者，脉之大会，五脏六腑之所终始也，今脉不循其位而反见于外者，何也？曰：寸口之位，太渊、经渠之道，手太阴也；掌臂外侧温溜、偏历之道，手阳明也。太阴与阳明相为表里，而手太阴之支脉，从腕后直出次指内廉，而交于手阳明。今者太阴失令，不克主脉，故从列缺而支授于阳明也。然溯其所自，亦不外乎肺朝百脉之义，但其致此，必有所由，或赋形之初，偶有感变，而致脉道易位者，此先天之变也。或形生之后，因惊扑、因病药而脉道外走者，此后天之失也。开宝之僧昔记之矣。然此脉近亦常有，不可胜记，聊记开宝旧语，以见一端。

孙氏云：开宝寺僧戏谓孙曰：烦君为我诊，能识我病，我当奉筹三千千，不能识，君即罚十千。孙曰：诺。因为诊。左手无脉，乃转左臂上得之，而息至如常。孙曰：此异脉也。意者少年时曾有惊扑，震动心神，故脉道外移则不能复，今气血已定，自不复归，非有病也。僧曰：然。某襁褓时两受扑，皆几死，今宜脉之失道，非有疾也。闻公神医，聊一试耳。

附：反见脉

《脉经》曰：寸口脉沉着骨，反仰其手乃得之，此肾脉也。动苦少腹痛，腰体酸，颠疾。刺肾俞，入七分，又刺阴维，入五分。

按：此非反关也，乃沉之极而出于背也。《刊误》云：反手看之极沉乃为浮，而浮乃为沉。夫脉而至于反见，虽极沉，已为透骨，况浮乎？此脉亦不常见，姑附备考。

卷之二　序脉

王叔和叙脉，分各脏各经，滑伯仁则从脉体类而叙之。原王氏之意，以脉无定主，分属之各脏各经，而始不忒，滑氏不过为后学便耳。夫述经以开后学也，故余先从滑氏，其序法取阴阳比偶而居，而合论以总其后，每一脉又取众脉之相通者，错出以尽其变。凡滑氏之未逮者，咸补缉焉，得乎此者，乃可进窥王氏。故王氏之论，详在四卷中。

浮脉主病第一

浮，不沉也。举之有余，按之不足。脉在肌肉上行，而见于皮毛血脉之间也。为风虚运动之候，为表热，为呕逆，为喘急，为痞满，为肿，为厥仆，为气。

浮而有力为风，浮而无力为虚，浮紧为伤寒，浮缓为伤风，浮滑为风痰，浮洪为壮热，浮而虚为伤暑热烦，浮而濡为风痹不仁，浮而散为眴仆①，浮而涩为气滞不快。

左寸浮，伤风发热。浮而微，阳虚自汗。浮而洪数，

---

① 眴（xún 寻）仆：病状名。指视物昏花，旋转难以站立，甚或跌仆。眴，音义同"眩"，即眩晕之意；仆，跌倒。《素问·厥论》："巨阳之厥，则肿首头重，足不能行，发为眴仆。"

心经客热。浮濡而散，惊悸虚烦。浮大而长，风眩颠疾。

左关浮，胸胁胀满。浮而弦，头痛目眩。浮数为肝经风热，目赤肿痛。浮促为怒气伤肝，胸膈逆满。

左尺浮，为膀胱风热，小便赤涩。浮而弦，下部感寒，腰腹急痛。浮迟为虚疝，浮涩为遗精。浮而芤虚，男子为溲血，女子为崩漏。浮而劲滑，男子为多欲，女子为有孕。

右寸浮，肺经伤风，咳嗽清涕。浮而紧，肺经感寒，肩背拘急。浮数为喘逆。浮短为少气。

右关浮，脾虚中满。浮而弦，中脘积痛。浮滑而疾，为宿食；浮细而滑，为伤饮。浮数为胃口蓄热，浮迟为中脘虚寒。

右尺浮，风客下焦，为飧泄。浮濡而数，元气耗夺，为盗汗。浮数而实，为风热秘结，为癃闭。浮芤为肠风下血，为痔漏。

诸脉浮数，当发热，洒淅①恶寒。若有痛处，饮食如常者，蓄积有脓也。

论曰：浮者，升也，在外之象也。夫升而上者，风腾之气也；侵于外者，寒暑之邪也。然物升而上者，下必悬；气聚于外者，内必虚。所以浮脉之主病，大要不外风与虚二者，然有别焉。扁鹊云：脉浮而有热者，风也；浮

---

① 洒淅：怯缩恶寒貌。《素问·调经论》：邪客于形，洒淅起于毫毛。"刺疟篇"："足阳明之疟，令人先寒洒淅。"

而无热者，虚也。是从外症辨之也。池氏云：乍病见浮脉，乃伤风邪，久病见浮脉，虚所为也。是从新久辨之也。朱丹溪云：与人迎相应，则风寒在经；与气口相应，则荣血虚损。是从左右手辨之也。然总不如此篇以有力无力辨之为妙，有力则带洪数，为风；无力则带濡弱，乃虚耳。惟予则尤有辨之易者，风寒之浮盛于关上，虚病之浮盛于尺中，当以之揿其有力无力，参之外症，鲜不符者。乃东垣复有云：八风之脉，皆见于左手外侧。若右手行阴道，脉中受虚邪贼邪之风，亦于气口外侧显见，推而内之，外而不内是也。其虚劳脉，虽有传变，必显于内侧，六脉互传，皆为不足之病。又曰：浮而弦者，风也；浮而涩者，虚也。

沉脉主病第二

沉，不浮也。举之不足，按之有余。盖脉入于肌肉之下，而帖附筋骨之上也。为阴逆阳郁之候，为在里，为实，为寒，为郁结，为停饮，为厥逆，为癥瘕。

沉而有力为积，沉而无力为气；沉数为积热，沉迟为痼冷；沉紧为中寒，沉缓为中湿；沉伏为霍乱吐泻，沉滑为气兼痰饮；沉而细弱为洞泄少气，沉而弦为积聚腹痛；沉重而直，前绝者为瘀血；沉重不至寸，徘徊绝者为遁尸①。

左寸沉，为心虚，畏寒作噤，为胸中有水，短气。沉而紧为寒厥心痛，沉而喘为寒热烦蒸。

左关沉，寒伏经络，胁肋刺痛。沉弦为痃癖，沉结为寒疝。

左尺沉，肾脏寒，腰背冷痛，小便浊频，沉细而弱。男子为阴衰精冷，女子为血耗经枯，为胫痠不能久立，为阴痒，溺有余沥。如沉弱而滑，是肾之平脉也。

右寸沉，胸有寒痰，虚喘少气。沉细数散，骨蒸寒热。沉紧滑疾，喘咳气逆。

右关沉，胃中寒积，中满吞酸。沉紧为悬饮内痛，沉滑为宿食不消。

右尺沉，为水病腰脚沉重，小便癃闭。沉而细，泻利无度，沉而紧，脐下急痛。

大抵外因得沉脉，多是里症，属阴；内因得沉脉，多是气病兼郁。沉而实者，邪气内伏也。左手见，多主血涩气滞，或结痈疽；右手见，多主积热实滞，或为秘结。沉而虚者，元气内伤也。左手见，多主虚损劳怯，寒热形稿；右手见，多主中气陷下，厥逆泄利。

论曰：凡治病，先顾其里。里者，气血藏聚结根之地

① 遁尸：古病名。指一种突然发作，以心腹胀满刺痛、喘急为主症的危重病证。《太平圣惠方》卷五十六："遁尸者，言其停遁在人肌肉血脉之间。若卒有犯触即发动，令心腹胀满刺痛，喘息急，偏攻两胁，上冲心胸，其候停遁不消者是也。"

也，是故脉浮者，不专责表，而脉沉者，但责其里也。所以沉脉之主病，多宜清、宜下、宜温、宜补者，间有必须升举之处。然皆从内而升，非干于表也。虽仲景麻黄附子细辛汤，以为沉脉可汗，然亦病之变者。

浮沉二脉合论

论曰：天地者，阴阳之上下；浮沉者，脉道之阴阳。浮法天，为轻清在上之象；沉法地，乃重浊居下之体。是故诊家以浮沉为表里之定位焉。虽然，夏秋之脉宜稍浮，心与肺也；冬春之脉宜稍沉，肾与肝也。肥人宜稍沉，其肉厚也；瘦人宜稍浮，其肤浅也。浮沉，宁必皆病脉哉？独是吾人起居不谨，嗜欲不节，则外有所感，内有所伤，而浮沉之脉异焉。故《内经》四时调神之论，丹溪不治已病之篇，不可不讲也。若至病矣，则浮表沉里，各有定向，不可易也。独是脉浮而偏有里症，脉沉而独见表症者，惑眩更甚。前人多有舍脉从症之说，然脉浮而议下者，必参柴胡；脉沉而议汗者，必参附子。然则仍非独从症也，从脉也。

迟脉主病第三

迟，不疾也。去来极迟，一息三至，不及平脉之息数也，为阴胜阳亏之候。迟多主寒，浮迟则表有寒，沉迟则里有寒。迟又主虚，居寸则气不足，居尺则血不足。

迟而无力为冷，迟而有力为痛，迟而涩为癥结，迟而滑为胀满。

左寸迟，为虚寒神惨，为心痛咽酸。

左关迟，为筋脉拘痛，为头眩目昏。

左尺迟，为便浊，为精衰腰软，女为血虚不月。

右寸迟，为胸膈寒痛，为冷痰短气。

右关迟，为腹痛呕逆，为寒物停滞。

右尺迟，为寒泄，为不得隐曲，为疝气作痛。

大抵与人迎相应，则湿寒凝滞；与气口相应，则虚冷沉积。痼疾得之，邪气向衰为吉，暴病得之，正气惫极难治。

论曰：诸迟为寒，谓寒则荣卫凝涩故也。今观其主病，抑何虚者多而实者少也？盖人身非果阳衰，寒无由生，譬犹广厦空谷，日光不及，寒乃入居耳。或谓邪气向衰，则脉亦迟，则又非虚矣，不知此非迟也，谓数去而向迟也。丹溪治一子心脾痛，服温热药过多不愈，诊其脉皆三至，弦弱而涩，未风先寒，吞酸之极，大便或秘或泄。丹溪不以为寒，用二陈加白术、泽泻、桃仁、郁李，而增芩连与之，每剂则吐黑水，时有如烂木耳者。两月间服一百余剂，涩乃渐退，至乃渐增。若以三至为迟，则芩连之剂，安可服百剂乎？此盖停饮在中，脉涩已极，而为三至，亦非真迟也。涩主停饮，见涩脉条。但停聚者，宜见有力，而此反弱者，想亦真气之虚故也。王宇泰^①作《准绳》，述此一案，竟改作脉迟，岂不失之千里哉？学者不原其始末形症，妄言脉，未见其可也。

数脉主病第四

数，不徐也。去来促急，一息六至，过于平脉之息数也。为阳盛阴衰之候，为热，为烦渴，为虚。

数而有力，为实热，为痛痒疮疡；数而无力，为虚热，为阴虚火动。浮数为表热，沉数为里热，滑数为痰火，弦数为瘅疟^②。细而数为骨蒸劳热，肌稿沉困；洪而数为阳毒壮热，大渴狂言。若数而坚，如钗之股者，中蛊毒也。

左寸数，为烦渴妄狂，为口舌生疮。

左关数，为目赤肿痛，为头眩耳鸣。

左尺数，为小便癃秘，甚则溺血。

右寸数，肺有火为喘嗽血痰，为喉腥面痱。数而虚为肺痿，数而实为肺痈。

右关数，脾经热，为呕逆翻胃^③，为噎食不下，或为

---

① 王宇泰：即王肯堂。详见前注。

② 瘅疟：病证名。以但热不寒为主症的一种疟疾。《素问·疟论》："但热而不寒者，阴气先绝，阳气独发，则少气烦冤，手足热而欲呕，名曰瘅疟。"

③ 翻胃：亦称反胃、胃反，是以脘腹痞胀、宿食不化、由胃反出为主要临床表现的一种病证。《圣济总录·卷四十七》："治久患翻胃及小儿惊吐诸吐，田季散丸。"

消谷善饥，为龈宣口臭。

右尺数，为大便秘结，脐下热痛。

大抵数脉不时见则生恶疮，阳数则吐血，阴数加微必恶寒烦扰而不得眠。惟小儿之脉，一息七八至而细数者，平脉也。

又有如数之脉，《内经》曰：脉至如数，令人暴惊。

论曰：经云一水不胜五火，是故人之为病，火热最多。而病人之脉，见数亦多也。乃自予观之，新病之数易，久病之数难；实而数易，虚而数难；浮而数易，沉而数难；关上见数易，尺中见数难；心病见数易，肺病见数难。然则数脉岂人所宜有乎？乃仲景又云：病人脉数，数为热，当消谷引饮而反吐者，□①为发汗，令阳气微，膈气虚，脉乃数也。数为客热不能消谷，以胃中虚冷，故吐也，则是数亦有虚寒矣，储大复所谓假热者其是欤？今人但见其数，即称为热，犹非也。又论见后鼓从脉下。

迟数二脉合论

论曰：脉之有浮沉者，乾坤也。迟之与数，其犹坎离乎？常见人，处热则匆匆尔，居寒则营营尔，即此可得迟与数之说矣。然观古人之治，多有遇数而投温暖，遇迟而与寒凉者。其说有三焉。其一曰：发表不远热，攻里不远

寒。外感之人身虽壮热，脉虽洪数，腠里闭密，必用麻黄、桂枝辈大发其阳，荣卫一通邪气自退，脉数亦平。邪热入里，外反振寒，四肢反厥，投以承气，阳退阴复，脉亦自复也。其二曰：甚者从之。谓热势已极，骤与以寒必至逆拒，故寒因热用；寒势已极，遽与以热，反见捍隔①，故热因寒用也。其三曰：益心之阳，寒亦通行；强肾之阴，热之犹可。其人无火，温热补之，稍参以寒，则邪贼不侵，正乃自旺。其人无水，甘寒补之，稍参以温，水得阳春，泉乃萌动也。此皆王启玄之微言，治寒热者，不可不详也。

实脉主病第五

实，不虚也。形大而长，微强按之隐指，愊愊然。浮、中、沉三取皆有力，为邪气结滞，不得疏快之候，为呕为喘，为气壅，为痛为痢，为食积。

左寸实，心经伏热，口疮咽痛，实大而滑，痰热上壅，舌强语涩。

左关实，肝木气实，胁肋痛满，实大而浮，风热攻眼，赤肿眵痛。

左尺实，小腹满痛，小便涩难，实而滑，茎中涩痛，淋漓赤浊。实而大为癃闭，实而紧为腰痛。

---

① 捍隔：阻隔。

右寸实胸中蕴热，痰嗽烦满，实而浮，咽喉燥痛，喘咳气逆。

右关实，中脘气滞，呕涌胀满，实而浮，脾热消中，善饥作渴。

右尺实，脐下作痛，大便下利，实而大，热滞下焦，大便秘结。

柳氏曰：实者气结不通，欠疏快之义。上部实则气壅，下部实则气胀，中部实则脾胃不快。

论曰：人身之气血，喜充盈而恶虚弱，血气实则脉实，固其宜也。乃脉之实者，多归于邪气盛。此何说也？盖血气充盈之实，必从和缓中见，故不见有实，见有实即非实也。故吴氏曰：实而静，三部相得，曰气血有余，实而躁；三部不相得，曰里有邪，正此也。乃《脉诀》云：主脾虚不食，四体劳倦，小便都不禁，是皆虚病耳。亦乌知实脉之主病乎？

虚脉主病第六

虚，不实也。迟大而软，按之无力，隐指豁豁然空。为气血俱耗，不能自充之候，为伤暑，为虚烦，为脱血，为自汗。

左寸虚，怔忡惊悸。

左关虚，痿弱腨痟①。

左尺虚，血少力乏，行步怔然。

右寸虚，劳嗽气短。

右关虚，滑泄久痢。

右尺虚，阳弱精衰，不得隐曲。

大抵男子得之，多为气竭精伤；妇人得之，多为崩中漏下；小儿得之，多为吐痢慢惊。

论曰：虚者，精气耗竭，荣卫损亏之象也。今人皆知虚之不可有矣。亦知夫致虚之由乎？多欲则精夺，积劳则气惫，穷思则神损，而又或饥饿以伤其脾，悲忧以伤其肺，惊恐以失其志，求脉之不虚不可得也。然今人亦知其致此者矣，求能远此者，则更难也。上药三品，神与气精，吾犹愿人之治虚者，不徒求之金石草木间也。

实虚二脉合论

论曰：实虚者，脉之刚柔也。察真气之强弱，辨邪气之盛衰，审病之逆从，施治之补泻，皆于是乎征之。常考之《内经》曰：其气来实而强，此为太过，病在外。其气来不实而微，此为不及，病在中。乃《脉经》则有曰"脉实者，病在内"。二说不同何也？盖《内经》所谓外中者，外感内伤也，病之本也。《脉经》所谓内者，里也，对表

① 痟：骨节疼。

而言。谓实则近于沉，故云尔也，病之标也。《难经》曰：浮之损小，沉之实大，曰阴盛阳虚；沉之损小，浮之实大，曰阳盛阴虚。此言表里甚明，便不碍《内经》之旨，较之《脉经》，为朗然矣。虽然，病虚者脉虚，病实者脉实，治未有异也。常见有反是者，寒在太阳，发热无汗，或热在阳明，腹满而痛，是实也，乃脉或反不足而虚焉。又有劳怯劳倦，失血久羸，是虚也，乃脉或反有余而实焉。此岂可以正法治哉？盖证实脉虚，真气脱矣；症虚脉实，邪火炽焉。危乎殆哉！非至工巧其孰能当此！

洪脉主病第七

洪，大也。指下阔大，来至大而去且长，腾腾而上，满指，为阳有余阴不足之候。洪大有力，为风寒壮热，为喘急；洪大无力，为劳极发热，为虚烦。洪而滑为痰火，洪数为脏腑积热，为痈疽。其人暴吐，为中毒。大坚疾为癫病，为痫瘛筋挛。

左寸洪，为心热内烦，谵语，为喉吩，为口疮，微大为心痹，咳引胸背，善泪出。

左关大甚，为肝火，目赤肿痛，微大，为肝痹，咳引小腹，阴缩。

左尺大甚，为膀胱伏热，小便赤涩，微大而急，为阴疝。

右寸大甚，为热侮肺金，唾血咽干，微大为肺痹，咳引胸背，起恶日光。

右关大甚，为热积胃脘，为暴痛吐逆，为烦满，微大为痞气，脓血在肠胃之外。

右尺大甚，为二便不通，脐腹满痛，微大为石水，起自脐下，至小腹腄腄然①。

大抵病脉浮大者昼加，沉大者夜加。洪大之脉，夏月得之顺，心之时也；冬日得之逆，所不胜者侮之也。形大者脉大，其往来自顺利也。若形小而脉大，偶病而倐②大，久病而更大，虚病而反大，皆逆也。

论曰：丹溪云：脉者，血之所为，属阴。大者，洪之别名，火之象，属阳。其病得之于内伤者，阴虚为阳所乘，故脉大，当作虚治之。其病得之于外感者，邪客于经，脉故大，当作邪胜治之。皆病方长之势也，所以《脉经》曰：大则病进，旨哉！今详其主病，大抵皆火热也。经曰：洪则为热，一言尽之矣。

微脉主病第八

微，小也。指下轻细，欲绝非绝，为气血俱虚之候。在阳为阳不足，在阴为阴不足，为精神怯弱，为脏腑虚寒，为久病，为消瘅。微而数，为阴虚生内热；微而迟，

---

① 腄腄："腄"通"垂"。《太素》卷十五"腄腄"作"垂垂"。杨上善注："垂垂，少腹垂也"。垂垂，下垂貌。《灵枢·邪气脏腑病形》："大甚为阴痿，微大为石水，起脐以下至小腹腄腄然，上至胃脘，死不治。"

② 倐（shū 书）：极快地。

为阳虚恶外寒。其实者，沉小而弦，为寒癖，为留饮，沉细紧急，为癥瘕刺痛；其虚者，为洞泄，为暴吐下利，为亡阳，厥逆，为失血崩中，细而涩为反胃。

左寸微，为忧思太过，为困倦，为惊惕，为盗汗，为哕。

左关微，为眩运目昏瞀，为筋痿，为胁胠①满，为多饮。

左尺微，为腰膝痛瘘，不能久立，微数为尿血，为遗精，小甚则肾泄。

右寸微为悲伤不乐，为短气，微数为鼻衄，微软为饮在上焦，一臂不遂，小甚为大肠泄。

右关微，为腹中虚满食不化，为脾泄腹冷痛，细而沉实，为有留积。

右尺微，为少腹拘急，小便余沥，不得隐曲，女子为亡经，为带下。

大抵平人脉微而涩者，男为无子，精气清冷。女为绝产，血海虚寒。若人形小脉小，往来和滑，为禀质之清，非病也。若形盛脉细，少气不足以息者，危。

论曰：微小者，败脱之象，近死之脉也。今其主病，不尽从败脱言者，谓亦常近于收敛耳。盖脉虽血之府，而实清阳之道，是故阳下陷则脉微，阳外疏则脉微，而阳内

---

① 胠（qū躯）：腋下。

藏，则亦微也。其又主积聚者，非积聚之脉微，积久而气耗血败则微，乃其弦紧之象，虽微犹在也。经云：积聚不已则成劳瘵，但其然乎。

洪微二脉合论

论曰：洪微，即大小也。或曰：洪微非大小也。洪脉实，大脉虚，微与小亦然，今而一之，是混之也。曰：不然，脉自浮沉迟数列条，何者不兼有力无力而言，而独至洪大微小，判而二之，何其琐欤？且洪大固可以虚实分矣。若微与小，相去几何，而亦条析之，宜乎后学有指下难明之惑也。况乎主病，又不甚异乎？王叔和不分，予故不复徇滑氏也，今但合论之。脉自春起则渐大，以至于夏，自夏后，则渐小以至于冬，反是者逆，从时也。形大气实者脉多大，形小气清者脉多小，反是者危，从人也，此平脉也。至于病，则伤寒热盛，脉浮大者生，沉小者死。消渴，脉数大者生，细小浮短者死。水病胀闭，脉浮大软者生，沉细虚小者死，谓病形大则恶小也。伤寒汗下后，脉沉小静者生，浮大躁疾者死。吐衄失血，脉小弱滑者生，实大者死。肠澼筋挛，脉微小静者生，浮紧大者死，谓病形小则恶大也。乃大小之脉，更有互见者，浮之损小，沉之实大，曰阴盛阳虚；浮之实大，沉之损小，曰阳盛阴虚。初持脉如细坚状，久按之，大而深，动苦心有寒，胸胁痛，阴中痛，不欲近丈夫。初持脉如躁状，洪大，久按之，细而坚牢，动苦腰腹相引痛，足骱①肿不能食，此从浮沉互见者也。脉前大后小，则头痛目眩；前小后大，则胸满气短。关上襜襜②大，而尺寸细者，心腹冷积、癥瘕、欲热饮食，此从三部互见者也。左手脉大，右手脉小，上病在左胁，下病在左足。右手脉大，左手脉小，上病在右胁，下病在右足，此从左右分见者也。朝来浮大，暮夜沉伏。浮大即太过，上出鱼际，沉伏即下不至关中，往来无常，时时复来者，榆荚枯落而死，此大小之以朝暮异见者也。脉来乍大乍小，乍短乍长者，为祟，或大或小，交错而见，胸中嘈杂，腹中痛，是有虫啮其脏腑，气不能定所致。又若霍乱，或久病人见大小不定之脉，则难治，此大小之参错不定者也。至若少阳之至，乍大乍小，乍短乍长，此非病也。盖春时脉初起而未起，故见此象，和之至也。凡此皆枢要所未及者，故为广而言之。

滑脉主病第九

滑，不涩也。往来流利，展转替替然，与数珠相似，应指圆滑，漉漉如欲脱，为血实气壅，为痰逆涎结，为经闭，为鬼疰。在外为风，为伤热，在内为痰，为宿食，在上为吐逆，在下为气结。滑数而散为瘫痪，滑数而大为

---

① 骱（héng 衡）：小腿。
② 襜（chān 掺）襜：摇动貌。

结热。

左寸滑，为心热烦渴，滑而实大，为心惊舌强，语言謇塞。

左关滑，为肝热，目赤头眩，滑而弱，为肢体困惫。

左尺滑，为赤淋，茎中涩痛。滑而弦，为腰脚疼痛。

右寸滑，为胸满气逆，滑而实大，为咽中干燥，涕唾稠黏。

右关滑，为口臭气粗，为呕逆不食。

右尺滑，为消渴引饮，为腹痛下痢。

大抵滑而清利，往来和匀者，男子为真元充裕，妇人为孕育子嗣。滑而往来不调，断续不匀者，男子为痰火作楚，妇人为经水不通。

论曰：仲景曰：翕奄沉①，名曰滑。又曰：滑者，紧之浮名也。夫翕奄沉，则非沉；紧之浮名，则非浮，故滑为脉之美者也。故《内经》曰：脉弱以滑，是有胃气。而仲景亦曰：阴阳合和，故令脉滑也。乃《脉经》又曰：关上脉滑，而小大不匀，是为病方欲进，不出一二日复欲发动，其人欲多饮，饮即注利。如利止者生，不止者死，滑之不美又如此。盖此非滑之不美，而大小不匀之不美也。

---

① 翕奄沉：形容滑脉之用语。语见《伤寒论·平脉法》第20条，"问曰：翕奄沉，名曰滑，何谓也？师曰：沉为纯阴，翕为正阳，阴阳和合，故令脉滑，关尺自平。"此条之意是脉体聚而忽沉，名叫滑脉，脉体之聚，为纯阳之象，沉则为纯阴之象，聚而忽沉，则为阴阳和合之象，属正常之脉。张隐庵云："翕，聚也；奄，忽也。翕奄沉者，脉体聚而忽沉，名曰滑也。"

大抵滑而弱则美，滑而强则不美。凡一切痰涎宿食，气壅畜血之疾，未有不从数实见者，故曰滑而强则不美也。乃《脉诀》云：胃寒，云脐似冰。吁！其于滑脉之所主，背驰不已甚乎。

涩脉主病第十

涩者，不滑也。往来不利，蹇滞且散，如雨沾沙，行而多碍，如轻刀刮竹然。为寒邪郁结为气，不充盈为血少，为精枯。在内为伤真元，为血痹疼痛；在外为中雾露，为身热无汗。浮涩为表虚恶寒，沉涩为里燥液竭。大便坚以涩为胀满，虚弱而涩为翻胃，沉涩而艽为瘀血，浮涩而紧为寒湿。

左寸涩，为精神耗竭，或冷气心痛。

左关涩，为血虚身痛，或胁肋胀满。

左尺涩，男子为足软腰痠，若疝气则小腹寒痛。女人为经枯血竭，若孕妇则胎漏不安。

右寸涩，为少气不欲言，为恶寒体倦。

右关涩，为脾弱不欲食，为胃翻呕逆。

右尺涩为津液衰，大便秘结，为元阳虚，足胫逆冷。

大抵涩大而坚，按之有力者，外感为寒邪郁结，汗出不彻；内伤为脾肺气塞，痰热伏结。若涩小而软，按之无力者，内伤为真元耗散，足弱头眩；外感为汗下违宜，阴亡液竭。诸笃证而脉刮涩不匀者，难治。

《脉经》曰：三部脉，或至或不至，冷气在胃中，故令脉不通也。

论曰：涩脉，一也，何其主病之多歧欤？曰血少精枯，是虚也；曰瘀血积痰，又是实也；曰小腹寒疝腹中有寒，是寒也；曰液竭燥渴，烦热无汗，又是热也。涩，一也，而何其主病之多歧欤？盖脉为血之府，血虚，则脉无以养而涩；血瘀，则脉有所阻而亦涩。寒则血泣而不流，故涩；热则血燥而不润，故亦涩也。张仲景曰：病人脉微而涩者，此为医所病也。大发其汗，又数大下之，其人亡血，此虚之涩也。又曰：何以知汗出不彻以脉涩故也？此实之涩也，是过汗亦涩，失汗亦涩也。夫此诸涩，亦有辨欤。倘亦虚者虚而涩，实者实而涩，寒者迟而涩，热者数而涩，过汗者微而涩，失汗者洪而涩，各有迥然者，其不可诬欤。昔丹溪治老年下痢，脉弦涩者二人，一以忧虑得，为血虚，用补而愈；一以食鱼鲙①得，为停痰，用吐法而愈。又治痛膈之脉涩者，为有瘀血，与韭汁尽一斤而愈。又治下疳自痢而脉涩者，与当归龙会②而愈。所治各不同，并详第三卷中。乃知治病必求其本。丹溪之说诚有功于医，不可不讲也。又有以脉涩，误服热药而遂致不救者，丹溪亦有论，今并赘及之。

丹溪曰：脉之状不一，其间最难体认者，涩脉也。涩

---

① 鱼鲙：生吃的鱼片。

② 龙会：即龙荟。下同。

脉细而迟，往来难且散，指下纯似不足之象，主病固多虚寒。然亦有病热与实者，设若概以为虚为寒，孟浪与药，热以热补，轻病为重，重病为死者多矣。何者？人之所借以为生者，血与气也。或因多怒，或因忧郁，或因厚味，或因补剂燥剂，或因表实无汗，气腾血沸，老痰宿饮，胶固杂糅，脉道阻塞，不能自行，亦见涩状。若重取至骨，来似有力，且带数意，参之以症，验之形气，但有热症，当作痼热可也。吴子方年五十，形肥味厚，且多忧怒，脉常沉涩，自春来得痰气病，医视为虚寒，率与燥热香窜之剂，至四月间，两足弱，气上冲，饮食减，召予治之。予曰：此热甚而脾虚，痿厥之症作矣。形肥而脉沉，未是死症，但药邪太盛，当此火旺，实难求生。且与竹沥，下白术膏，尽二斤，气降食进。一月后，大汗而死。书此以为诸贤覆辙之戒云。

按：丹溪一生治痰，多主火热，此亦其一端也。

滑涩二脉合论

论曰：《内经》曰：涩者，阳气有余也；滑者，阴气有余也。孙氏曰：滑者多血少气，涩者多气少血。由此观之，滑与涩各有有余不足也。乃诊家每喜滑而恶涩，何也？盖人身阳常有余，阴常不足，所以血之多，虽多不多，而其少，乃为真少耳。若气少得滑，不足为病也。或曰：滑脉既称血多气少矣，今观滑之主病，又多是气壅之症，何也？曰：真气足者，必不壅。壅盛者，邪火所为，正属真气少耳。丹溪有云：气有余，便是火，正此谓也。虽然，气壅者泻其火易，血少者补其血难。所以《脉经》云：上气喘息低昂，其脉滑手足温者生，脉涩四肢寒者死。《内经》云：脉虚尺虚气虚者，是为重虚。气虚者，言无当也；尺虚者，行步恇然；脉虚者，乃象阴也。如此者，滑则生，涩则死。同一病而滑涩异，则生死判焉，又况诸笃病而六脉刮涩者乎？杨仁斋曰：凡诸笃疾，六脉刮涩，按之无力，若能用药，挽得胃气脉回，三部和缓，蔼蔼而来，必有生意。若一向刮涩，而胃气之脉不回，息数虽存，终不能保其瘳也。

紧脉主病第十一

紧，不徐缓也。其来劲急，左右弹人手，如转索之无常，为风寒激搏，伏于荣卫之候，为寒，为痛，为喘急，为筋挛，为中恶。人迎紧甚，伤于寒；气口紧甚，伤于食。浮紧为伤寒身痛，沉紧为中寒腹痛。洪大紧急，病速进，在外，苦头痛；发热痛肿，细小紧急，病速进，在中，为疝瘕积聚腹痛。紧弦为癥瘕，紧涩为寒痹，紧急为遁尸。

左寸紧，颈项强急，紧而沉，心中气逆冷痛。

左关紧，胸胁支满，紧而实，胁肋痃癖刺痛。

左尺紧，为奔豚，为腰胯冷痛。

右寸紧，鼻塞膈壅，紧而沉，肺寒喘嗽。

右关紧，腹痛吐逆，紧而滑，腹满停食。

右尺紧，为寒疝，为足胻痹痛。

尺寸俱紧而数，饮食中毒吐逆。

大抵紧脉见，多主疼痛与积聚。

论曰：诸迟常主寒矣。予观紧之为脉，其象类数，其体类实，乃阳脉，非阴脉也。自有诸紧为寒之句，而今人之释紧脉者，多以阴寒与之，不知仲景之所谓寒者，外感之伤寒也。人伤于寒则为病热，诚以外邪闭塞，热郁不舒，故脉紧急也。所以治法脉浮而紧者，汗之；脉沉而紧者，下之。何常从阴寒治乎？今观其主病为伤寒，为胀满，为积聚，为癥瘕，为痛肿，皆畜热病也。以视诸迟为寒，不大有径庭哉！或曰：仲景曰：曾为人所难，紧脉从何而来？曰：假令亡汗若吐，以肺里寒，故令脉紧也；假令咳者，坐饮冷水，故令脉紧也；假令下利，以胃中虚冷，故令脉紧也。紧之为寒，亦明矣。曰此仲景言，不宜紧而紧者，所谓残贼之脉，脉之反者也。今试详之。夫亡汗与咳，与下利，非皆畜热乎？平而调之，病可除也，吐与饮水令胃虚寒，此皆医者之过，故致脉不紧者反紧，而为人所疑也。不然，紧脉之来，亦何难知而为人所难乎？《脉经》云：咳嗽，脉沉紧者死；肠澼筋挛，脉大紧者死。可知咳与下痢之脉，初不紧也。仲景亦曰：下利，脉数有微热汗出，当自愈，设复紧为未解。又曰：脉阴阳俱紧，至于吐利，其脉独不解，紧去人安，此为欲解。使紧而果为虚寒之寒也，奈何向汗、吐、利而望其解乎？

缓脉主病第十二

缓，不紧急也。其来纡缓，小快于迟，徐徐然不甚有力，为血气向衰之候。在上为风寒，在肌肉皮肤不仁，为项强，为多汗。在下为湿气，在经络筋脉弛张，为风痹，为足痿。浮缓为肠风下血，为飧泄；沉缓为血虚瘾瘕，为便结。

左寸缓，心血虚，怔忡健忘。

左关缓，风虚，头眩耳鸣。

左尺缓，脚弱下肿，小便余沥。

右寸缓，肺气虚，言语气短。

右关缓，胃弱，怠惰懒食。

右尺缓，下焦虚寒，小腹冷痛。

诸部见缓，皆曰不足，谓其迟缓而不鼓振也。设从容和缓，不浮不沉，动无偏盛，缓而近大，则脾家之本脉，无病之美脉也。

论曰：缓者，和也。阳春布令，万汇发舒之象也。《诗》曰"春日迟迟"，曰"杨柳依依"，缓之意，盖如此。故仲景曰"卫气和名曰缓"，今观其所主，何多弱病也？盖缓脉类于弱，故诸弱病以类从焉。然又主风主湿，何也？缓者，脾脉也，湿则伤脾，故缓见焉。风脉缓者，风之气弛而散也，然此皆不和之缓也。惟其不和，故或兼濡而迟，为湿；或兼浮而大，为风；或兼小而弱，为虚也。于缓乎何尤？或曰：缓与迟，其类乎？曰：不类。以息数言，则缓少快于迟；以形容言，迟较衰于缓；以主病言，迟为阴寒内盛，缓为风湿外侵也。虽然，仲景曰：卫气和名曰缓，荣气和名曰迟，阴阳相抱、荣卫俱行、刚柔相搏名曰强也。以病脉言，则缓与迟不同；以和脉言，则谓其同也可。

紧缓二脉合论

论曰：紧缓者，邪正之分也。寇至则纷乱，安平则暇裕①，紧缓之义也。然则紧缓，其不相入者乎？如庵曰：紧缓二脉，若俱见于一时，却当消息，人气定则一，气乱则二。或先缓后紧，或先紧后缓，乃本气与邪气交争所致，俟其定于缓则吉，定于紧则凶。

长脉主病第十三

长，不短也。指下寻之，溢于一指之外，过于本位者。各部之长脉，从尺，至关，连寸，直过如横杆之状者。三部之长脉，长而和软者为气治，为气血充裕之候；长而搏坚者为气病，为阳盛热炽之候。上部主吐逆，中部

---

① 暇裕：悠闲不迫。

主痰火，下部主热厥。浮而长者为风眩，长而洪者为癫狂。心脉搏坚而长，病舌卷不能言。肺脉搏坚而长，病吐血。肝脉搏坚而长，色青，病坠若搏，因血在胁下，令人喘逆。胃脉搏坚而长，其色赤，病折髀。脾脉搏坚而长，其色黄，病少气。肾脉搏坚而长，色黄而赤，病折腰。伤寒尺寸脉俱长者，阳明受病，身热目痛，鼻干不得卧。

大概脉长而缓者，平人为气治，病人为欲愈。心经脉长，神气有余；肾经脉长，根深蒂固。若轻虚而滑，端直而长者，肝经之平脉也。女人左关独长，为欲念不遂；男子两尺修长，为寿龄遐永。

论曰：凡诸脉体，过犹不及。故小者病，而过大亦病，弱者病，而过强亦病。惟长则不为病，盖邪气不能令脉长也。是故言病者，皆长而搏坚者也。

短脉主病第十四

短，不长也。指下寻之，应指而回，不能满部者。各部之短脉，寸口尺内皆退促，附近关中，见一半，如龟缩头曳尾之状者。三部之短脉，为真气不足，不能前导其血之候，为体虚恶寒，为气急短息，为气壅不快，为宿食不消。浮而短，与人迎相应者，邪滞经络，荣卫不行；沉而短，与气口相应者，脏气不舒，内有痞塞。

寸口脉短者，阳虚，为头额疼痛。

尺中脉短者，阴虚，为足胫逆冷。过于悲哀之人，多见短脉，短则气病之验也。诸病甚而脉短者，难治，以其近于无胃气也。厥阴之至，沉短而敦者，天和之平脉也。肺经之脉浮涩而短者，脏气之平脉也。

论曰：脉，必不可使短也。平人而脉素短者夭，病甚而脉倏短者死。盖短则促，短则急也。虽或主痞塞气壅，亦偶见即舒乃可。惟厥阴之至，沉短而敦，以为平脉，何也？盖敦者，厚也。谓气方收聚，深藏不见舒长之象，非真短也。若夫肺脉短而涩，便宜从病审察矣。《脉经》曰：病若闭目，不欲见人，当得肝脉弦急而长，反得肺脉浮涩而短者，死。病若头痛、目痛，脉反短涩者，死。诊者其察之。

长短二脉合论

论曰：《内经》曰："寸口脉中手短者，曰头痛。中手长者，曰足胫痛。"此非长短也，盖气聚于上则短，气聚于下则长也。又曰："长则气治，短则气病。"则短岂脉所宜有哉？然予犹有说。大抵长宜于尺，短宜于寸。夫尺者，脉之根，根必不可令短也。若夫寸口非所素有，而忽溢出焉，亦浮溢之象，谓之病可也。孺尼之脉，弦出寸口者，为寒热似疟，脉紧而长过寸口者，为痓病，皆从寸言也。苟使短而见尺焉，当有不可言者矣。虽然如庵有云：长人之尺寸长，短人之尺寸短。其尺寸既短，脉焉得长乎？《活人书》①云：若人擘②长，乃疏下指；若人臂短，乃密下指。此不应从长短例言也。

弦脉主病第十五

弦，急张也。端直以长如张弓弦，如按琴瑟之弦而不移也。为风木邪盛之病，为土衰壅滞之病，为金伤不能制木之病，为血败不能荣经之病。浮弦为少阳寒热，为头风眩晕，为疟，为拘急。沉弦为疝癖积痛，为悬饮内痛，为停积瘀血。弦滑为痰积，弦弱为血虚寒热、为盗汗、为胫痠、为少腹满。弦数为衄血，弦迟为寒饮。

左寸弦，为头痛隐隐，为心下有水气愊愊然。

左关弦，为怒而血聚，为目赤肿，为耳聋薨薨③，为胁肋刺痛。

左尺弦，为小腹痛，为癥疝，白肠挺核。

右寸弦，为咳血，为胸有停痰，为水走肠胃。

右关弦，为腹因寒痛，为宿食不消，弦迟为反胃。

右尺弦，为腰脚寒痛，为下焦停水。

大抵弦脉与人迎相应，则寒热或风走疰痛；与气口相

---

① 活人书：即《类证活人书》，宋代朱肱撰，刊于1108年，二十二卷（一作二十卷）。初名《无求子伤寒百问》，又名《南阳活人书》，是研究《伤寒论》较早的一部著作。全书分为四部分，分别论述伤寒各证以及一些杂病。原书复经宋代王作肃参考历代医籍予以增注，参入各条之下，改名《增释南阳活人书》。

② 擘：《活人书·卷二》作"臂"。

③ 薨薨：耳中轰鸣声。

应，则积饮溢痛。实症得之，多风热；怯病得之，多虚极；暴病得之，多因寒急痛；久病得之，多贼邪侮脾；怀娠得之，多大下不育；婴儿得之，多客忤惊痫。总之，弦而软，其病轻；弦而硬，其病重。若轻虚以滑，端直以长，则春令之时脉，肝经之平脉也。若脉见纯弦者，责责者死。

论曰：弦者，足厥阴、少阳之脉也。其主病，虽有虚实之殊，而大要在二经居多。独是主停饮与不育二义，为不易解。常见仲景曰：少阴病，饮食入口即吐，复不能吐，手足寒，脉弦迟者，膈上有寒饮。《脉经》曰：咳而时发热，脉卒弦，非虚也，此为胸中寒实所致也。乃知水之停者，土之败也。土为寒湿所伤，不能运化，则所胜者得令焉。弦之见也，其为此欤？又曰：妇人经自断而有躯，其脉反弦，恐其后必大下不成躯。又妇人怀娠六七月，脉弦发热，其胎逾月，腹痛恶寒，寒著小腹如扇之状。所以然者，子脏开故也。然则娠妇脉弦，非真娠者亦非也。盖有聚血而少活血，则脉弦，今娠妇血已聚而新血不足以养之，欲其胎固，其可得乎？然犹有说焉。脉者，胃气之所布也。脾胃和则脉之运转自和，脾胃阻丧则脉失所运，而拘急之象呈焉，故弦之脉近于无胃气也，然则亦不应专责厥阴少阳也。丹溪所见亦妙，并附见之。丹溪曰：最费调理者，弦脉也。弦为春之令，脉非春时而见者，木为病也。五脏相更制伏，以防其太过，木为病，则肝邪盛矣。

肝之盛，金之衰也；金之衰，火之炎也；火之炎，水之弱也。金不足以制木，则土病矣。考之诸家，凡木邪风气，土极土败为病，先哲盖常言之矣。惟金因火伏，木寡于畏之论，犹未发明。倘非滋水以降火，厚土以养金，而又以行湿散风导郁为之佐辅，邪何由去，病何由安？况弦脉为病甚多，而治法又有隔二隔三之远，故不容于自默也。若曰不然，何弦属阳，而仲景列于沉涩弱微，为五阴之数，至于叙六残贼之脉，又以弦脉为首，其意可见。

芤脉主病第十六

芤，虚大之象也。举之浮大而濡，按之中央虚，两边实，如指按芤草叶之状，为血不归经，猖獗妄行之候。

左寸芤，为吐血，为尿血。

左关芤，为吐血，胁痛，为血耗目昏。

左尺芤，为吐咯上血，为血淋涩痛。

右寸芤，为衄血，为咳血。

右关芤，为呕血不食，为血痢后重。

右尺芤，为肠风下血，为痔漏脱血。

大抵男子得之，多亡血失精；妇人得之，多半产漏下。肠痈溃败，芤亦应之；金疮脱血，芤亦应之。

如庵曰：芤之状，人难晓。多云中间空，两边实。又云：如葱管状。果是，教人无理会。余一日静思之，芤主失血，按之中央空，不必泥其中空，但于按字上看。夫按者，手指重按之义，指按处则无，指外两边则有，是谓之芤，即是一虚大之象。当气血散漫，脉即虚浮满大，按之则无，指外则有，乃血不归经，猖獗妄行所致。若三部俱芤，为大衄。大衄者，口鼻皆出，大小便下血，更分上、中、下三部。若见之一部，分其五脏论之，大概心主血，肝藏血，二部见之为盛，既明了此一字之义，别其脏腑则不难。

论曰：仲景云：脉浮而紧，按之反芤，此人本虚。脉浮而数，按之不芤，此人本不虚。是芤脉必以按而见，如庵之说是也。其所主病只是一虚，与失血尽之。其云"中间空，两边有"者，盖谓气尚未脱，有异于虚散云尔。乃《脉诀》云：邪风透入小肠居，患时淋沥兼头痛。无论于芤脉无当，即淋沥一症，亦何关于风入小肠哉？又云：寸芤积血在胸中。不知积血之脉沉细而弦，或涩，并不芤也。

弦芤二脉合论

论曰：弦与芤皆虚脉也，而弦之体较实。乃丹溪反恶弦而不恶芤者，何也？正恶其实也。夫虚则虚耳，虚而复见实者，邪也。吁！失血之初，脉但芤耳，使于此时，内观自养，饵以良剂，自可愈矣。情欲不守，饮食不节，邪从内发，弦脉见焉。谓病难调，岂不惜哉？

动脉主病第十七

动者，不伏也。若数脉见于关上，上下无头尾，如豆大，厥厥动摇也，是阴阳之气相搏也。阳动则汗出，阴动则发热，为痛疼，为惊悸，为虚劳体痛，为久泄血痢。妇人得之为崩中，阴虚而阳搏也。妇人手少阴脉，动甚为妊子，阴搏而阳别也。

论曰：阴升阳降，二者交通往来于尺寸之间，自然和匀，宁至动哉？动也者，阴欲升而阳逆之，阳欲降而阴逆之，二者相搏，故鼓击而起也。其见于关上者，盖阳出阴入，以关为界也。夫方其相搏也，实者自静，虚者斯动。若当阳分，则动上连寸，而其虚在阳，阳虚则腠理疏而汗出。若当阴分，则动下连尺，而其虚在阴，阴虚不营肌肉而发热也。然吾犹谓动者，龙雷之奋象，风火之煽象也。故又主痛，主惊诸症焉。使但虚而无邪火是存，亦见弱可耳，宁至动乎？

伏脉主病第十八

伏者，潜伏而不见也。举之按之，脉皆不见，以指推其筋于外，着骨而诊乃见，盖脉行筋下也。为关膈闭塞不通之候，为阴寒隐匿不散之候，为痛极之候，为积聚，为疝瘕，为水气，为痰饮，为霍乱吐泻，为阴毒厥逆，为宿食不消，为瘀血停积。

左寸伏，沉忧抑郁，神思不舒。

左关伏，血蓄不散，胁肋攻痛。

左尺伏，肾寒精衰，手足厥冷，或疝或瘕，因寒发痛。

右寸伏，胸中气逆，噎塞不通，右胁有积聚，上膈有稠痰。

右关伏，中脘积聚作痛，或停滞泄泻。

右尺伏，腹中痼冷，少腹急痛。

论曰：吴氏云：伏而数曰热厥，亢极而兼水化也；伏而迟为寒厥，阴极而气将绝也。然则伏脉，固不同矣，而但云主阴寒逆极者，言其常耳。噫！痛甚者脉必伏，霍乱者脉多伏，皆正气匿避之象，虽曰不同于绝，其去绝亦几何哉？然亦有向吉者。陶节庵曰：伤寒忽然冒昧脉伏者，此欲汗也。正如久旱将雨，六合阴晦，雨后庶物皆苏，换阳之吉兆也。所谓欲雨，则天郁热晴霁，天乃反凉也，论见三卷伤寒门。又仲景曰：病者脉伏，其人欲自利，利反快。虽利，心下续满，此为留饮欲去故也。甘遂半夏汤主之。由此观之，则将欲汗者，脉亦伏；将欲下者，脉亦伏。宁必伏者之皆凶乎？故曰：认伏为绝，则方治永乖。

动伏二脉合论

论曰：动者，出现之象，邪正之相争也；伏者，潜藏之象，邪居而正避也。然二者皆主痛，岂相反者亦相同欤？曰阳主见，故其痛也动；阴主匿，故其痛也伏。凡病各有阴阳，正若此。

濡脉主病第十九

濡，虚软而无力也。极软而浮且散，如绵衣在水中，轻手乃得，不任寻按。为少气，为亡血，为泄痢，为劳热，为伤湿，为风痹，为虚汗，为竭精。

左寸濡，阳气弱，自汗多，心虚易惊。

左关濡，血虚受风湿，痿弱，足不收。

左尺濡，小便涩难，脑痛耳鸣。

右寸濡，唾涎沫，气短促，哄热憎寒。

右关濡，中气苦虚冷，下重，食不化，手足浮肿。

右尺濡，下元虚寒，隐曲不利。

大抵与人迎相应，则为受风湿筋脉缓纵；与气口相应，则为久泄泻，气力疲惫。

弱脉主病第二十

弱，委弱而不振也。极软而沉细，按之欲绝，举指则无，为真元不足，气血虚损之候。为痿弱，为自汗，为痼冷，为虚热。男子为精气惫极，女人为天癸数脱。

左寸弱，阳虚，心悸多汗。

左关弱，肝虚，筋痿力乏。

左尺弱，肾虚，耳聋，腰脚痠痛。

右寸弱，元气不足，短气畏寒。

右关弱，中气有亏，多泄少食。

右尺弱，真阴不足，发热骨烦。

大抵软弱之脉，多因房劳过度，气竭精伤而然，久病羸弱，及衰老之人，见之为顺，为可调。少壮强盛，及暴病见之为逆，为危困。独见一部或二部犹可，若三部或六部俱见，则殆也。

濡弱二脉合论

论曰：濡、软、奭音敷三字，音义俱同，即弱也。其别于弱者，浮沉之间耳。惟予谓软犹美于弱，何也？浮，阳也；沉，阴也。浮而软则犹有阳也，沉而弱则并无阴矣。丹溪云：凡虚病之可治者，皆阴虚也。果属阳虚，则敏者亦难措手。吾故曰软犹美于弱也，然则软弱，其必殆脉乎？《内经》曰：软弱招招，如揭长竿木梢，曰肝平。又曰：脉弱以滑，是有胃气，则软弱又和美之象矣，故下利脉弱者可治，久嗽脉弱者可治，皆从和言也。然则所云濡弱之近殆者，盖不和而涩，且近微小者乎？或曰：然则软弱皆虚耳，何濡又主湿也？曰：凡物处燥则强，居湿则软，所易知也。此似不在虚弱之例，然湿则伤脾，总不外脾虚之义耳。若《诀》云：只为风邪与气连。又云：若在尺中阴气结，痿疼引变上皮肤。又曰：主气居于表，生产后，客风面肿，与弱脉曾无影似。

革脉主病第二十一

革，变革也。举之则弦而大，按之则虚豁无根，浑浑革至如涌泉，为气血改革，不循常度之候。妇人则半产漏下，男子则亡血失精，又为中风感湿之诊。大抵病进而色弊，起之甚难，若绵绵其去如弦绝者必死。

牢脉主病第二十二

牢，坚牢也。似沉似伏，实长而大，微弦，应手坚实，动而不转移，为固结之象。为积聚，为气结，为疼痛，为痈疽，为劳伤痿极，为痰实气促。牢而数为积热，牢而迟为痼冷。大抵其近乎无胃气也，危诊哉！

牢革二脉合论

论曰：革与牢，同一劲急之体，而以浮沉分见，其亦犹濡与弱乎？盖革者，根绝于下，邪火上腾，所谓枯杨生华而不可久也。牢者，邪居在内，坚不可动，所谓据于蒺藜而妻不可见也。凡诸脉名，俱从象得，而革牢二名，独从义起。盖革言失其常，牢言不可拨，皆危绝之脉也。或曰：《脉经》之革状，《刊误》已注入牢脉下矣。《千金翼》以革为牢，杨大绶①诸书，有革即无牢，有牢即无革，

① 杨大绶：原作杨大缓，据后文"散代二脉合论"改。

是牢革一义也。子列而两之，何也？曰：革脉之名见于《内经》，而详于仲景。牢脉之名见于《难经》，而详于《刊误》。《脉经》列二十四脉形指法，而独失辨于革牢，诚为缺义。自高阳生去革立牢，而后人遂混为一，不知牢取乎坚，革言其改，脉形既异，义各不同，奈何一之乎？或曰：子所云，革牢之义者，谓革浮而牢沉也，然《难经》曰：病若吐血，复鼽衄血，脉当沉细，反得浮大而牢者死，是牢亦从浮矣。曰：越人此"牢"字，盖言实耳，与此稍不同也。大抵古人言脉，字句不必尽同，取其意耳。今欲为后学程，胡可不画一乎？或曰：然则革牢即弦大之浮沉者也，奚为另疏之？曰：浮弦者，但按之不足耳，未至尽无根也；沉实者，但按之有力耳，未至劲而强也。仲景云：下利脉大者虚也，以其强下之故也。设脉浮革，因而肠鸣者，当归四逆汤主之。即此治法，可知革为寒虚相搏，而与浮弦大异矣，牢脉之义，即此可推也。故不敢泛从浮沉论焉。

促脉主病二十三

促，断促也。脉来数，时一止复来，多出而上，并于寸口，阳盛极而阴不能从也。为气怒上逆，为胸满烦躁，为汗郁作喘，为血瘀发斑，为狂妄，为痈肿，诸实热之候。又为气，为血，为痰，为饮，为食，盖先以气热脉数，而五者或有一留滞于其间，则脉因之而促。虽然，促而有力洪实，为热盛，为邪滞经络；促而无力损小，为虚脱，阴阳不相接之候。仲景曰：伤寒脉促，手足厥逆者灸之，是虚也。

大抵促脉上盛下虚，上溢下绝，进则死，退则生，亦可畏哉。

结脉主病第二十四

结，结滞也。脉按之来缓，而时一止复来，无常数，多入而下，并于关尺，阴独盛而阳不能相入也。为忧思拂郁，为癥结积聚。浮而结，与人迎相应，为寒邪滞经；沉而结，与气口相应，为积气在腹。外结者病痈肿，内结者病疝瘕。浮结者外有痼疾，结伏者内有积聚。结甚则积甚，结微则积微。又为气郁，为血瘀，为老痰，为留饮，为食积。盖先以气寒脉缓，而五者或有一留滞于其间，则脉因之而结矣。

促结二脉合论

论曰：仲景云：脉来缓，时一止复来者，名曰结；脉来数，时一止复来者，名曰促。脉阳盛则促，阴盛则结。此皆病脉，今人见以缓数分阴阳，多有以促为热，结为寒者，非也。仲景之所谓阳者表也，所谓阴者里也。其曰：下之后，脉促胸满者，桂枝去芍药汤主之。又曰：下之遂利不止，脉促者表未解也，喘而汗出者，葛根黄芩黄连汤主之。观此二节，则知促脉本为表盛，医者但见内有停聚，从而下之，故一则满而成结胸，一则痢不止而为挟热。然促终不去，表终不解，故一则取桂枝，一则加葛根也。其曰：脉来乍结，手足厥冷，心下满而烦，欲食不能食者，病在胸中当吐之。又曰：太阳病，身黄脉沉结，少腹硬，小便自利，其人如狂者，血症谛也，抵当汤主之。观此二节，则知结脉为里盛，故在上则直吐其痰饮，在下则直攻其血聚也。或曰：病入里而脉反缓，何也？曰：不结则不缓，既结则数势渐去，故见缓，使内已结，而更加数焉不可为矣。故仲景又曰：脉来动而中止，更来小数，中有还者反动，名曰结，阴也。且与代脉同言，而曰得此脉者必难治，则知结者，不可数也。虽然，经络之邪，脏腑之积虚，能滞吾脉也。其得阻滞者，虚故也，予常验之矣。严子靖歧年六旬，虽肥苍而多劳，冬初感寒，脉得迟缓，六七息辄一止，此为表盛。脉虽缓，当从促论，先与冲和汤加桂枝一服，不解，时复昏沉妄语，知为虚也。用小柴胡倍人参与导赤各半汤，出入加减，二十余剂得安。又汤子松溪，亦医士也，素患怔忡，自服养血降火药有日矣，偶得胁痛，脉来急数，三四息即一止。予念此为里证，正仲景所谓更来小数中还反动者也。彼方治龙会之剂，阻之不得，越二日果卒。又朱丹溪治许文懿公之疾，脉但歇至于卯酉时，谓卯酉为手足阳明之应，乃胃与大肠有积滞也，泻之愈，此又结脉之奇者。噫！丹溪于医林最为明敏，其遇病，犹一日五六诊。今人标本未明，阴阳未判，辄曰对证发药，其如药何？仲景又有阳结阴结之说，取浮数沉迟分之，与此似同，然以大便之硬言，是言病，非言脉也。见三卷便结条。

散脉主病第二十五

散，不聚也。似浮而散，按之则涣漫而不收敛，举之则阔大而无根蒂。去来不明，甚则如解索，为血气耗散之候。浮大而散，虽为心经之平脉，惟夏令为然，非其时而见之，为虚阳不敛，精神耗散。脉直前而中散者，病消渴；脉沉重而中散者，因寒食成癥。大抵寻常最不宜独见此脉。产妇得之则生子，孕妇得之则堕胎。伤寒咳逆上气，其脉散者死。六腑气绝于外，则手足寒逆而上气，其脉必散；五脏气绝于内，则下泄不禁而厥逆，其脉亦散。信乎散脉，危脉也。

代脉主病第二十六

代，更代也。其来动而中止，不能自还，因而复动，由是复止，寻之良久，乃复强起，动止皆有常数，或五动一止，或七动一止，不复增减，为元气衰脱欲绝之候。主形容羸瘦，口不能言，症已笃矣。若人无病而躯体瘦削，其脉止代，是一脏无气，他脏代至，亦危亡之应也。若因病而气血骤损，以致神用不续，或风家痛家，脉见止代，只为病脉。故伤寒有心动悸而脉结代者，下痢有泄及便脓血。而脉数动一代者，心腹疼痛及霍乱吐泻，脉亦有结涩止代不匀者。盖凡痛之脉，不可候也。又妊娠亦有脉代者，必三月余之胎也。

散代二脉合论

论曰：散代者，败极之脉，近死之象也。如庵之言散也，曰：无复统纪，或来多去少，或去多来少，更不曾整齐。仲景之言代也，曰：动而中止，不能自还，因而复动。由此观之，则散与代之为败乱，亦彰彰矣。然何以越人曰浮大而散者心也？《内经》曰：脾脉代。则是散与代又为平脉。论者每多方斡旋，以为当其时则平，非其时则病，而不知其非也。大抵脉不可使有偏也，偏胜则偏绝，谓之死。而言脉必言其偏也，不言其偏，则微芒无以辨，谓之混。是故肝当春其脉弦，而脉见纯弦者又曰死，谓之真脏，然则春脉之弦非纯弦可知矣。非纯弦矣，而何必曰弦？盖不言弦，则并无辨其非纯与不纯也。推之四时六气，莫不皆然，但他时诸脉，虽或杂见病脉中，未必即死。而散代之脉，一见即死，故费人辨难耳。

杨大缓云：夏三月，万物蕃秀，垂枝布叶，有分散之体焉。然则非散也，满也，借散字以言之耳，而代字之解从有推矣。

涩促结代合论

论曰：涩、促、结、代四脉，俱有中止之意者也。自朱丹溪有歇至之称，故后人总言歇至，而四者遂不复分，则病情亦何由显乎？夫涩脉，蹇滞似有止而实非止，促之止，止于数，结之止，止于缓，然皆能自还者也。能自还者，谓甫止即还，犹是本脏之气也。代则止而不能自还，不能自还者，谓一止即绝半晌，而他脏代之来也。且三者止不匀，而代脉之止息必匀。故《灵枢》曰：四十动一代者，一脏无气；三十动一代者，二脏无气；二十动一代者，三脏无气；十动一代者，四脏无气；不满十动一代者，五脏无气。与之短期，是言代之止息独匀，与他止者不同，而为死脉也。今人未辨息数之多寡，又未辨其能自还与不能自还之情状，虚与实之形体，但曰歇至，其于病不相失者几何哉！然此诸歇至之脉，难分部位，治者宜知审在何脏。《难经》曰：吸不至肾，至肝而还。以为肾气先绝，而后肝，而脾，而心，而肺，当亦不然。盖当其呼而止者，心与肺也；当其吸而止者，肾与肝也。歇之见于浮者，心与肺也；歇之见于沉者，肾与肝也。其歇至远者轻，歇至近者笃，故曰进则死，退则生，此又促、结之同准也。

祚按：代散之脉，从未有分部位者，予常诊丁子之脉，惟左尺见代，才二至耳。至关上即滑数，余曰肾气已绝，不可为矣。然群医但见其数滑，不见其代也。

厥脉主病第二十七

张仲景曰：伤寒脉，阴阳俱紧、恶寒、发热，则脉欲厥。厥者，脉初大，渐渐小，更来渐渐大，是其候也。如此脉恶寒甚者，翕翕汗出、喉中痛、热多者、目赤脉多、睛不慧。医复发之，咽中则伤。若复下之，则两目闭，寒多者便清谷，热者便脓血。若熏之则身发黄，若熨之则咽燥，若小便利者可救之，小便难者为危殆。成无己曰：此太阳少阴俱感邪也此节脉书多不见收，岂其不常有耶？附此以俟讲究。

损至脉法第二十八
又详四卷

《难经》曰：脉有损至，何谓也？然。至之脉，一呼再至曰平，三至曰离经，四至曰夺精，五至曰死，六至曰命绝，此至之脉也。何谓损？一呼一至曰离经，二呼一至曰夺精，三呼一至曰死，四呼一至曰命绝，此损之脉也。至脉从下上，损脉从上下也。损脉之为病，一损损于皮毛，皮聚而毛落；二损损于血脉，血脉虚少，不能荣于五脏六腑；三损损于肌肉，肌肉消瘦，饮食不为肌肤；四损损于筋，筋缓不能自收持；五损损于骨，骨痿不能起于床。反此者至脉之病也。从上下者，骨痿不能起于床者死；从下上者，皮聚而毛落者死。

治损之法奈何？曰：损其肺者益其气，损其心者调其荣卫，损其脾者调其饮食，损其肝者缓其中，损其肾者益其精，此治损之法也"十四难"。

马氏曰：损脉之病，自肺而之肾；至脉之病，自肾而之肺也。又曰：言治损之法，而治至之法可推。

论曰：损至之脉，即迟数之甚者也。《难经》此节，既详明矣，乃其后，又有伤热中雾露之说，而且极之，五至六至，而且曰一呼五至，一吸五至，其人当困，虽困可治。滑伯仁释之云：前之损至，以五脏自病，得之于内者言；后之损至，以经络血气，为邪所中，自外得之者言。然均一损至也，岂内伤则五至曰死，而外感则五至可治乎？此必后人窜入之言。夫一呼四至，合之一吸，加之太息，且九至矣。外感虽多数，宁有逾此者？五至曰死，犹宽言之也。考之《内经》曰：人一呼脉四动已上曰死，脉绝不至曰死，乍疏乍数曰死。《内经》又有大损、中损、下损，盖以人形之长短合脉之长短言。又言春得脾肺之脉，秋得肝心之脉为损。其言至有魂至、魄至、神至、志至、意至，又以病形言。其意各条已备，故不赘。

鼓从脉法第二十九
参三卷

《素问》：帝曰：脉从而病反者，其诊何如？岐伯曰：

脉至而从，按之不鼓，诸阳皆然。诸阴之反者脉至而从，按之鼓甚而盛也，逆取而得治之法也。逆，正顺也，若顺逆也。王启玄注曰：病热而脉数按之不鼓动，乃寒盛格阳而致之，非热也，形症是寒。按之而脉气鼓击于手下盛者，此为热甚拒阴而生病，非寒也。寒盛格阳治热以热，热甚拒阴治寒以寒，外虽用逆，中乃顺也，此逆乃正顺也。若寒格阳而治以寒，热拒阴而治以热，外则虽顺，中乃逆也，故方若顺是逆也。

论曰：此正伤寒阴症似阳，阳症似阴之说也。物极则反，理之固然。热极则反厥而寒，寒极则反躁而热。外之寒热虽反，其中本有之寒热，乃正极也。凡治必求其本，故以从外者为逆。储种山①云：凡病寒热，当以迟数为标，虚实为本。且如热症见数脉，按之不鼓而虚者，为元气不足，虚火游行于外，此非真热也，乃假热也，作不足治之。如诊而实，方为真热。且如寒症见迟脉，诊之鼓紧而实，为邪火伏匿于中，亦非真寒，乃假寒也，当作有余治之。如诊而虚，方是真寒。此语既明畅矣。乃王子鸣②论此，则专归咎于医治之失。以为病本阳症，失于汗下，则热邪亢极，陷伏于内，反见胜己之化于外也。病本虚弱，误服寒凉，攻热太甚，寒气内胜，逼其浮阳之火于外，反见躁热也。夫庸医误治，事诚有之，然细玩《素问》此节，明

---

① 储种山：不详何人。
② 王子鸣：不详何人。

是病自有此，非关误治而得者，此意惟陶节庵得之，而娄全善①发之。娄全善曰：六气各有标本，而标本相反者，惟太阳少阴之病为最。盖太阳，寒水也，标阳而本寒；少阴，君火也，标阴而本热。病热脉数者，太阳之标也。便自利淡黄水，腹痛而不满，舌淡黑而滑，将投白虎或承气而未决，予诊其脉数大而不鼓，曰此附子理中证也。朱子虽煮理中，而以暑月难附子，余阴投附子三钱，一服而愈。以上皆阴症之似阳者也。但取此三案者，见果属阴症，虽八两非多，虽暑月不违也。

刘河间尝言：阳证似阴，热极而厥者，用承气汤下之，热退而气得宣通，则厥愈矣。若至其极，身冷，脉亦不鼓而微，又不可急下。盖阴欲先绝则阳亦将竭，下之亦死，但缓而救之，只以寒药养阴退阳，不令转泻，若得阴气渐生，则可救也。与凉膈散，一服候其心胸温暖渐多，脉渐生，终日三服，候其脉至沉数而实，时复谵语，方以调胃承气下之，获汗而愈。所谓寒药反能生脉也。

朱丹溪治老妇，夏月寒战，唉热御绵，大汗身痒，已服附子三十余枚矣，脉沉涩，重取稍大。丹溪曰：热甚而血虚也，用归、芍、参、术、芪、草，加黄柏，倍生地，大剂与之。一服大泄，目无视，口无言，知热甚而无反佐之过也，即前药炒熟与之。一剂知，四剂已，四十剂

---

① 娄全善：即明代医家楼英（1320—1389）。娄氏，一名公爽，字全善。浙江萧山人。著有《医学纲目》。

安焉。

抱一翁①治一人泄泻，恶寒，见风辄仆卧密室，毡蒙首，更以火助，语伊伊如婴儿，众作沉寒，屡进丹、附，六脉浮濡而按之不鼓，为寒盛格阳者。寒水之本，与标相反也，病脉是寒者，少阴之标也。按之鼓甚，为热甚拒阴者，君火之本，与标相反也。是故不知相反者，逆标气之阴阳而正治，则顺本气之寒热而病加；知相反者，顺标气之阴阳而反治，则逆本气之寒热而病愈也。然如此看来，则阴症似阳者乃为太阳，而阳证似阴者乃为少阴，与王子鸣所论大不同矣。自予论之，太阳与少阴原相为表里，所以原属太阳症，而阴虚则陷入于阴，原属少阴症，而阳虚则并入于阳，不必皆医之误也。所以仲景"太阳"篇中人参、附子任用不疑，而"少阴"篇中麻黄、桂枝亦所不废也。节庵阳中伏阴，阴中伏阳之论，可考而知也。若子鸣所说另是误治之病，不可同日语也。

昔李东垣治冯内翰之侄伤寒，目赤，烦渴引饮，脉七八至，医为煮承气矣。东垣曰：几杀此儿，此所谓脉至而从按之不鼓也。速治。姜、附未就，而爪甲已青矣，顿服八两乃愈。

滑伯仁治一妇，暑月身冷、自汗、口干、烦躁，欲卧泥水中，脉浮数，按之豁然，以真武冷饮之，三进而愈。

---

① 抱一翁：即明初名医项昕，字彦章，晚号抱一翁。

朱子敬斋知医者也，其内子暑中得壮热烦躁，大渴引饮，得水即吐，大滑且微数。翁曰：脾伏火邪，湿热下流，非寒也，法当升阳散火逐其湿热。与升、柴、羌、泽等药，继以神芎丸。彼苦久泄难之。翁曰：病由湿热又加热剂，非苦寒逐之不可，此通因通用也。顷之利如木屑，三四泄而毡去。

以上皆阳症之似阴者也，取此三案者，亦见缓急轻重补泻之各有法也。

静躁脉法第三十
又详见三卷

《内经》曰：诸浮不躁者，皆在阳，则为热，其有躁者在手。诸细而沉者，皆在阴，则为骨痛，其有静者在足。

王启玄注曰：此言大法也。但浮不躁，则病在足阳脉之中。躁者病在手阳脉之中也，故曰其有躁者在手也。阳为火气，故为热。细沉而躁，则病生于手阴脉之中，静者病生于足阴脉之中也，故曰其有静者在足也。阴主骨，故骨痛。

论曰：阴阳造化互相体用，吾人之脉亦犹是也。浮沉者，阴阳之定位，浮为在阳，沉为在阴，造化之体也。静躁者，阴阳之正性，躁为在手，静为在足，造化之用也。《内经》云：身半以上天气主之，身半以下地气主之。故手属阳而主天气，足属阴而主地气，手足各有三阴三阳，亦天地各有阴阳之应也。然则浮沉静躁之体用，从可知矣。庞安常之说亦有发挥，但以静躁为迟数，而又曰：用药则同，针须兼取，似失经旨，今略为删正而附录于后。

庞安常曰：伤寒一日，巨阳受之，前所说膀胱详矣。《病源》云：小肠，虽则误其标本，其手足阴阳自有并病者，故《素问》云：六日三阴三阳，五脏六腑皆受病，荣卫不行，五脏不通则死矣。是表里次第传，不必两感，亦有至六日传遍五脏六腑而死者也。《素问》云：诸浮不躁者，皆在阳则为热，其有躁者在手。假令第一日脉不躁，是足太阳膀胱先病，脉加躁者又兼手太阳、小肠也。又云：诸细而沉者，皆在阴则为骨痛，其有静者在足。假令第四日，脉静者足太阴始传病也，脉加躁又兼手太阴病也，六日亦能传遍脏腑也，用药用针者，须审而兼取之也。

祟脉法三十一

《脉经》曰：脉来乍大乍小，乍短乍长者为祟。洪大袅袅者，社祟。沉沉泽泽，四肢不仁而重者，土祟。

李氏曰：脉息迟伏，或为鸟啄，或绵绵不知度数，而颜色不变，皆鬼邪为病也。其状不欲见人，如有对晤时，独言笑，或向隅悲泣是也。

《图说》曰：凡鬼祟附着之脉，两手乍大乍小，乍长乍短，乍密乍疏，乍沉乍浮。阳邪来见，脉则浮洪；阴邪来见，脉则沉紧。鬼疰客忤，三部皆滑，洪大袅袅，沉沉泽泽，或沉而不至寸，或三部皆紧急，但与病症不相应者，皆五尸鬼邪遁尸，尸疰之所为也。

杨登父[1]曰：祟家面色黯惨，或邪视如淫。凡脉乍大乍小，乍浮乍沉，乍短乍长，乍有乍无，或错杂不伦，或刮快暴至，或沉伏，或双弦，或钩喙，或袞运，或横格，或促散，或尺部大于寸关，或关部大于尺寸，是皆染祟得之。刮快钩喙多见于脾，洪运袞袞多见于肝，横格促散多见于心肺。大抵祟家心脉洪散，肝脉洪盛，尤可验焉。盖心藏神，肝藏魂，心虚则惊惕昏迷，神不守舍，而邪气得以入其魂耳。

缪存济[2]曰：得病之初，便谵语或发狂，六部无脉，大指之下，寸口之上，有动脉者，是鬼脉也。

论曰：怪与神，君子所不语也。曷为而语祟？曰：不语，非谓其无是也。盖欲使阳常为阴之主，而不使鬼出掺人之权也，故曰有道之世，其鬼不灵；有道之身，其祟不侵。五官失职，动作乖违，神守丧乱，邪乘岁气，得来侵侮。吁！此人为之乎？抑鬼为之乎？是故专事于巫，而叩疾于幽，与不能守正而漫称无鬼者，均病也。故常历考之，犀、麝服而客忤痊，艾炷燃而鬼求去。李子豫[3]八毒

---

① 杨登父：即杨士瀛。详见前注。

② 缪存济：字慕松。长州（今江苏苏州）人。明代医家，生活于16世纪。著有《伤寒撮要》《识病捷法》。

③ 李子豫：晋代人，生卒年不详。精于医。

赤龙丸，为杀鬼杖子，罗谦甫①用治鬼击肋痛，下类虾蟆②衣者，斗许可纪也。吕沧州治室女之不月如娠者，曰：面色乍赤乍白者，愧也；脉来乍大乍小者，祟也。非有异梦，则鬼灵所凭尔。与桃仁煎，下衃血③如豚肝状六七枚，俱有窍如鱼。予亦常经之矣，明经④盛完我之内子类孕者数月，百病杂出，进参、芪则泻，服棱、莪则胀，与柴、芩而加热，饮桔、杏而加喘，病随语迁，症从药变者四五旬。予诊之，曰：鬼疰也。取死人枕煮汁饮之，下衃汁六七枚。余所以知其病者，以其脉大小不匀，有时沉伏，而有时横格也。若夫烹白衣之大男，毁土木之侍女，㦿⑤塘以杀鳖，畋猎以敝狐，又怪祟之甚，而治法之奇者也。虽然体物不遗鬼神之德，宁必怪乃为祟，而变乱之脉为祟脉哉？风雨寒暑，天之教也，袭之者伤；饮食男女，人之欲也，纵之者败；喜怒忧思，情之当也，失之者乖。凡若此者，皆能令人狂谵，令人癫妄，则皆谓之祟可也。而岂皆祟哉？知祟之祟，又知祟之非祟，然后可以言治。则丹溪

---

① 罗谦甫：即罗天益（1220—1290）。罗氏，字谦甫。真定（今河北正定）人。元代医学家，师从李杲。著有《卫生宝鉴》《内经类编》。

② 虾蟆：又作"蛤蟆"。

③ 衃（pēi 呸）血：凝聚成紫黑色的瘀血。《灵枢·杂病》："衄而不止，衃血流，取足太阳"。

④ 明经：科举考试科目，指通明经术。科举制度考试科目分常科与制科两类，常科每年举行科目有秀才、明经、进士、俊士、明法、明字、明算等50多种。

⑤ 㦿（hù 户）：灌田汲水用的旧式农具（亦称"㦿斗"），此指用㦿汲水。

之说盍进观焉，吾终不欲人之常语崇也。

朱丹溪曰：血气者，身之神也。神既衰乏，邪因而入，理或有之。若夫气血俱亏，痰客中焦妨碍升降，不得运用，以致十二官各失其职，视听言动皆有虚妄，以邪治之，焉能愈病？傅氏子年十七，暑月因劳而渴，恣饮梅浆，又连得大惊三四次，妄言妄见，病似邪鬼，两手脉皆虚弦而沉数。予曰：数为有热，虚弦是大惊，又酸浆停于中脘，补虚清热导去痰滞，病乃可安。遂与参、术、芩、连、橘、苓等浓煎汤，入竹沥、姜汁服之，浃旬①未效。予知其虚未回，痰未导，仍与前方，加荆、沥。又旬余而安。外弟一日醉饱后，乱言妄见，询之，系伊亡兄附体，且言其生前事甚的。乃叔叱之曰：食鱼肉与酒太多，痰所为耳。灌盐汤一碗，吐痰一升许，汗因大作，困睡一宵而安。又金妇壮年暑月赴宴回，乃姑询其坐次失序，自愧，因成病，言语失伦，其中时间一句曰"奴奴不是"，两脉皆弦而数。予曰：非鬼邪，乃病也。但与补脾导痰清热，当自安。其家不信，使巫者喷水祝之，旬余而死。或曰：病无鬼，以邪治之，何至于死？曰：暑月赴宴，外境蒸热；辛辣适口，内境郁热。而况旧有积痰，加之愧闷，其痰与热何可云喻？今乃警以法尺，惊其神而血不得宁；喷以法水，密其肌而汗不得出。汗不泄，则热愈内燔，血不

---

① 浃旬：一旬，十天。

宁，则阴消而阳不能独立，不死何俟？虽《外台秘要》有禁祝一科，能移精变气，乃小术耳，可治小病。若内有虚邪，外有实邪，自有定法，然符水可治膈上热痰，一呷凉冷便得清快，符何能也？若内伤而虚，与冬令严寒符水，入咽必冰胃而死，斯言也可与识者道。

死绝脉法第三十二

《脉经》曰：弹石脉至者死，肾气绝也。弹石之状，脉在筋骨间，若坚硬之物击于下，劈劈然，殊无息数，急迫而至，如石之弹指也。

解索脉至者死，精血绝也。解索之状，脉在肌肉上，犹索之解散，数动散乱不能收聚，无复次第也。如庵云：索之初结也，其性紧，其解散也，则必旋转去其所紧，而向于散漫也。仲景云：脉至如解索，其月死。

屋漏脉至者死，胃气绝也。屋漏之状，脉在肌肉下，如屋之漏，滴不相连续，或来或止，滴于地而四畔，如溅起之状。如庵曰：屋之漏始则一点、两点，滴之不已，忽有如注如倾，移刻则又点滴矣。《经》云：三部脉如屋漏，长病得之，十日死。

雀啄脉至者死，脾元绝也。雀啄之状，脉在筋骨间，来而急数，频绝而止，良久，准前复来，如雀之啄食，连啄三五，则必左右瞻顾，又啄又顾，至则坚锐断续不常，谓来三而去一也。《经》云：三部脉如雀啄，长病得之，七日死。孕妇见之，不为死脉，然亦症候不笃耳。

虾游脉至者死，神魂绝也。虾游之状，脉见于皮肤间，若虾之游水面，冉冉然徐行，瞥然惊撞而去，杳然不见，须臾指下又复如前矣。

鱼跃脉至者死，命脉绝也。鱼跃之状，脉见于肌肤中，其本不动，末梢摇如鱼游水面，头身不动而尾缓摇，倏然而沉没也。

釜沸脉至者死，元气绝也。釜沸之状，脉在皮肉间，涌涌而浮，有出无入，如羹上之肥，参差涌溢也，且占夕死。

论曰：五脏者，精神、气血、魂魄之所藏，生于真气而养于谷气，互相依附者也。若谷气断绝，则精魂无所依，故竭而死。或精魂丧尽，则谷气无所附，亦竭而死也。故夫弹石、屋漏、雀啄多缘外伤之邪沉痼，真元被塞而断绝，不得接续而然也；解索、虾游、鱼跃、釜沸多由气血精神内败，元气耗竭，不得收敛而见也。《内经》曰：中部乍疏乍数者死，正此类也。吁！虾游、雀啄代止，故为死脉，其或痰碍气滞，关格不通亦时复有之。若两三路乱动，时有时无者，或尺寸一有一无者，或关脉绝伏不见者，或时动而大小不常者，有平居之人忽然而得者，有心腹疼痛大作而得者，有素禀痰火不时而得者，有卒暴僵仆而得者，不在必死之例。至于《内经·大奇脉论》，其名奥，其义精，特并列之。

《素问》云：九候之脉，皆沉细悬绝者，为阴，主冬，故以夜半死；盛躁喘数，为阳，主夏，故以日中死。

大奇脉法第三十三

《内经》曰：脉至浮合，经气予不足也，微见九十日死。

脉至如火薪然，心精之予夺也，草枯而死。

脉至如散叶，肝气予虚也，木叶落而死。

脉至如省客，肾气予不足也，悬去枣华而死。

脉至如丸泥，胃精予不足也，榆荚落而死。

脉至如横格，胆气予不足也，禾熟而死。

脉至如弦缕，胞精予不足也，病善言，下霜而死，不言可治。

脉至如绞漆，微见三十日死。

脉至如涌泉，太阳气予不足也，少气味，韭英而死。

脉至如颓土，肌气予不足也，五色先见黑，白垒发死。

脉至如悬雍，十二俞予不足也，冰凝而死。

脉至如偃刀，五脏菀热，寒热独并于肾也，其人不得坐，立春而死。

脉至如丸滑，大肠气予不足也，枣叶生而死。

脉至如华，令人善恐，不欲坐卧，行立常听，小肠气予不足也，季秋而死。

论曰：脉理幽隐，非假之以象，弗克明也。虾游等状，人或知矣，而此文则知之者鲜，由《素问》之学不讲也。今再揭启玄子训诂而申言之。浮合者，如浮波之合，后至者反凌乎前，浮合而数，速疾而动，一息十至已上也。火薪然者，如薪焚之火焰，瞥瞥然，不定其形而便绝，随起而随灭也。散叶者，如散叶之随风飘飘然，不常其状也。省客者，脉涩而鼓，才见不行，旋复而去，如悬虚之物，物动而绝去也。丸泥者，如弄豆之转也，即俗名转豆，脉来形大，且短且坚且涩也。横格者，脉长而坚，如横脉之在指下也。弦缕者，如弓弦丝木之急张也。交漆者，脉来左右傍至，如沥漆之交，左右反戾也，即仲景所谓脉绵绵如泻漆之绝者，亡其血是也。涌泉者，浮鼓肌肤中，如水泉之动，但出而不入也。颓土者，谓浮大而虚散，按之不得也。悬雍者，浮揣切之益大，脉与肉不相得也。偃刀者，浮之小急，按之坚大急也，即俗名循刃脉，一丝坚劲，如循锋刃之铓也。丸滑者，不直手按之不可得也，如华者，似华之虚弱，不可正取也。噫！观仲舒[1]之叙灾异，则知造化之厄运无常，方读岐伯之衍此篇，则知脉象之奇变无定体。即此奇脉之主法死期，正犹灾异之昭应所主也。

《脉经》曰：左手寸口脉，偏动，乍大乍小不齐，从

---

[1] 仲舒：即董仲舒（前179–前104），广川郡（今河北景县广川镇大董古庄）人，西汉思想家、哲学家、政治家、教育家。

寸口至关，关至尺，三部之位，处处动摇，各异不同。其人病，仲夏得之，此脉桃花落而死。

右手寸口脉偏沉伏，乍小乍大，朝来浮大，暮来沉伏。浮大即太过，上出鱼际；沉伏即下不至关中，往来无常，时时复来者，榆荚落而死。

右手尺部脉三十动一止，有倾更还二十动一止，乍动乍疏，连连相因，不与息数相应，其人日虽食谷，犹不愈，蘩草生而死。

左手尺部脉四十动而一止，止而复来，来逆如循直木，如循张弓弦，絙絙然如两人共引一索，至立冬死。

《脉经》此节亦广大奇脉论之旨而相发明者也，故并及之。

察脉识病捷法第三十四
凡三篇

或问曰：脉之理大矣，子之述博矣，然博文而约礼，君子之能事也，意者察脉识病亦有纲领乎？予曰：有。夫万病之来变幻不一，故脉之应亦不一，非尽穷理之功，难任司命之寄，是以脉法不得不详考之。求其提挈纲维，则当以浮、沉、迟、数、滑、涩、大、缓八脉为经，以虚实二脉为纬，此十种脉，入德之门也。苟能先明此十种脉法，则诸病之枢机，由此可明矣。诸脉之主法，推此可得矣。

或又问曰：病候繁杂，此十种脉果足发明乎？予曰：病之枢机，不过气血、痰郁、寒热而已，治病之法，责其表里邪正虚实而已。是故浮沉者，表里之定位也；迟数者，寒热之定准也。非滑涩无以明气血痰郁，非缓大无以别邪正盛衰。八脉之中，必须参看有力无力为实为虚，则病之所居所变可尽窥矣。崔复真曰：浮而有力为风，浮而无力为虚；沉而有力为积，沉而无力为气；迟而有力为痛，迟而无力为冷；数而有力为热，数而无力为疮。予补之曰：滑而有力为痰盛，滑而无力为虚热；涩而有力为郁滞，涩而无力为精伤；缓而有力为和平，缓而无力为风湿；大而有力为邪盛，大而无力为阳虚。要之，病虽千变万化，大法不外此范围，学者由此可以入室矣。

或再问曰：脉之名甚多，而主治各别，子何谓此十种脉可以推之耶？予曰：浮沉者以举按重轻而取之，迟数者以息至多少而取之，滑涩则察其往来之性，缓大则别其形状之殊，虚实审其盛衰之势，此十脉之取法也。所谓诸脉推此可得者，如脉在肉上行为浮，浮虚则名芤，浮甚则名散，是芤散埒①于浮也。脉在肉下行为沉，沉甚则名伏，盖伏脉在筋下行，是伏埒于沉也。迟脉一息三至，若有时止则名结，若结止而不能自还，则名代，是结代由迟而取也。数脉一息六至，若有时止则名促，若数脉见关上厥厥

---

① 埒（liè 列）：等同。

动摇，则名动，是促动由数而取也。至于损至脉法，则迟数之尤甚者耳。滑为流利，涩为蹇滞，以往来之体性取也。若静躁脉取法，则与之仿佛矣。虚者来而无力也，如微、如濡、如弱、如细皆相类也。但极虚软而细，无浮沉之别者名微，浮而得之名濡，沉而得之名弱，小大于微而直者名细。实者来而有力也，如紧、如弦、如牢、如革皆相似也。但紧则劲急，而左右弹人手，弦则急张而挺然指下，革则弦大而无根，牢则弦大而极坚。至于鼓从亢制之法，又皆虚实之溢轨辙者也。外若长短二脉，以部位之太过不及而取之，体若抵悟，性实一致也。吁！十脉为诸脉之纲领，诸脉为十脉之条贯，文不在兹乎！

卷之三 类症上 伤寒脉法

从脉以识病者，经也，即症①以辨脉者，纬也。经纬备，而脉无余蕴矣。常憾从来脉书，只条脉体，而临病之诊，但散见于各症之下。使读脉书者，终日辨脉，而临症反致茫茫，脉书乃置废阁，非尽学人之过也。今自伤寒已②下，凡列数十条，而此卷伤寒则稍加详，盖以发明仲景也。

评伤寒脉法大略第一

《难经》曰：伤寒有几，其脉有变否？然。伤寒有五：有中风，有伤寒，有湿温，有热病，有温病，其所苦各不同"五十八难"。

中风之脉，阳浮而滑，阴濡而弱。

伤寒之脉，阴阳俱盛而紧涩。

湿温之脉，阳濡而弱，阴小而急。

热病之脉，阴阳俱浮，浮之而滑，沉之散涩。

温病之脉，行在诸经，不知何经之动也，各随其经所在而取之"五十八难"。

按：中风，伤风也。仲景云：中而即病者为伤寒，不

---

① 症：原作瘵。据上文及牌记改。下同。
② 已：通"以"《汉书·文帝记》："年八十巳上，赐米人月二石，肉二十斤，酒五斗。"

即病，至春变为温病，至夏变为暑病。暑病者，热极重于温也。盖同是一病，而时异则名异焉。然此诸脉未有不分经者，而越人独于温病言随经者，盖风寒皆起于太阳，其传变多在三四日之后，而温病或有起少阳或有起阳明者故也。阳谓寸口，阴谓尺中。

张仲景曰：凡脉大、浮、滑、动、数，此名阳也；沉、涩、弱、弦、微，此名阴也。阴病见阳脉者生，阳病见阴脉者死。

尺寸俱浮者，太阳受病也，当一二日发，以其脉上连风府，故头项痛，腰脊强。

尺寸俱长者，阳明受病也，当二三日发，以其脉侠①鼻络于目，故身热，目疼，鼻干，不得卧。

尺寸俱弦者，少阳受病也，当三四日发，以其脉循胁络于耳，故胸胁痛而耳聋。

此三经受病未入于腑，可汗而已。

尺寸俱沉细者，太阴受病也，当四五日发，以其脉布胃中，络于嗌，故腹满而嗌干。

尺寸俱沉者，少阴受病也，当五六日发，以其脉贯肾，络于肺，系舌本，故口燥舌干而渴。

尺寸俱微缓者，厥阴受病也，当六七日发，以其脉循阴器，络于肝，故烦满而囊缩。

---

① 侠：通"夹"，夹住。《淮南子·道应训》："两蛟侠绕其船。"

此三经受病已入于腑，可下而已。

按：此伤寒之大略也，但厥阴一节自是两截。《活人书》云：脉浮缓者，囊必不缩，惟沉短者为囊缩，毒气入腹，宜承气汤下之。若微缓者，荣卫将复，为欲愈，必得汗解也。

评伤寒三阴三阳脉法第二

太阳

张仲景曰：太阳病，发热汗出，恶风，脉缓者，名曰中风。太阳病，或已发热，或未发热，必恶寒，体痛，呕逆，脉阴阳俱紧者，名曰伤寒。

寸口脉浮而紧，浮则为风，紧则为寒；风则伤卫，寒则伤荣；荣卫俱病，骨节烦疼，当发其汗也，麻黄汤主之。

太阳中风，阳浮而阴弱，阳浮者热自发，阴弱者汗自出。啬啬恶寒，淅淅恶风，翕翕发热，鼻鸣干呕者，桂枝汤主之。

发热解，半日许复烦，脉浮数者，可更发汗，宜桂枝汤。

桂枝本为解肌，若其人脉浮紧，发热，汗不出者，不可与也。常须识此，勿令误也。

太阳中风，脉浮紧，发热恶寒，身疼痛，不汗出而烦躁者，大青龙汤主之。伤寒脉浮缓，身不疼，但重，乍有轻时，无少阴症者，大青龙汤发之。若脉微弱，汗出恶风者，不可服，服之则厥逆，筋惕肉瞤①，此为逆也。

　　按：此段成氏注，以为风得寒脉，寒得风脉。盖泥首节风字，次节缓字也。不知既曰不汗出而烦躁，则非止是风矣。又曰脉微弱汗出恶风者，不可服，则所谓缓者，盖从洪大见，但不数耳。自成氏有风得寒脉、寒得风脉之说，而《活人书》遂略上节"不汗出"三字，改下节"身不疼"，为"不烦躁，手足微厥"等语，而大青龙一汤，遂难用矣。惟愚谓大青龙，专为不汗出、烦躁者而设。盖风止伤卫，故汗自出，而用桂枝汤；寒则并伤荣，故骨节烦疼，而用麻黄汤。若无汗而再加烦躁，则所伤益重，所入益深，其去两感无几，但不满耳。大青龙有内外双解之妙，后世六神、通解诸方，皆祖而法之，而世以为难用者，识之未真也。大抵读古人书，必融通上下以观其全。如此一段，若略其"脉微，汗出恶风"一节，而止泥上"风""缓"二字，岂得通哉？或又疑次节无"燥""躁"二字，盖乍有轻时，正谓烦躁有时减也，承上文言也。

　　脉浮紧者，法当身疼痛，宜以汗解之。假令尺中迟者，不可发汗。何以然也？以荣气不足，血少故也。

　　论曰：伤寒之脉，大抵多见左寸人迎。今人候伤寒

---

　　① 瞤（rùn 润）：形容肌肉、皮肤、身体、眼睑等的跳动。《素问·气交变大论》："肌肉瞤酸，善怒"。《伤寒论》："因胸烦、面色青黄、肤瞤者，难治"。

者，亦只见左寸人迎紧盛，即称病脉相应，汗之无疑矣，尺迟一节多在所忽。况太阳中风，阳浮而阴弱。所谓阴弱者，正尺中弱也。尺弱亦是风寒本脉，迟之一字有类于弱，犹人所难察矣，不知迟之与弱大有迳庭。弱者，但数而无力耳，所谓缓也。若迟则无力，而且不数矣，故曰迟者，荣气不足。又曰迟为无阳，不能作汗。夫不能汗而强汗，其不变而坏者几何哉？昔许学士①常医伤寒而尺迟弱者，先以建中汤加当归、黄芪与之。其家人日夜督汗，几不逊矣。而许忍之至五日，尺部方应，乃投以麻黄汤，再啜发狂，须臾稍定，略睡已中汗矣，此可为鹄也。又《南史》载范云伤寒急欲预九锡，徐文伯②诊之曰：便瘥甚易，只恐二年后不起耳。云曰：朝闻道，夕死可矣，况二年乎？徐乃烧地布桃叶，令卧，取汗，后两年果卒。夫先期取汗，尚促寿限，况不顾虚实，不待时日，不循次第乎？病家不耐，医者徇情，鲜不败事，故备录此以为戒。

脉濡而弱，弱反在关，濡反在颠，微反在上，涩反在下。微则阳气不足，涩则无血。阳微发汗，躁不得眠，阳微复不可下，下之心下痞硬。

按：濡弱在寸关，既失其紧盛之常，无阳，明矣，而

---

① 许学士：即宋代医家许叔微（1079—1154），字知可，真州白沙（今江苏仪征）人。著有《伤寒百证歌》《伤寒发微论》《伤寒九十论》《类证普济本事方》等。

② 徐文伯：南朝宋医家，字德秀。为名医徐道度之子，精针灸。撰有《徐文伯疗妇人瘕》等，均佚。

尺中复涩，以视尺中迟者为尤甚，奈何轻汗下乎？陶节庵云："寸脉弱而无力，切忌发吐；尺脉弱而无力，切忌汗下"，正是此意，不可不知。

太阳病，发热头痛，脉反沉，若不瘥，身体疼痛，当救其里，宜四逆汤。

按：此阳病见阴脉也，故用四逆汤救之，然学者又须审其兼症。诸凡表不解而脉沉者，或为结胸，或为畜血，其兼证俱各不同，表症必不全具也。即如太阳病，关节疼痛而烦，脉沉细者，此名湿痹，此必无头痛也。沉细者，濡之象也。又曰太阳病，发热，脉沉而细者，名曰痉。此必腰脊强，手反张也。其兼症又各不同，非阳症见阴脉之比也。详审而自得。

少阳

伤寒脉弦细，头痛发热者，属少阳。少阳不可发汗，发汗则谵语；不可吐下，吐下则惊悸。往来寒热，胸胁满，心烦喜呕，小柴胡汤主之。

按：头痛发热是在表也，脉见弦细，即为少阳，不可汗矣。脉可不审乎？

阳明

伤寒三日，阳明脉大，项背强几几，无汗恶风，葛根汤主之。反汗出，桂加葛根汤主之。

阳明病，谵语潮热，脉滑而疾者，小承气汤主之。因与承气汤一升，转矢气者，更服一升。若不转矢气，勿更与之。明日不大便，脉反微涩者，里虚也，为难治，不可更与承气汤也。

病人烦热，汗出则解，又如疟状，日晡而发热者，属阳明也。脉实者，宜下之。脉浮虚者，宜汗之。下之宜大承气汤，发汗宜桂枝汤。

寸口脉浮大，而医反下之，此为大逆。无汗而喘者，发汗则愈，宜麻黄汤。虽四五日不大便，不为祸也。脉沉为在里，而反发其汗，则津液越出，大便必难，表虚里实，久则谵语也。

阳明病，脉浮而紧，咽燥口苦，腹满而喘，发热汗出，不恶寒，反恶热，身重。若发汗则躁，心愦愦，反谵语；若加烧针，必怵惕，烦躁不得眠；若下之，则胃中空虚，客气动膈，心中懊侬，舌上苔滑者，栀子豉汤主之。若渴欲饮水，口干舌燥者，白虎加人参汤主之。

论曰：浮紧之脉，未有不带表者，何此症之绝无表也？使从脉而汗之，其外已虚，宁不谵语？使从症而下之，其内未实，宁不动膈？此症宜从渴与不渴辨之。若舌上有滑苔而不渴，其热未入胃，尚在膈间，吐之可也。若舌燥渴，则热已入胃矣。而脉犹浮者，乃中气虚，而勿敛也。故用白虎清其热，而加人参益其虚也。至如阳明中风，脉弦浮，不得汗，身黄，小便难，小柴胡加茯苓汤主之。此则明有表证，尚带少阳者，故易辨也。

伤寒脉浮而缓，手足自温者，是为系在太阴。太阴者，身当发黄。若小便自利者，不能发黄。至七八日，大便硬者，为阳明病也。至七八日，虽暴烦下利，日十余行，必自止，以脾家实，腐秽当去故也。

论曰：今人拘传经之说，每先三阳而后三阴，而不知阳明之先，已有太阴。如仲景此节，亦极了了，惜讲之者少也。盖阳明之经，在太阴之先，而阳明之腑必在太阴之后，若太阴腑则又在阳明后耳。盖脾与胃，原互为首尾者也。常考张仲景下阳明，用调胃，大、小承气三汤而下，太阴只用桂枝大黄汤。其后陶节庵作六一顺气汤，云可代大柴胡、三承气，而于桂枝大黄汤，卒仍之而不改，则攻太阴之法必有别于阳明也。但篇首云，尺寸俱沉细者，病在太阴，而此云浮缓者，盖此犹以经言，而沉细则直指太阴腑言也。

太阴

太阴病，脉浮者，可发汗，宜桂枝汤。虽腹满呕吐，不可下，下之则胸下结硬。

本太阳病，医反下之，因而腹满时痛者，属太阴也。桂枝加芍药汤主之。前"太阳"篇云，阳脉涩，阴脉弦，法当腹中急痛，与小建中汤，即此桂枝加芍药而入饴也。大实痛者，桂枝加大黄汤主之。

太阴为病，脉弱，其人续自利，设当行芍药、大黄者，宜减之，以其人胃气弱，易动故也。

续者，将然之辞。减者，少之，非去之也。

自利不渴者，属太阴，以其脏有寒故也，当温之，宜四逆辈。

少阴

少阴之为病，脉细微，但欲寐也。脉沉者，急温之，宜四逆汤。身体痛，手足寒，骨节疼，脉沉者，附子汤主之。五六日自利，小便色白者，少阴病形悉具，此真寒也。

少阴病，六七日，腹胀不大便者，急下之，宜大承气汤。自利清水，色纯青，心下必痛，口干燥者，急下之。此传邪也，虽未言脉，其必为沉数有力者也。少阴病，脉细沉数，病为在里，不可发汗，正谓此也。

少阴病，始得之，反发热，脉沉者，麻黄附子细辛汤主之。

赵嗣真①曰：仲景麻黄附子细辛汤，治少阴病之脉沉反发热者也。而又有四逆汤治太阳病之发热反脉沉者，均谓之反也。今深究其旨，均是脉沉发热，以其有头痛，故为太阳病。阳症当脉浮，今反不能浮者，以里虚久寒，正气衰微所致。又身体疼痛，故宜救里，使正气内强，逼邪出外，而干姜、生附亦能出汗而解。假使里不虚无寒，则当见脉浮，而正属太阳麻黄汤症也。均是脉沉发热，以其无头痛，故名少阴病。阴病当无热，今反热，寒邪在表，未传在里，但皮腠

---

① 赵嗣真：生卒年不详。据《中国医籍考》，大约是元末人，著有《活人释疑》，已佚。

郁闭而为热，而在里无病，故用麻黄细辛以发表邪之热，附子以温少阴之经。假使寒邪入里，则外必无热，当见吐利厥逆等证，而正属少阴四逆汤证也。由此观之，表邪浮浅发热之反犹轻，正气衰微脉沉之反为重，此四逆汤为剂，不为不重于麻黄附子细辛汤也。又可见熟附配麻黄发中有补，生附配干姜补中有发，仲景之旨微矣。

少阴病，得之二三日，麻黄附子甘草汤微汗之，以二三日无里证，故微发汗也。

赵嗣真曰：仲景发汗汤剂各分轻重不同，如麻黄、桂枝、青龙、各半、越婢等汤各有差等。至于少阴发汗，二汤虽同用麻黄、附子，亦自有轻重加减之别，以加细辛为重，加甘草为轻，辛散甘缓之义也。予按：仲景伤寒用药无在不有轻重，乃下之轻重，人亦有知之者矣，汗之轻重，人多所忽也。赵子此论大有发明，有功仲景矣。然细详此二汤不独有重轻之殊，更有内外之别。上节云始得之者，盖谓阴症反热，若在数日之后，则为虚阳外浮，四逆汤症也。惟其始得之，则是寒邪在经之时，故重发之，专责表也。下节云得之二三日，是邪将内陷之候，虽云无内症而终不可重发，使津液太出而内益涸，故去细辛，加甘草微有补意，兼责里也。若但谓病轻而轻发之，恐犹未尽仲景之意。

少阴病，脉微，不可发汗，亡阳故也。阳已虚，尺脉弱涩者，又不可下之。

少阴病，得之二三日以上，心中烦，不得卧，黄连阿胶汤主之。

少阴病，下利六七日，咳而呕渴，心烦不得眠者，猪苓汤主之。

少阴病，四逆，其人或悸，或咳，或小便不利，或腹痛下利后重者，四逆散主之。

论曰：今人所言少阴一经为难辨者，不过谓直中之真寒与传里之热邪相似而易误也，是诚难矣。然予详仲景"少阴"一篇，盖有不止此者。夫真寒固当温矣，而如前二症则又有可汗者，盖其脉虽沉，必不微而紧，故且温而且散之也。然犹有阴阳俱紧，反汗出者，谓之亡阳，而况乎不紧而微，则汗何可轻试？是寒症之中有不同之如此也。至于传邪之热在阳明，已有急下，有"少"与有"微和"之别，至于少阴孰不曰是邪之已深，不应从阳明论，惟有急下耳。不知仲景"少阴"篇中有四逆散，有猪苓汤，有黄连阿胶汤，皆是治传经热邪者。初不独急下一法也，何也？少阴之邪从太阴经来，不从太阴腑来，则其来岂皆遽入少阴之脏而议急下乎？所以四逆散一方，仍是太阴经药，治其初也。而猪苓、黄连二汤为参阿胶其间，所以助脏气，使不损持其后也。而况阳已虚，则是汗过之候，尺弱涩，正当血少之时，奈何复下之，而又亡其阴乎？陶节庵曰：尺脉弱而无力，切忌汗下，正此谓也。

厥阴

厥阴之为病，消渴，气上撞心，心中疼热，饥而不欲食，食则吐蛔，下之痢不止。蛔厥者，乌梅丸主之。

论曰：成氏注云：太阴嗌干而未成渴，少阴燥渴而未成消。厥阴消渴者，热甚，能消水故也。若然则宜下矣，而又不可下者，何也？盖病人脏寒，则蛔上入膈，故烦。得食，蛔闻食臭，故吐蛔，是不能食而吐蛔，为寒在脏，故不可下也。夫厥阴之经，上注肺，与少阴相近而靡，故邪之传客于此焉。而中下二焦真寒方起，拒上之热，故热气不得下而上冲也。彼蛔亦避寒而就热，故入膈而随食吐也。所以乌梅丸一方用黄连、黄柏之寒以治上热，用干姜、附子、蜀椒之热以治下寒，以人参、当归补之，以细辛、桂枝发之。"太阳"篇中亦有云"胸中有热，胃中有邪气，腹中痛欲呕者，黄连汤主之"。其方亦用黄连、干姜、人参、桂枝之属，与此同一意也。凡虚人而感阳邪者，多变此病，与伏阴相类，而治稍不同。盖伏阴者，先伏之寒，而此则因虚而起之寒。伏阴之热尚在表，而此之热已入膈，为尤难也。若夫有阳而无阴，烦满而渴者，则正须下之耳伏阴论见后。

伤寒，脉滑而厥者，里有热也，白虎汤主之。

厥深者，热亦深。厥微者，热亦微。厥应下之，而反发汗者，必口伤烂赤。

手足厥冷，脉乍紧者，邪结在胸中，心中满而烦，饥不能食者，须吐之，宜瓜蒂散乍紧者，时见紧也。此二节言热厥也。

手足厥寒，脉细欲绝者，当归四逆汤主之。

伤寒六七日，脉微手足厥冷，烦躁，灸厥阴，厥不还者，死此二节言寒厥也。

下利脉弱数，有微热，汗出，令自愈，设复紧为未解，脉反实者，死。

厥阴中风，脉微浮为欲愈，不浮为未愈。

按：厥者，尽也。邪之浅者至此已尽，脉自浮，汗自出，而愈；邪之深者至此亦尽，脉自绝，或躁或厥而死。其有再传者，盖其邪虽浅，而体则虚，胃气不升，荣卫未调，而其初太阳之邪，过经未尽，故复作而为再传也。今观仲景"厥阴"一篇，其大意只在详厥冷与下痢二条。盖即少阴所传，一为发挥也。大抵阴尽则必复阳，故脉浮缓则生，沉疾则死。今节录之，聊以见虚实寒热之分，生死之辨焉耳。其详见后篇。

论曰：今人言厥阴者，只取卷①卧、烦满、囊拳②、厥逆数症，所用只承气、四逆数方。今考仲景全书，其所言急下急温者，在"少阴"篇居多，而"厥阴"一篇，惟详厥逆、下痢，而囊缩、舌卷诸症，反不及焉。其温之有四逆汤、吴茱萸汤、当归四逆汤，凉之白虎汤、白头翁汤，下之惟承气汤而已。其他乌梅丸、麻黄升麻汤、干姜黄连汤诸方，又皆寒热互用，而兼取之平补，而又且及桂枝汤、小柴胡汤、栀子豉汤，三阳之药皆在焉，绝不似后人之惊扰耳。

---

① 卷（juàn倦）：义同"踡"，踡卧。

② 囊拳：谓阴囊踡缩。

评伤寒汗下后诸症脉法第三

服桂枝汤，大汗出后，大烦 渴 不解，脉洪大者，白虎人参汤主之。脉浮发热无汗，其表不解者，不可与白虎汤。

下后脉浮，发热， 渴 欲饮水，小便不利者，猪苓汤主之。

阳明病，汗出多而 渴 者，不可与猪苓汤。以汗多胃中燥，猪苓汤复利其小便故也。

发汗吐下后，虚烦不得眠，若剧者，必反覆颠倒，心中 懊忱 ，栀子豉汤主之。若少气者，栀子甘草豉汤。若呕者，栀子干姜豉汤①。腹满、卧起不安，栀子厚朴汤主之。

伤寒六七日， 结胸 热实，脉沉而紧，心下痛，按之实硬者，大陷胸汤主之。所以成结胸者，以下之太早故也。

小结胸 病，正在心下，按之则痛，脉浮滑者，小陷胸汤主之。但满而不痛者，此为痞，宜半夏泻心汤。

心下 痞 ，按之濡，其脉关上浮者，大黄黄连泻心汤主之。心下痞，而复恶寒汗出者，附子泻心汤主之。干噫食臭，胁下有水气，腹中雷鸣不利者，生姜泻心汤主之。

---

① 栀子干姜豉汤：《伤寒论》作"栀子生姜豉汤"。《伤寒论》"发汗后，水药不得入口为逆，若更发汗，必吐下不止。发汗吐下后，虚烦不得眠，若剧者，必反覆颠倒，心中懊忱，栀子豉汤主之；若少气者，栀子甘草豉汤主之；若呕者，栀子生姜豉汤主之。"

心下痞，恶寒无汗者，表未解也。不可攻痞，当先解表，表解乃可攻痞。解表桂枝汤，攻痞大黄黄连泻心汤。

心下痞硬，干呕心烦，其人下利日十数行，谷不化，腹中雷鸣，此胃中虚，客气上逆也，甘草泻心汤。利不止，心下痞硬，表里不解者，桂枝人参汤主之。

寸脉微浮，胸中痞硬，气上冲咽喉不得息者，此为胸中有寒也，当吐之，宜瓜蒂散。

太阳病六七日，表症仍在，脉微而沉，反不结胸，其人如狂者，为热在下焦，瘀血在里故也。其外不解者，尚未可攻，当先解外。外解已，但小腹急结者，可攻之，宜桃仁承气汤。

太阳病，身黄，脉沉结，小腹硬，小便不利者，为无血也。小便自利，其人如狂者，血证谛也。大便黑色，虽硬反易，宜抵当汤。

王海藏①曰：血证古人用药，虽有轻重之殊，而无上下之别。今分作上、中、下三等，以衄血、唾血、呕血为上部，血结胸中为中部，畜血下焦为下部。失汗者多衄血、呕血，火劫者为唾血，此在上也，犀角地黄汤、凉膈散加生地黄主之。身无热，嗽水不欲咽，其人喜忘如狂、昏迷、心下满痛、手不可近者，血在中也，桃仁承气汤。其人发狂、小腹满、小便利、大便黑者，血在下也，抵当汤或丸。

---

① 王海藏：即王好古。详见前注。

发汗后 身疼痛 ，脉沉迟者，桂枝新加汤主之。发汗病不解，反恶寒者，虚故也，芍药甘草汤主之。

汗漏不止，其人 恶风 ，小便难，四肢微急，难以屈伸者，桂枝加附子汤主之。小便数，心烦，脚挛急，作甘草干姜汤以复其阳。厥愈足温，更作芍药甘草汤与之，其足即伸。若胃气不和，谵语者，少与调胃承气汤。

汗出不解，仍发热，心下悸，头眩，身 瞤 动，振振欲擗地者，真武汤主之。脉结代，心动悸，灸甘草汤主之，一名复脉汤。

按：韩祗和①曰：伤寒八九日，汗下太过，六脉沉细无力，多踡足卧，恶闻人声，皮有粟，战如疟，此为亡阳失血。若只用救逆，效迟必矣。与羊肉汤，为效神速。病人面色虽带阳，是客热上焦，而中、下二焦阴气已盛，若调得下焦有阳，则上焦阳气下收丹田，知所归宿矣。王海藏曰：伤寒大汗大下后，亡阳于外，亡血于内，津液两脱，宜以羊肉汤补之。此与伤寒振摇，真武汤同一例。外之阳病至此尚温，况内之阴候，岂得不补耶？

评伤寒阳症阴症脉辨第四

丹源子曰：所谓阳症者，热症也，实症也。所谓阴症

---

① 韩祗和：北宋医家，约生活于1030—1100年间。著有《伤寒微旨论》。

者，寒症也，虚症也。假如烦躁，胸腹满，谵语，阳症也，而阴亦有之。假如厥冷下利，阴症①也，而阳亦有之。故相似而难辨②也，辨之则惟以脉。如浮而紧数，浮而洪滑，皆实也，从阳；浮而迟涩，浮而濡散，皆虚也，从阴。沉而滑数，沉而实大，皆实也，从阳；沉而细弱，沉而迟涩，皆虚也，从阴。阳症而虚，内有伏阴也；阴症而实，内有伏阳也。所以寸口弱而无力，切忌发吐；尺脉弱而无力，切忌汗下。谓有伏阴故也。

张仲景曰：假令寸口脉微，名曰阳不足，阴气上入阳中，则洒淅恶寒也。尺脉弱，名曰阴不足，阳气下陷入阴中，则发热也。

恶寒发热，本是阳症，而仲景此节，则所以表伏阴耳。

陶节庵曰：寸口阳脉中，或见沉细无力者，为阳中伏阴。尺部阴脉中，或见沉数者，为阴中伏阳。寸口数大有力为重阳，尺部沉细无力为重阴，寸口细微如丝为脱阳，尺部细微无力为脱阴。

论曰：伤寒之难，难于辨阴阳耳。今之医亦未常不力辨耳，而竟有终疑而不能辨。或有能辨之，而卒莫救于病者，何也？盖但从其病之已极，证之显见求之，而莫知其初也。所以节庵首为说伏阴、伏阳二症。盖谓初时明是阳

---

① 症：原作"证"。下"症"字同。
② 辨：原作"辩"，据文义改。下同。

证，而中有伏阴，误用寒药，必至重阴，重阴不已，乃见脱阳。初时明是阴症，而外有伏阳，过用热药，必至重阳，重阳不已，乃见脱阴。至于脱，而命休矣，虽能辨之，何益哉？然二者之病，伏阴一症，尤为难识。故节庵又曰：伤寒阴症难看。自然阴症，人皆可晓。及至反常，则不能矣，必须凭脉下药，至为切当。不问浮沉大小，但指下无力，按至筋骨全无者，必有伏阴，不可与凉剂，急与五积散一服，通解表里之寒，随手而愈。又曰：脉虽洪大，按之无力，重按全无，凡此皆伏阴症也。谆谆致意，至再至三，诚有为也。今人不知，皆谓节庵此语为阴极者说。夫阴已极，则四逆汤犹惧其缓，奈何取五积散耶？或者又谓，是阴则必非阳，是阳则必非阴，尤非也。夫太阳之经，阳也，而乃为寒水，则其本阴也；少阴之经，阴也，而乃为君火，则其本阳也。所以明属阳症而内虚，则寒匿于中，明是阴症而外闭，则阳郁于表。节庵此节，诚发前人所未发，不可不深详也。

伏阴之病，多是劳力内虚得之，其脉亦不必但见于寸口。王海藏曰：伤寒两手脉浮沉不一，有沉、涩、弱、弦、微五种阴脉之状，浮之损小，沉之亦损小，按之全无力，皆阴脉也。宜先缓而后急，缓用黄芪汤，急用四逆汤，或真武汤。大便秘结者，理中丸。然理中丸，不如丹溪用肉苁蓉与服，而以葱、椒煎浓汤，浴下体之为妙。若下利，正须理中耳。

按：李良佐治伏阴伤寒，得之房劳过者，六脉浮数，按之无力，与大建中汤四服。外阳收，脉反沉小，始见阴候，与己寒九，三日进六七百丸，脉复生，又用大建中汤接之，汗作而解。

伏阳之病，即少阴病，脉沉反发热是也。又，娄全善所治李乡人，道中得疾，六脉沉伏不见，深按至骨，则若有力，头疼，身温烦躁，指末皆冷，胸满恶心，谓之阴中伏阳。若用热药，则为阴所隔，不能导引真阳，反生客热；用冷药，则所伏真火，愈见消烁。与破阴丹二百粒，冷盐汤下，顷时，狂热躁扰，乃换阳之兆也。须臾略定，得汗愈。

按：此本是阴症，惟有阳，故可治如此。

《全生集》①载伏阳一症，因过服寒凉，忽得冷厥，胸背出紫班②，六脉沉伏，此火内郁而不得发也。与人参三白汤加附子一服，以先彻③其外寒，须臾发热狂言。班红，再与解毒汤而愈。

李东垣常治误服白虎而变者，面黑如墨，小便不禁，脉皆沉细，初症俱不复见，以为病隐经络间。若投热药，他病必起，只用温药，升阳行经。阳道得行，本症见矣，此则善治伏阳者也。

---

① 全生集：即《伤寒全生集》。四卷。不著撰者，朱映璧订正。成书于明正统十年（1445）。旧称明代陶华撰。据日本丹波元胤《医籍考》，此书乃托名陶氏所撰。

② 班：通"斑"。《韩非子·外储说左下》："班白者多以徒行。"

③ 彻：撤除；撤销。

按：此二症，虽与节庵所论伏阳不同，聊备之以广所见。

《活人书》曰：大便秘，小便赤，手足温，脉洪数者，必谵语也，宜调胃承气汤。大小便利，手足冷，脉微细者，必郑声也，当服温药，白通汤。海藏用黄芪加干姜汤。

实则谵语，虚则郑声。郑声谓语不正而音轻乱也。阳症实，故其言数更端而常高厉；阴症虚，故其言虽乱而语末常轻微莫辨也。

娄全善治伤寒，脉极沉细，外热内寒，肩背胸胁斑出十数点，语言狂乱，此非热也。阳为阴逼，上入于肺，传之皮毛，故斑出。神不守舍，故错语如狂，非谵语也。肌表虽热，以手按之，须臾冷透如冰，与姜附等药数日，尽二十余两，得汗愈。后再发，脉又沉迟，四日不更衣，与理中丸，三日内尽半斤愈。盖失神之狂，即阴虚也。

朱丹溪常治一人，五月伤寒，谵语，大热，肢体不能举，喜饮冷，诊其脉大而数，用黄芪、茯苓浓煎膏，冷水调，四服得睡安。

按：此虽阳虚也。可知热者不皆实，虚者不皆寒也。凡伤寒狂乱脉虚数者，用参、芪、归、术、甘草、茯神，一服定，再服安。夫狂妄谵语，属实热者多，人皆易晓，故今独详其虚者。

许学士曰：蓄血在上则喜忘，在下则喜狂。成无己曰：

何以知其有蓄血，以其脉浮数故也，此言其先也。浮则热客于气，数则热客于血。下后浮去而数不解，血热合并，迫血下行。若下不止，必圊①脓血。若不大便，必蓄在下焦为瘀血，抵当汤主之。故知蓄血如狂者，其脉沉数也。

按：此与妇人热入血室，夜则如见鬼同意，亦阳狂也。

阳毒 发斑 者，汗出不彻，表虚里实，热毒乘虚出于皮肤也。如锦纹而多，常出于面。阴毒 发斑 者，无根之火逼聚胸中，上熏于肺，外传皮毛也。如蚊如蚤所咬之形而稀少不出于面，其脉随各经而见也。又曰：阳斑先红后赤，阴斑先红而渐黄。阳，化斑汤；阴，理中汤。

成无己曰：色如熏 黄 ，一身尽痛发热者，为湿痹。若脉沉缓，小便不利者，甘草附子汤、五苓散。若脉大头痛鼻塞者，纳药鼻中即愈矣。身虽疼，腹中无病，病在清道中。

身 黄 如橘子皮，小便不利，茵陈蒿汤。身黄，小便利，身不疼，栀子柏皮汤、麻黄连翘赤小豆汤。

阴黄 者，伤冷中寒，脉弱气虚变为阴黄，理中汤加茵陈服之。王海藏曰：太阳、太阴司天，若下之太过，往往变成阴黄。一则寒水太过，水来犯土，一则土气不及，水来侵之，先茵陈茯苓汤加当归、桂枝，次茵陈橘皮汤加

---

① 圊（qīng 清）：厕所。此处作动词，指排便。

干姜、白术、半夏，次茵陈附子汤，次茵陈四逆汤。赵宗颜因下太过生黄，次第用药，至茵陈附子汤大效。

成无己曰：伤寒发黄是病已极，有不治者多矣，非止寸口近掌无脉、鼻气出冷，为不治之症。又若形体如烟熏、直视摇头者，为心绝；环口黎黑、柔汗发黄，为脾绝，皆不治之症也。

按：斑与黄，皆阳症也。其阴斑、阴黄，二十之一耳。然阳斑亦有二，细而密如锦纹者轻，犀角地黄汤加升麻、葛根，或消斑青黛饮。其大而疏如豌豆者重，三黄石膏汤、三黄泻心汤。阳黄亦有三，二便俱不利者，茵陈大黄汤。但小便不利者，茵陈五苓散。小便利者，栀子柏皮汤。又有小便自利，而小腹急痛者，为畜血，桃仁承气汤。斑、黄二者皆不可汗，而斑非大实满，更不可下。皆从大热不解而得者也，若身无大热但烦躁，而见斑于胸背之间，即是阴斑，理中汤加桂心，而再加玄参、连翘、甘草以清浮游之火可也。若身无大热，但沉重，而见黄，即是阴黄，理中汤加茵陈、茯苓。然病至此，生气亦微矣，此皆初有伏阴，辨之未早，故至此也。

张仲景曰：太阳病桂枝症，医反下之，利遂不止，脉促者，表未解也。喘而汗出者，宜葛根芩连汤。阳明、少阳合病，必下利，脉滑而数者，有宿食也，当下之，宜大承气汤。此燥粪内结，而汤饮旁流也。

病胸上诸实，胸中郁郁而痛，不能食，欲使人按之，而反有涎唾。下利日十余行，其脉反迟，寸口脉微滑，此可吐之，吐之则利止。

自利不渴者，属太阴，以其脏有寒故也，当温之，宜四逆汤。若渴则属阳，前条是矣。

下利腹胀满，身体疼痛，先温其里，乃攻其表。温里四逆汤，攻表桂枝汤。

脉浮而迟，表热里寒，下利清谷，汗出而厥者，通脉四逆汤主之。

少阴病，下利脉微，与白通汤。利不止，厥逆无脉，干呕烦者，白通加猪胆汁汤。服汤后，脉暴出者死，微续者生。

少阴病，四逆，其人或咳，或悸，或小便不利，或腹中痛，或泄利下重者，四逆散主之。泄利下重，先煮薤白，后以散三方寸匕内汤中，再煮服，此阳症也。又曰：少阴病下利清谷，里寒外热，手足厥逆，脉微欲绝，身反不恶寒，其人面赤，或腹痛，或干呕，或咽痛，或利止脉不出者，通脉四逆汤主之，此阴症也。

按：此二症最为难辨。《活人书》曰：寒毒入胃者，脐下必寒，大便必清，或青或白；挟热利者，脐下必热，大便多垢腻，或赤黄也。然予思二症，均为腹痛下利四逆。而前一症，曰小便不利下重，则知后阴症之清谷，必滑泄也。后一证，曰脉微，则知前阳症之脉，必洪数也。

张仲景曰：脉浮而数、能食、不大便者，此为实，名曰 阳结 也；脉沉而迟、不能食、身体重、大便硬，名曰 阴结 也。《全生集》曰：阳热内蓄，则土燥而便秘，以苦寒泄之；阴寒内攻，则冰凝而便亦闭，不可逐，以辛热温之，冰解而水自通也。王海藏己寒丸、四逆汤。

按：阳症内实，脉数实不必皆浮。阴症内结，脉沉微，或反见疾，诊者但须于鼓不鼓辨之。前仲景之言，其大要耳鼓从所见二卷可参考。

伤寒五六日，头汗出、微恶寒、手足冷、心下满、口不欲食、大便硬、脉沉紧细者，此为 阳微结 ，必有表复有里也。假令纯阴结，不得复有外症，此为半在里半在表也。脉虽沉紧，不得为少阴病，所以然者，阴不得有汗。今头汗出，故知非少阴也，可与小柴胡汤。设不了了者，得屎而解。

《活人书》曰： 冷厥 者，初得病日，便四肢逆冷，脉沉微而不数，手足挛卧，外症惺惺而静。脉虽沉实，按之迟而弱者，知其为冷厥也，四逆汤、理中汤。

热厥 者，初病身热头痛，至四五日，热气深，方能发厥。厥至半日身复温，其脉虽伏，按之而滑者，为里热。其人或畏热，外症多昏愦者，知其为热厥也。白虎汤、承气汤，虚者四逆散。

刘河间曰：大凡阳实，则脉当实数而身热烦渴。热甚则为阳厥，至极则身冷脉微而似阴症，以至脉绝而死。故阳病而见阴脉者死，谓其脉近乎绝也。或病本热势太甚，或按法治之不已，或失寒药调治，或因失下，或误服热药，或误熨烙熏灸，以使热极而为阳厥者，以承气汤寒药下之。热退而气得宣通，则厥愈矣。又有阳厥而尚不下，以至身冷脉微而似阴症，反误以热药投之，病势转甚，身冷脉微而欲绝，唯心胸微热，昏冒不知人事，不能言。主病者，或欲以暖药急救其阳，恐阳气绝而死也。答曰：此因热极失下，反又温补而致之。若又以热药助其阳气，则阴气暴绝，阳气亦竭而死，阳气何由生也？或又曰：何不急下之？答曰：此阳胜伐阴，阴欲先绝，则阳亦将竭也。于此时而下之，则阴阳俱绝而立死。但及于期，缓而救之，则当以寒药养阴退阳，但不令转泻。若得阴气渐生，则可救也。宜用凉膈散一服，则阴气渐生。何以知之？盖候其心胸温暖渐多，而脉渐生尔。终日三服，其脉生至沉数而实，身表复暖，而惟厥逆，与水善饮，有时应人之问，谵妄而舌强难言，方以调胃承气汤下之。

娄全善治虚人 厥逆 恶热，厥而乍温，但脉细弱，医疑为阴，用温药反剧。改用四逆散加参、术，脉出洪大而愈。

王海藏曰：伤寒尺寸脉俱长，自汗大作，身表如冰石，脉传至于里，细而小。及疟疾但寒不热，其人动作如故，此阳明传入少阴，戊合癸、夫传妇也。白虎加桂枝汤主之。然脉虽细小，当以迟疾别之，此症脉疾而非迟，故用此法。

按：此宜加人参。

丹源子常治一妇，因举家病疫，昼夜服劳，既而自病，头痛发热，大渴。医用汤药汗之，汗后身寒如冰冷刺骨，引衣覆之，则汗出如洗，少露体则寒又刺骨矣。头痛不解，而更烦躁。予诊之六脉濡弱，盖劳极之脉也。为索人参，而贫不能获，用当归补血汤二剂少减，更用黄芪建中汤，谷进，后补而安。

王海藏曰：少阴 咳逆 者，此失下也。阴消将尽，阳逆上行，使阴不内也。饮水过多，心下痞而渴，呃逆者，五苓散主之，别无恶候是也。恶候生，兼以舌拳①，语言不正，而昏冒咽痛者，少阴也，速下之，宜大承气汤。吸入肾与肝，阳逆上行，阴入不内，故为阳极，脉微将尽者，不宜下，宜服泻心汤，养阴退阳而已。如不用泻心汤，凉膈散去硝黄、清肺散亦可。若脉左浮右沉实，非表也，里极则反出于表也。所谓浮为表者，浮之实大，沉之损小，是为表也。浮之实大，沉之亦实大，即非表也。邪入已深矣，内热当沉反浮， 阳极 复之表也。

阴症 者，内已伏阴，阴气太甚，肾水擅权，肝气不生，胃火已病，丁火又消，所以游行相火，为寒邪迫而萃集于胸中，亦欲尽也。故令人发呃、发热、大渴引饮，欲去盖覆，病人独觉热，他人按执之，身体、肌肉、骨髓、

① 拳：通"蜷"。屈曲，卷曲。《颜氏家训·勉学》："手不得拳，膝不得屈。"

血脉俱寒，此即无根之火也，故用丁、附、姜、萸之类温胃，其火自下。

论曰：此不独为呃忒之辨，盖亦厥逆之明训、阴阳之大法也。然呃忒一证，丹溪言是阴虚火动之病，以为胃土伤损，木气侮之，阴为火所乘，故直冲清道而上也。其论与此不同意，丹溪所论乃痈疾杂病之呃忒，而海藏所言者为伤寒之呃忒欤？

按：节庵《六书》伤寒呃忒条，诚有当下失下，热气入于胸肺之说，然但用小承气汤微利之。若便软者，泻心汤，而无急下之说，其阴症则小青龙汤去麻黄加附子。以余所观，呃忒一证，大都在汗吐下后者居多。夫病发在汗吐下之后，非虚而何？气自下上，虽为火象，然上不能出喉，则是阴火，而非阳火明矣。阴火其可泻乎？此丹溪用参术汤下大补丸之旨也。然仲景云：水得寒气，冷必相搏，其人即噎噎音一①，即呃也。呃虽为火，苟无客寒以搏乱之，亦何至冲斥若是乎？此古人用丁香柿蒂之旨也。由此言之，痰饮隔阻之呃，阴寒固闭之呃，乃杂病所无。而虚火之冲与寒热之搏，当伤寒所共耳。

又曰：伤寒未下呃忒，宜从阳，承气之属。下后呃忒，即宜从阴，姜附之属。厥逆亦然。

《活人书》曰：阳气独盛，阴气暴绝，即为 阳毒 ，必

---

① 音一：前文"噎噎"，原作"餫餫"，"餫"同"噎"。噎，音"椰"，吴区方言音"一"。

狂走妄言，面赤咽痛，身斑斑如锦纹，或下利黄赤，脉洪实或滑促，当以酸苦之药投之，令阴气复而大汗解矣。若热极发厥，阳症似阴者，当以脉别之。

阴气独盛，阳气暴绝，则为 阴毒 。其症四肢逆冷，脐腹筑痛，身如被杖，脉沉实，病或吐或利，当急救脐下，服以辛热之药，令阳气复而大汗解矣。若阴极反躁，阴症似阳者，亦当以脉别之。

又曰：阳毒，升麻汤，治伤寒一二日，便成阳毒，或吐下后变成阳毒，烦闷躁乱，脉浮大数。五日可治，七日不可治。

阴毒，甘草汤，治伤寒一二日，遂成阴毒，或服药后变成阴毒，腹中绞痛，毒气攻心，咽喉不利，心下坚硬，其脉沉细而疾。五日可治，七日不可治。

《本事方》曰：阴毒本因肾气虚冷，外又感寒，内外皆阴，阳气不守，身体倦怠，或多烦渴，精神恍惚，如有所失。初时不甚觉重，或可起行，六脉俱沉细而疾，尺部短小，寸口或无也。若六脉浮大，或取之于沉，大而不甚疾者，非阴症也。若服凉药，渴转甚、躁转急者，急服还阳退阴之药即安，不宜发汗。

论曰：从来论阴脉，只言虚迟，今乃言沉疾，又曰不甚疾者，非阴何也？盖阴而无毒，则但虚迟而微；阴而有毒存焉，则自见疾耳。然虽疾，而其虚微之象自在，可按而知也。所谓阴毒者，谓寒邪入里，凝泣血气，血得寒凝结而为毒，正如阳毒邪热之结在肠胃也。所以服金液丹、破阴丹，多有下如豚肝，如死血者，正此谓也。虽然，凡阴之可治者，正以犹有阳存耳，故曰阴病见阳脉者生。彼微迟之脉，阳虽见掩，而内或得安；细疾之脉，亦阳见迫剌而不得自安之象也。使阴毒入，而阳已绝，则脉亦自绝耳。无所见疾，亦何所施其药力乎？

又曰：伤寒阴阳之辨，不止此数症也。而仅列此数条者，以此数条尤相似而难辨也。其中或只言症，而不及脉者，盖脉难辨，而症易辨也。夫论阳脉者，必曰洪数，不知其至极也，脉反伏匿焉，此乾上九之亢悔也。论阴脉者，必曰虚微，不知其至极也，脉反躁疾焉，此坤上六之战疑也。然不惟其极也，人虚者，脉亦虚，虽属阳症，而虚象存焉，前太阳症中详言之矣。故曰脉难辨也，只求症而不知脉，谓之盲。只泥脉而不合症者，犹之不知脉而已矣。

评①伤寒传手经第五

李东垣曰：伤寒至五六日间，渐变神昏不语，或睡中独语一二句，目赤舌干不饮水，稀粥与之则咽，终日不与亦不思，六脉细数而不洪大，心下不硬，腹中不满，大小便如常，此热传手少阴心也。宜栀子黄连黄芩汤。若脉在丙者，导赤散；脉在丁者，泻心汤。若脉浮沉俱有力者，

---

① 评：原作"论"，据目录改。

是丙、丁中俱有邪也，可以导赤泻心各半汤服。若误用凉膈散，乃气中之血药也。如左手寸脉沉滑有力者，则可用之，与食则咽者，邪不在胃也。不与则不思者，以其神昏故，热邪既不在胃，误以承气汤下之，其死也必矣。

庞安常曰：《素问》云：诸浮不躁者，皆在阳，则为热，其有躁者，在手。假令第一日脉不躁，足太阳膀胱先病，脉加躁者，又兼手太阳小肠也，诸细而沉者，皆在阴，则为骨痛，其有静者在足。假令第四日脉静者，足太阴始传病也，脉加躁，又兼手太阴病也。六日亦能传遍脏腑也。

论曰：伤寒未常不传手经。二贤之言，开群盲矣。然以予观之，犹有未尽者。人之一身，经脉互贯，邪之所凑，必无有刻定一经者。常想仲景麻黄桂枝二汤，明是手太阴之药，即其洒淅喘急诸症，亦明是手太阴病，而从来只归重足太阳者，以病之所主在太阳耳。谓其必不传手经故非，即谓其不伤乎手经亦非。节庵虽发其端，而终末畅其说。但言严寒之时，足太阳、少阴正司其令，手之六经，主于夏秋，故不伤之。然予亦未见夏秋间论温热病者，能舍足六经而为言也。大抵循经之说，前贤只欲设个纲领，令后学有所把着，所以虽有他经兼证，亦皆收入此经之中，以立言耳，原非专责一经也。至从变症中认出他经，如东垣者，今古几人哉？庞氏之说，又广之矣。若洁古以弦、洪、缓、涩、沉五种脉，分五脏主治，则又胶柱鼓瑟之见，吾无取焉。

伤寒伏脉论第六

乃初本洪数，至此忽伏也

张仲景曰：病者脉伏，其人欲自利，利反快，虽利，心下续满，此为留饮欲去故也。甘遂半夏汤主之。

陶节庵曰：伤寒头痛，发热恶寒，或一手无脉，或两手全无，俗医不识，便谓阳得阴脉，呼为死症，不知此因寒邪不得发越，便为阴伏，故脉伏必有邪汗也，当攻之。又伤寒六七日以来，别无刑尅证候，忽然昏沉冒昧不知人事，六脉俱静，或至无脉，此欲正汗也，勿攻之。此二者便如久旱将雨，六合阴晦，雨后庶物乃苏也，换阳之吉兆也。当攻者，邪汗，冬月麻黄汤，三时冲和汤，勿攻者，正汗，五味子汤按：五味子汤亦兼汗药用也。

沧州翁治一人，伤寒十余日，身热而人静，脉皆伏，舌苔滑，两颧赤如火，发斑。夫脉，血之波澜也。血今为邪热所搏，淖①而为斑，外见于皮肤，呼吸之气无形可依，犹沟渠之无水，虽有风不能成波澜，斑消则脉出矣。以人参白虎汤化其斑，脉复常，又以承气下之，愈。

又一人伤寒旬日，邪入于阳明，医以脉虚自汗，以玄武汤实之，致神昏如熟睡，脉皆伏，肌肉灼指。曰：此必荣血致斑而脉伏，非阳病见阴脉比也。视之果赤斑，脐下石坚拒

---

① 淖（nào 闹）：烂泥，泥沼。此处用作动词。

痛，与化斑汤半剂，继进生地汤逐其血，是夕果下黑屎数枚，斑消脉复，又复腹痛，再用桃仁承气下之而安。

论曰：邪传三阴，腹满痛，失下者，六脉亦常伏，所谓痛甚者脉必伏，此亦留饮欲去者之说也。但病人至此，多昏愦不知痛，惟医者精察耳。又伤寒内热失于从治，服冷药过多，过抑内火，变为厥逆者，其脉亦伏，此则又宜桂附之属，彻其在上之寒，发其内伏之火，然后以正治而愈。由上所论，脉伏者，皆非死病。若予所见二病，去生甚远不可忽也，然皆非直中阴寒之无脉也。阴寒无脉，见少阴。

又常见呕吐甚者，六脉俱伏，凡三昼夜，专治吐，吐止脉出。

病人无脉，亦当覆手取之。取之脉反见者，阴阳错乱也，宜和阴阳。

伤寒凭脉不凭症论第七

黄仲理①曰：《经》云：结胸症，应下之。其脉浮者，不可下，此非发热，七八日，虽脉浮数，可下之症也。谵语、发潮热、脉滑而疾者，与小承气汤。因与一升，明日不大便，脉反微涩者，里虚也，不可更与承气汤。此又非汤入腹中、转矢气乃可攻之症也。发热恶寒、脉微弱者、

---

① 黄仲理：明代医家。芗溪马鞍山人。洪武二十六年（1393），以成无己《注解伤寒论》为蓝本，将其本人20余年的研究心得，撰成《伤寒类证》十卷，原书已佚，其部分内容犹可见于《证治准绳》诸书伤寒治例一卷。

尺中迟者，俱不可汗，此又非在表宜汗之证也。此仲景凭脉不凭症之治也。

论曰：仲景伤寒，所凭惟脉。故卷首先列脉法一篇，为万世准，正恐人之舍脉而泥症也。即如太阳病，先发汗，不解而复下之。脉浮者为未愈，浮为在外，而反下之，故令不愈，宜桂枝汤。原其初，未有毫无里症而遂下者，但以脉浮，终是有表，故致尔也。此皆凭脉之明验，仲景此言，亦既当矣。奈何又有凭症不凭脉之说？彼以为得仲①景之权，而不知已失仲景之意，请得论之。其曰："脉浮而大，心下硬，有热，属脏者攻之，勿令发汗。"夫脉浮，则宜汗而不宜攻。今曰攻，不宜发汗，似不凭脉矣。然下文不曰脉迟尚未可攻乎？可知所云浮大者，从疾数有力而言，非单浮大也。设不疾数而迟，虽有热属脏，未可攻也。其曰："阳明病，脉迟，虽汗出不恶寒，腹满而喘，有潮热者，此外欲解，可攻里也。手足濈然而汗出者，此大便已硬也，大承气汤主之。"夫脉迟未可攻，而今用承气，似不凭脉矣。不知既冠曰阳明病，则脉曰阳明脉。可知古人言简而不烦叠，故但曰阳明脉迟，盖谓于沉实而长之中带有迟也，且亦未常直言即攻也。满矣、喘矣、潮热矣、外解矣，可攻矣，而又必俟手足濈然汗出，方知已硬，而承气从之，所谓持之又久而不与急下者比

---

① 仲：原文衍此字。

也。况下文又曰："若汗出恶寒者，外未解也。其热不潮，未可与承气汤。若腹大满不通者，可与小承气汤。"微和胃气弗令大泄也，亦只为迟之一字。故详审如此耳，尚谓其不凭脉乎？况阳明脉迟，前节已言之矣。曰小便难，欲作谷疸，虽下之，腹满如故。所以然者，脉迟故也。然则腹满脉迟，非下之所可除，已明言矣。岂真谓迟可攻乎？再观其后节又有云："得病二三日，脉弱无太阳柴胡症，烦躁、心下硬。至四五日，虽能食，以小承气汤少少与，微和之，令小安。至六日，与承气汤一升。若不大便六七日，小便少者，虽不能食，但初头硬，后必溏，未定成硬，攻之必溏，须利小便，屎定硬乃可攻之。"此一节亦言脉弱不可轻攻，必待四五日、六七日，以为审顾也。此正与前脉迟一节同是一意，而读者不察，只见脉可不凭，宁不至误哉？其曰："少阴病，始得之，反发热脉沉者，麻黄附子细辛汤。"此非沉为在里之说，似不凭脉矣。不知此"脉沉"二字，正辨其少阴也。使非脉沉，则直用麻黄汤耳，又焉取附子细辛乎？至于脉促一条，犹为易了。盖促有止促、虚促二义，从洪见者有力，从濡见者无力也。即如曰下之脉促不结胸者为欲愈，皆是衰小之促，不应从洪数论者，而独谓伤寒脉促，手足厥逆者，灸之，为有阴乘阳盛之义，是不凭脉尤非也。大抵仲景之书难读，读者亦多不能解。虽以成无己、朱奉议诸贤，犹不免徇句而失意，而况他人乎？

评伤寒杂合兼病脉法第八

朱丹溪曰:《絜矩新书》[1] 谓有杂合邪者, 当以杂合法治之。譬如恶寒发热, 得之感冒, 明是外合之邪, 已得浮数之脉, 而气口又紧盛, 明为饮食所伤, 病者又倦怠, 脉重按俱有豁意, 是又已劳力也。而胸膈痞满, 间引两胁, 其脉轻取, 又似乎弦, 此又平昔多怒, 肝邪之所为也。细取左尺, 更细沉弱, 则又平时房劳之过也。治法宜以感冒一节, 且放在后。先视其形色之强弱厚薄, 且以补中化食行滞, 清凉胃火, 而以辛辣行之, 俟其中气少回, 伤滞稍行, 津液得和, 通体得汗, 外感之邪自解。医者不肯详审求之, 只顾散外邪, 又不推究兼见之邪脉, 亦不穷问所得之病因, 与性情之执着, 巧施杂合治法, 将见真气自虚, 邪气愈固, 皆拙工之过也。

王海藏曰: 劳力伤寒, 两手脉浮沉不一, 往来不定, 有沉、涩、弱、弦、微五种阴脉之状。浮之损小, 沉之亦损小, 其外症或自汗, 或手足汗, 或自利, 或便难, 皆虚候也。或时语言错乱, 疑作谵言狂语者, 非也。神不守舍耳, 皆黄芪汤主之。

缪存济曰: 左右手脉俱紧盛, 是夹食伤寒。左手脉空虚, 右手脉紧盛, 是劳力伤寒。左手脉紧盛, 右手脉洪

---

① 絜矩新书: 书名。未见记载。

滑，或寸脉沉者，是夹痰伤寒。左手脉紧涩，右手脉沉数，是血郁伤寒，皆内伤外感也。

论曰：伤寒兼内伤者，十居八九，不可不察。夹食之症，腹隐痛、呕吐、噫食臭，兼调中与之。劳力之症，手足酸软，少气懒言，兼四君子与之。夹痰之症，时时吐涎，兼二陈与之。夫痰壅盛，则脉浮滑痰结聚，亦有沉滑或反涩者，血郁之症，其心胸或胁下小腹有痛处，兼归、芎、桃仁与之。至于类伤寒又不同矣。

陶节庵曰：大凡气口脉紧盛，多是伤食。惟妇人右关浮紧，不可下，当发汗以救血室。荣卫得和，津液得通，浃然汗出而解，谓宜小柴胡汤也。

评伤寒劳复脉法第九

王海藏曰：劳者，动也。动非一种，有内外血气之异焉。若劳乎气则无力与精神者，法宜微举之。若劳乎血与筋骨者，四物之类补之。若劳在脾内为中州，调中可已，此为有形病也。但见外证，则谓之复病，非为劳也。如再感风寒是已。

《本事方》云：常治伤寒得汗，数日忽身热自汗，脉弦数，心不得宁，真劳复也，此盖劳心之所致。神之所舍，未复其初，而又劳伤其神，营卫失度故也。当补其子，益其脾，解其劳，授以补脾汤，佐以小柴胡汤解之。或问曰：虚则补其母，今何补其子也？曰：子不知虚与劳之异也。《难经》曰：虚则补其母，实则泻其子。此言虚也。《千金》曰：心劳甚者，补脾气以益之，脾王则感之于心矣，此言劳也。故治虚，补其生我者，正《锦囊》所谓本骸得气、遗体受荫也。治劳则补其所生者，正《荀子》所谓未有子富而父贫也。

阴阳易女劳复第十

阴易者，谓女病未尽平，男接之，而病易于男也。阳易者，谓男病未尽平，女接之，而病易于女也。所以名为易者，谓阴阳感动时，吸其毒，如换易然也。女劳复者，谓犯房欲而复病也。二病虽不同而相类，其症头重不能举，眼生花，四肢拘急，小腹急痛，热上冲胸也。卵缩舌出即死，烧裈①散、猳鼠粪②汤主之。

王海藏曰：若阴阳易，果得阴脉，当随症用之。若脉在厥阴，当归四逆汤送下烧裈散。若脉在少阴，通脉四逆汤送下烧裈散。若脉在太阴，四顺理中丸送下烧裈散。所用之药，各随其经，而效自速也。

评四时温热病脉第十一
即伏气伤寒 参四时瘟疫

张仲景曰：冬时严寒，中而即病者，为 伤寒 ，不

---

① 裈（kūn 昆）：短裤。
② 猳（jiā 家）鼠粪：雄鼠粪。

即病。寒毒藏于肌肤，至春变为 瘟 病，至夏变为 暑 病。暑病者，热甚重于温也。《活人书》曰：夏至前，发热恶寒，头疼身体痛，脉浮紧者， 温 病也。治温病，与冬月伤寒，夏月热病不同，盖热轻故也，升麻解肌汤最良。

张仲景曰：阳脉浮滑，阴脉濡弱，更遇于风，变为 风瘟 。

《活人书》曰： 风温 者，脉尺寸俱浮，头疼身热，常自汗出，体重，其息必喘，四肢不收，嘿嘿但欲眠，治在少阴厥阴，不可发汗。发汗即谵言独语，内烦躁，不得卧。若惊痫，目乱无精，如此死者，医杀之耳。

论曰：风温者，盖冬月伤于风，未发，至春复遇风而病者也。与温病同，故曰风温。惟因风，故多汗，既多汗矣，岂有重发汗者？禁汗是矣。乃今考治风温葳蕤汤、知母葛根汤，其中皆有麻黄、羌活，何也？岂参以石膏、知母之寒，遂不致大汗乎？惟防己黄芪一汤，为有白术、黄芪，似与症合。然推其用防己之意，又似为湿用，非为风用者，方之不可执如此。常考按余论云：伤寒汗下后，自汗，虚热不已，白虎加苍术、人参，一服如神，或用凉膈解毒调之。若自汗多者，防己黄芪汤是也。

《脉诀举要》曰：阴阳俱盛，病热之极。浮之而滑，沉之散涩。

《活人书》曰：一岁之中，病无长幼，率相似，此则时行之气，俗谓之天行是也。考司天运气治之。

张仲景曰：阳脉濡弱，阴脉弦紧，更遇温气，变为温疫。

《全生集》曰：凡时行之疫，不须论脉，但无怪脉则不妨，切不可强发汗。出汗热不退，益重其虚耳，只以小柴胡汤合解毒汤，斟酌与之，以扶之正可也。

论曰：瘟疫之脉，仲景谓阴脉弦紧者，盖冬寒之在肝肾者也。既变为疫，则脉亦当变，而弦紧不独在阴矣。而此言不须论脉者，盖谓病既相似，则脉亦相似，不必又论也。然以予所见，亦有不同者。阳过赫曦①之岁，或痰热壅盛之人，其脉必洪数而有力，其症虽不甚狂热，而清凉在所必用，丹溪之用人中黄与童便是也，至如黑奴丸、漏芦汤、解毒汤皆是凉药。如阴过流衍②之岁，或内虚伏寒之人，其脉必浮弱而虚，或沉疾，必细而无力，其症虽或见狂热，而温暖所必用，苏东坡所序如圣散子是也。又曰五六月间，民病疫，身大热，脉沉细而疾，投凉药反甚者，用理中汤加陈皮冷饮之，甚者加附子一二片，不可偏执为热也。

按：此即前伤寒之伏阴一症也。

---

① 赫曦：炎盛貌，此处指五运之火太过。《素问·五常政大论》对五运之气太过表述为："木曰发生，火曰赫曦，土曰敦阜，金曰坚成，水曰流衍"。

② 流衍：五运之水太过。

张仲景曰：阳脉洪数，阴脉实大，更遇温热，变为温毒，温毒为病最重也。

按：此变而重也。

脉阴阳俱盛，重感于寒变为温疟按：此变而轻也。

《全生集》曰：凡感冒忽战栗振撼，寒不可御，未几复热者，疟症也。其脉或洪或数，或虚缓，或弦滑，或刮涩，皆疟脉也，不必拘疟脉自弦也。

评妇人伤寒脉法第十二

云岐子曰：妇人伤寒中风，治法与男子无异。惟热入血室、妊娠伤寒则不同也。宜以四物安养胎血，佐以汗下之药治之。

张仲景曰：妇人伤寒发热，经水适来，昼日明了，夜则谵语，如见鬼状，此为热入血室，无犯胃气及上二焦，必自愈。《活人书》云：用小柴胡汤和之也，丹溪用合四物牡丹皮。

衍：治一妇人温病十二日，诊之其脉六七至而涩，寸稍大尺稍小，发寒热，颊赤，口干不了了，耳聋。盖先病数日，经水适行，此属少阳热入血室也，若治不对病必死。与小柴胡加桂枝、干姜。寒热止，但脐下急痛。与抵当丸微利之，痛止，脉渐匀，尚不了了，胸中热躁，口鼻干。后二日，又与调胃承气汤一服，不得利，心下痛。次日与大陷胸丸半服，利三行。次日虚烦不乐，时复谵语，明知尚有燥屎，而不敢复攻。但与竹叶汤去其烦热，燥屎自去而痊。皆仲景方也。

张仲景曰：妇人中风，发热恶寒，经水适来，得之七八日，热除而脉迟身凉，胸胁下满，如结胸状，谵语者，此为热入血室也。当刺期门，随其实而泻之。或问许学士曰：热入血室，何为而成结胸？许曰：邪气传入经络，与正气相搏，上下流行，或遇经水适来适断，邪气乘虚而入血室。血为邪迫，上入肝经，肝受邪则谵语而见鬼，复入膻中，则血结于胸也。何以言之？妇人平居，水当养于木，血当养于肝。今邪气畜血，并归肝经聚于膻中，非汤剂可及，故当刺期门也。

丹源子曰：妊娠伤寒，三阳三阴脉症既合，治法亦无大异，但须先护其胎，子安母乃安。所以洁古老人制六合汤，皆以四物为主，而加以汗下诸药。此为大法。至论其脉，必须两尺有力，若两尺无力，则其胎难保，变生多矣。至于下药，必不得已乃可用。若孕一堕，则病必危也。

朱丹溪曰：产后发热恶寒，皆属血气虚。左手脉不足，补血；右手脉不足，补气。

按：产后之脉，大抵皆虚。若病从胎前来，亦只小柴胡倍人参合四物至要。若产后忽见头痛发热，不可便作伤寒，或有血虚，或有血瘀，或有乳膨，即果系风寒，亦不可轻于汗下，惟和解为先也。

似伤寒脉辨第十三

《本事方》云：发热恶寒，近似伤寒者有五种：脉浮而紧，其人发热恶寒者，伤寒之候也；脉浮而数，其人发热恶寒，或有痛处，是欲为痈疽也；脉浮，按之反涩，其人发热恶寒，或膈实而呕吐，此是伤食也；脉浮而滑，其人发热恶寒，或头眩而呕吐，此是风痰之症也；脉浮而弦，其人发热恶寒，或思饮食，此是欲化为疟也。能辨其脉，再验其症，斯无误矣。

附：韩祗和因时脉辨

韩氏《微旨》云：伤寒之脉，头小尾大；伤风之脉，头大尾小。所谓头者，寸也；所谓尾者，尺也。李思训[①]《保命新书》亦从其说，今详其说。盖谓阳盛则显于寸，以寒凉取之；阴盛则显于尺，以辛温散之。又谓冬寒之毒中人，潜于骨髓，至春夏发时，引内邪出而为病。故虽有风寒之异，其为内邪出而为病则一，不应从紧与缓别治也。果如此言，则不但失仲景之意，其于病相去远矣。以予观之，四时之病，固有宜从寒取者，宜从辛散之者，虽不从缓紧辨，然亦不从尺寸辨，盖从浮沉辨者也。浮盛则外盛，辛温散之；沉盛则内盛，寒凉取之。上揆先贤，下

---

① 李思训：宋代医家，生卒年不详。著有《保命新书》，未见传世。《医学纲目》《证治准绳》《金匮翼》等引有其言。

合病情，未有越也。何也？人未有毫无外感，而忽动其内伏者，且其发未有不先太阳者。夫外感则必见人迎，太阳则必见左尺，所以仲景必言尺寸俱，而今古不能易也。岂其至春夏，则寒乃独见尺，风乃独见寸欤？且又谓寸脉微小于关尺者，为阴盛阳虚，急温之，尤为谬甚。夫脉非沉微，或数而虚细，或实而沉迟者，总非急温之病。今徒以寸之小，而不审其关尺之盛，而即温之，欲得不误者，未之有也。或曰：陶节庵曰"寸口阳脉中或见沉细无力者，为阳中伏阴。"此非韩氏之意欤？曰：陶氏之意，盖以沉细为阴，而见于寸，为阳中伏阴也；韩氏之意，盖以寸小为阳虚，而以尺大为阴盛也。语似同，而意实相反。吾正虑学者得韩之意，而并误陶氏之语也。盖祇和生至和全盛之时，人民逸豫，大半为内伤之病。既疑麻黄桂枝二汤难用，改为和解因时之法，遂并其脉而亦更易焉。夫方可因时而改，诊岂可因时而易乎？

　　按：李东垣亦有云："寸脉不足，用表药升提以助其阳，寸脉实者下之则愈，是诊杂病之法。"韩氏当亦此意，而辞未达耳。今详考其方药，所谓尺大而阴盛，辛温散之者，间有薄荷、葛根、石膏；所谓寸大而阳盛，寒凉取之者，间有麻黄、升麻。则其立论亦英雄欺人耳。

卷之四　类症下　杂病脉

辨脉以伤寒为难，至杂病之脉，似为易了，惟其易了，而讲者乃益少，常见时医但言对症发药，而不言按脉发药，殊甚愦愦。但散见之论未易统集，聊取崔氏《举要》以引其端，而间及他书，亦谓少则得耳。论中略具治法，启后学也。其有未备者，亦可三隅反矣。

评中风脉法第一

《举要》曰：中风脉浮滑兼痰气，其或沉滑，勿以风治。或浮或沉，而微而虚，扶危治痰，风未可疏。浮缓者，吉；急疾者，殂。丹源子曰：卒倒之脉，大则忌其紧急，小则忌其沉伏。

论曰：中风非外邪也，皆真气不足，痰挟火而上升，壅塞脉道而作也。

按：张仲景论此有二节，其一曰：脉浮而紧，浮则为虚，紧则为寒；其一曰：脉沉大而滑，沉则为实，滑则为气。入于脏即死，入于腑则愈。二节虽不同，然皆未常主外邪，言其所谓邪者，盖指痰与火，正《易》所谓风自火出也。虚者，正气虚也；实者，邪气实也。但正气虚而邪未实，则扶正犹易，故脉浮多吉。更兼痰火胶结，脉见沉者，治之必难。故仲景于浮沉二脉之中，虽各有中脏中腑之别，而有中脏即死之说，止于沉中见之，于此见卒倒之犹忌沉也。凡治卒倒，先以生半夏末，或南星末入牙皂、细辛，作开关散吹鼻取嚏；或牛黄丸、苏合丸取吐，俟醒后分其虚实治之。盖急则驱痰，缓则顺气，久则活血，此其大要也。乃其症亦有不同，有卒倒而瘖不能言、痰壅、手撒、遗尿诸症者，此前贤所谓中脏死候也，豁痰必兼参、芪救之；有卒倒而但痰喘、能言不乱者，惟豁痰审其虚实可治；有卒倒而即口眼㖞斜，牵引搐搦者，此风火相煽，所谓邪气反缓正气则急也，宜以汗药散之。其或左或右，当从丹溪分气血为治。然《绀珠》①又云：以火为本，以风为标。火盛水衰，则木自旺。治法先以降火为主，或清心汤，或泻心汤，以防风通圣散汗之。大便秘者，三化汤下之。语言謇者转舌膏，或活命金丹。后此则常服愈风汤，然而可失于通塞，或一气之微汗，或一旬之通利，此圣人心法也。若卒倒而无痰，或痰少，则是大虚。《内经》曰：脉浮而散，为眴仆是也。王宇泰曰：元气素虚弱，或过于劳役，伤于嗜欲，卒然厥仆、口开、手撒、遗尿、自汗，非大剂参、芪用至斤许，岂能回元气于无何有之乡哉？丹溪曾治一人，灸气海八十壮，进人参二斤，方能言，至五斤而愈者，然病又不止此。《本事方》云：暴喜

---

①　绀珠：即《心印绀珠经》，综合性医书。二卷。元代李汤卿撰。全书共分九部分，依次为原道统、推运气、明形气、评脉法、察病机、理伤寒、演治法、辨药性、十八剂。论述简要，颇能融会诸家学说。

伤阳，暴怒伤阴，忧愁悲痛，气多厥逆，亦见涎潮①、昏塞、牙关紧急。若作中风，用药多致不救，急化苏合香丸灌之。予谓因怒得者，伐其肝；因悲得者，益其气；因喜得者，敛其神，香散之药，未可轻试也。予每用安神丸各分汤使，此则中气，非中风也。

评中暑脉法第二
伤暑同

《举要》曰：暑伤于气，所以脉虚，弦大芤迟，体状无余。暑热病剧，阴阳俱盛，浮之为大，沉之散涩，汗后躁大，死期可刻。

《活人书》曰：中暑、热病外症相似，但热病者脉盛，中暑者脉虚，以此别之。

王海藏曰：静而伤暑者，恶寒，脉沉细，一作沉疾；静而湿胜，伤形，白虎加苍术汤主之。又《局方》大顺散。动而伤暑者，身热、脉洪大；动而火胜伤气，白虎加人参汤主之。

论曰：动静之说，出自东垣。盖谓乘凉饮冷，为静为阴；奔走劳役，为动为阳也。海藏分沉细洪大而论脉，是矣。然予观静得之脉，有数有迟。盖乘凉饮冷，阳气内遏故也。大顺散所以用姜桂也，其未饮冷，白虎加桂枝汤。

---

① 涎潮：即涎下过多如潮。

动而得者，则必浮数。盖奔走劳役，元虚耗散故也，清暑益气汤、人参白虎汤。然又有日间奔劳，夜间露卧，动静两伤者，宜六和汤，紫苏、藿香解其表，砂仁、扁豆温其中是也。至若冒暑之过而卒倒者，名曰暑风。有痰，可吐之，苏合香丸；无痰，用大蒜、生姜、生葱之类，温水灌之，切不可用冷水。仓卒热死，移置阴处，取道傍[①]土围脐而溺其中，即活。又曰：中暑者，不可与冷水；中寒者，不可移近火，犯者必死。

评中寒脉法第三

《举要》曰：中寒紧涩，阴阳俱盛，法当无汗，有汗伤命。

戴复庵[②]曰：病者脉沉细，手足厥冷，或身热亦不渴，倦言动者，是中寒也。宜急温之，迟则不救矣。

论曰：中寒者，仓卒受寒而卒病也。《举要》曰脉盛，是中之轻者也；戴子曰脉沉细，是中之重者也。其因虽似伤寒而大不同，其症多恶寒无热而腹痛，其治多用理中汤、四逆汤、五积散；甚急者，灸丹田、气海，此为卒暴深沉之病，难分经络，一切汗、吐、下之法，俱无所用，不但不可汗也。

---

① 傍：通"旁"。《史记·淳于髡列传》："执法在傍，御史在后，髡恐惧俯伏而饮，不过一斗径醉矣。"
② 戴复庵：即戴元礼。详见前注。

夫中风、中暑、中寒，此中之大要也。而他如中气、中恶、血厥、食厥，其外症俱相似，而食厥一症犹为难辨。王节斋①曰：凡卒暴之病，必须审问明白。或方食醉饱，或饮食过伤，但觉胸膈痞闷、痰涎壅塞、气口脉紧盛者，且作食滞治之，先用姜盐汤吐去其食。若用驱风解表、行气散气之药，则胃气重伤，此盖节斋亲见二人以吐得愈，故发此论。然非节斋创获②也，昔孙杜常治宋仁宗贵妃食次得厥，以吐而苏，详见医案。则食之中人所从来矣，但人不知耳。余常治酒家儿，自塾归，遇风忽仆，痰涌如泉，两手搐搦，自汗，一日二三发，牛黄、苏合俱无效。予诊之六脉虚豁，因曰：自汗痰涌者，虚也；时作时止者，火也。搐搦口噤如此，不可谓无风，此盖中气虚极而风火相扇③也。用六君子，倍人参加川连、僵蚕、全蝎、姜汁、竹沥，三日六进而后平。后细询之，乃知此子喜饮酒，每因酒废食，故致此。《医学入门》④ 亦有酒湿病类中风之语，不可不知也。

---

① 王节斋：即王纶。详见前注。
② 创获：过去没有的成果或心得。
③ 扇：通"煽"。《淮南子·人间》："武王荫喝人于樾下，左拥而右扇之，而天下怀其德。"
④ 医学入门：综合性医书。明代李梴编撰，刊于 1575 年。本书以《医经小学》为蓝本，参考诸家学说分类编纂而成。内容包括医学略论、医家传略、经穴图说、经络、脏腑、诊法、针灸、本草、外感病、内伤病、内科杂病、妇人病、小儿病、外科病、各科用药及急救方等。正文为歌赋，加注文以补充说明。书中除引录各家学说外，并附己见，是一部较有影响的医学门径书。

评痢疾脉法第四

《举要》曰：痢初，脉滑实大，可下。尺微无阴，涩则少血。痢久，脉虚弦急，死决。发热固难，厥冷亦恶。

《脉经》曰：里急后重，脉大而洪实者，为里症。痛甚者，有物结坠也，宜下之。若脉浮大，慎不可下，下之必死，惟以分阴阳之法治之。

虽里急后重、脉沉细而弱者，为寒邪在内而气散也，可温养而自安。朱丹溪治滞下，气口脉虚者，先与四君子汤加芍药、陈皮，二三日后方与推积。

如疟后痢者，健脾胃药为君，治痢药为佐。

丹源子曰：下痢、脉浮、身寒热，羌活升麻汤、苍术防风汤汗之。时行痢疾，家家相等，亦宜先汗之，或败毒散。

论曰：痢疾一症，非可一端尽也。湿热所成，是为大法，故黄连、木香为始终必用之药。其初必与大黄荡积，槟榔、枳实通气，其中必用芎、芍养血，其终必用参、术补元，此夫人而知之者也。故曰行气则后重自除，养血则便脓自愈。至论。其脉滑大无妨，但须大而和缓；微小亦无妨，但须小而有神。若涩为无血，尺微为无阴，浮大为虚，则非可概下也。故有热痢，有积痢，此痢之常也。有血痢，有气痢，此以所下之赤白分也。有风痢，则恶寒发热是也。有疫痢，长幼传染是也。有虚痢，困倦懒言是也。气虚则大孔开，血虚则努责。有湿痢，所下如豆汁，或赤黑杂也。有寒痢，所下清冷，不渴、小便长也。李氏曰：利因于暑热者多，寒者少。然阴阳变化，赤而淡者为寒，白而稠者为热。必色症两参，而后寒热可辨。王海藏曰：六脉沉紧，按之不鼓，膀胱胜小肠也，此失血之故也，宜温之，皆言寒也。有噤口痢，饮食不进是也。然有虚实二者之分，以脉洪大为实，微弱为虚。有休息痢，屡愈屡作是也，亦有虚实二者之分。有滑痢，则虚脱不禁也。其治法实者泻之，大黄、槟榔之类。热者清之，黄连、黄芩之类。有表者汗之，羌活、防风之类。虚者补之，血虚，芎、芍、阿胶之属；气虚，参、术、肉果之属；又有肾虚，熟地、故纸之类。湿者渗之，五苓、导赤之类。气下陷者升之，补中益气汤、升阳益胃汤之类。寒者温之，姜、桂之类，甚者黑附子。滑脱者塞之，粟壳、诃子之类。噤口痢，实者败毒散，虚者人参黄连汤，或参、苓、芍、术，加石莲肉、石菖蒲。休息痢，实者行积，虚者八物、阿胶，此痢之大略也。丹溪有治利十法，宜取详玩。

评泄泻脉法第五

《举要》曰：泻脉自沉，沉迟寒侵，沉数火热，沉虚滑脱。暑湿缓弱，多在夏月。

张仲景曰：下痢脉反滑者，当有去，下乃愈。

《内经》曰：病泄脉洪大，是逆也。又曰：脉细、皮寒、少气、泄痢前后、饮食不入，是以为五虚，死。其浆粥入口，泄注止，则虚者活。

丹源子曰：泄泻之脉，大则欲其缓，小则忌其涩。

论曰：泄泻之脉，不皆沉也，但沉者多耳。盖泄主暑主湿，暑则虚，湿则濡，故近沉弱而忌浮大也。然风为洞泄，脉亦常浮矣。自《难经》有五泄之说，而后世遂分有五。不知《难经》所云胃泄、脾泄者，是泻也，所云大肠泄、小肠泄、大瘕泄者，乃痢也。古人名称相近，故越人别之耳。若专以泻论，亦不止五。有暑泻，夏月是也；有湿泻，即濡泻，纯水是也，皆可五苓或胃苓、六一主之。有食积泻，腹痛而臭秽是也，消导之；有痰泻，或泻或止是也，二陈汤主之；有火泻，暴注是也，芩连主之；有寒泻，鹜溏是也，理中汤主之；有风泻，春伤于风，夏为飧泄是也，胃风汤主之；有虚泄，脾虚不运，得食已即泻是也，参苓主之；有肾虚泻，五更作泻是也，二神丸主之；有交肠泻，大小便易位而出也，胃苓汤或肾气丸主之；有久泻虚脱者，养脏汤主之。能以前诸脉合之，思过半矣。

评疟疾脉法第六

《举要》曰：疟脉自弦，弦滑痰积，弦迟多寒，弦数多热。弦浮吐之，紧小下夺，虚微宜补，浮紧汗发，亦有死者，脉散且歇兼有刮涩者，亦疟脉也。

杨仁斋曰：疟疾，暑之脉虚，水饮之脉沉，痰癖之脉结。

《内经》曰：诸疟脉不见，刺十指间出血，血去必已，先视身之赤如小豆者，尽取之。

朱丹溪治妇，三疟食少，经不行已三月，而言动自如常，只无脉，从积痰治，三花丸，旬日食进，脉出愈。

论曰：《内经》论疟最详，然皆归于风寒暑湿之四气，而不及内伤，惟论瘅疟，有"肺素有热"一语，似内伤为病。夫肺之郁热能为疟，其他四脏之为疟，岂不同乎？此《内经》之举一隅也。惟予观疟之发，本于内伤者极多。在贫贱则奔走之劳也，饥饱之失也；在富贵则膏粱之积也，生冷之过也，房帏之伤也。故古人治疟，为别五脏，为别六经，岂可一概施治哉！今欲为后学之式，则惟曰无汗欲有汗，散邪为主；有汗欲无汗，正气为主。先热后寒者，小柴胡汤；先寒后热者，小柴胡加桂枝汤；多热但热者，白虎加桂枝汤；多寒但寒者，柴胡桂姜汤，其于大法亦得矣，而治疟实不止此。考之仲景，疟脉弦小紧者，可下之；弦迟者，可温之；弦紧者，可发汗；浮大者，可吐之；弦数者，以饮食消息止之，是不一法矣。故有外邪盛，或体虚受邪者，宜从朱丹溪。丹溪曰：疟是风暑之邪，宜从汗解，以汗之难易为优劣。若虚者先以参、术实胃，加药取汗。惟足厥阴最难得汗，补药力到，汗出至足乃佳。又曰：取汗非麻黄辈，但开郁通经，邪热即散为汗矣。其有内邪盛，或体实、多痰者，宜从杨仁斋。仁斋曰：疟家多蓄痰涎黄水，惟水不行，所以寒热不歇。治暑疟以香薷饮加青皮、大黄、乌梅，寒疟以二陈汤加青皮、良姜，吞神保丸五粒，并取下毒水，去其病根，寒热自解。后学就二子而酌取之，思过半矣。况乎外之寒热，又有不可凭者。王宇泰曰：疟若多寒而但有寒者，其脉或洪实，或滑，当作实热治之，若便用桂枝误也。其多热而但有热者，如脉空虚，或微弱，当作虚寒治之，若便用白虎亦误也。学者先问其寒热多少，又诊脉以参之，百无一失矣。至于三疟一病，诸书虽各有论，而无另方。虽有太阴、少阴、厥阴之分，而为脾虚则一，必以补中益气汤为主，而出入于四物、二陈之间，多服自平。若欲速而截之，必致他患。又有连发二日，复间一日者，此尤为大虚，四兽饮加人参治之。疟久不止，必是虚中有滞，治同疟母，以鳖甲为君。

评霍乱脉法第七

《举要》曰：霍乱吐泻，滑而不匀，或微而涩，代伏惊人，热多洪滑，弦滑食论。厥逆微迟，亦恐伤生。

《脉诀》曰：霍乱之候，脉微迟，气少不语，大难医。

论曰：霍乱者，内伤而兼之外感者也。怒喜不时，饮食不节，则中焦闭塞，而复有外邪乘之。真气内虚，逆而上则吐，注而下则泻。轻者吐泻过即止，重而不止，多至危殆。其发于夏者，伤于暑也；发于冬者，伤于寒也。其夏月若乘凉饮冷而得者，亦寒也。脉多喜洪滑，恶微涩。盖洪滑则实邪也，阳邪也，邪去自已。微涩则虚邪也，阴邪也。正气衰微，宁能久乎？至于代伏，痰食阻滞者亦有之。然但可乍见，吐泻稍止，宜即平复。移时不出，亦云凶矣。治法多以正气散为主，兼内外而疏通。夏月加芩、连，冬月加姜、桂，伤生冷加草豆蔻，转筋加木瓜，甚者木瓜倍至七八钱。凡香薷饮、六一散、五苓散俱宜夏，五积散、理中汤、姜附汤多宜冬。至于不因饮食，但以劳碌七情得之者，急宜加以参、术，无汗出逆冷即危矣。吐利不止，元气耗散，水粒不入，口渴喜冷，烦躁去衣，脉微欲绝，此内虚阴盛，不可以喜冷为热。宜理中汤，甚者加附子，或四逆汤澄冷与之，可救。

评内伤脉法第八

《举要》曰：内伤劳役，豁大不禁；若损胃气，隐而难寻。内伤饮食，滑疾浮沉。劳食两伤，数大涩侵。数又微代，伤食感淫。

论曰：内伤者，饥饱劳倦伤也。其外发热恶寒，全类伤寒。李东垣作《内外伤论》①，力为致辨，以为一误必

---

① 内外伤论：即《内外伤辨惑论》，又名《内外伤辨》，三卷，金代李杲撰，刊于1274年。主要论述由于饮食劳倦所致疾病。卷上有辨阴证阳证、辨脉等13篇有关辨证的论述；卷中、卷下结合具体方药论述了以饮食劳倦为主的一些内科疾病的证治。

死。其"辨症"则曰：外感有余之病，其发热也，拂拂翕翕，在皮毛之上；其恶寒也，虽重帏重被，近烈火不除。其口鼻气粗，其声前轻而后重。内伤不足之病，其发热也，蒸蒸在肌肉之下；其恶寒也，得温即快。其口鼻气短少，其声前重后轻，其四肢倦怠。至"辨脉"则曰：外感显于人迎，内伤显于气口。内伤之脉，气口急大而数，时一代而涩。涩是肺之本脉，代是无气不相接，乃脾胃不足之脉。洪大而数，乃心脉刑肺；弦急，乃肝木挟心火克肺金也。其右关脾脉，比五脉独大而数，数中时显一代，此不甚劳役，是饮食不时，寒温失所，胃脉损弱，隐而不见，惟内显脾脉如此也。治用补中益气汤。丹溪曰：东垣《内外伤辨》甚详，但有挟痰者，有挟外邪者，然皆当以补元气为主，看所挟而兼用药。气虚甚者，必少加附子以行参、芪之气，然尤有辨焉。内伤有似阴症者，其人素虚寒也，惟不吐泻厥逆为异，不可专任姜、桂。内伤有似阳明热病者，其人有畜热也，夏月尤多，惟脉不长实为异，不可妄用白虎。至于挟外感，挟饮食，须审其孰重孰轻，而增损行之，是在学者之心慧尔矣。若夫醉饱入房之内伤，则又是一病，非东垣所称之内伤也。

评七情脉法第九

《举要》曰：怒则气上，其脉弦洪；喜则气缓，其脉和软；悲则气消，其脉沉弱；恐则气下，其脉沉弦；惊则气乱，其脉散大；劳则气耗，其脉虚微；思则气结，其脉沉涩；郁则气抑，其脉沉结。

《脉叙》曰：肝在志为怒，怒则肝脉弦，甚则反涩；心在志为喜，喜则心脉散，甚则反沉；脾在志为思，思则脾脉结，甚则反弦；肺在志为忧，忧则肺脉涩，甚则反洪；肾在志为恐，恐则肾脉沉，甚则反缓。悲则气消，故肺脉虚，甚则心脉散乱；惊则气乱，故肝脉躁大，甚则心脉易位而向里。各脉虽见各部，然俱与气口相应，为主内因也。

论曰：丹溪曰：人之五脏配五行，木、火、土、金、水，以养魂、神、气、魄、志，而生怒、喜、思、忧、恐。中节则和，失节则病。失者过也，过则必恃其能胜，而侮所不胜。如肝木盛，则必克土而脾病也，其甚则反者，谓子将乘虚而来复也。如木方克土，肝必内虚，肺必乘之，侮反受邪，故脉反涩，涩者肺脉也。其他喜、思、忧、恐亦犹是矣。治法：五志过极，皆为火，先以平火为主，而有有余不足之分焉。如怒则血郁，惊则痰聚，是为有余；悲则气耗，恐则神怯，是为不足。又有因情志之过而适遇外感，或伤饮食者，则不足中之有余也；又有因情志不遂，而借酒色以自陶者，则有余中之不足也。大抵忧与思多，积久而病，久则为不足。怒与惊多即病，然使久之，则亦为不足矣。有余，则行血行痰；不足，则益气养血，此大要也。而又有以神治神之法，如伤于怒者以悲胜之，伤于喜者以恐胜之，伤于思者以怒胜之，伤于悲者以喜胜之，伤于恐者以思胜之，此虽五行迭胜之理，然医非妙术，未易臻此。

评咳嗽脉法第十

《举要》曰：咳嗽所因，浮风、紧寒、数热、细湿、房劳涩难。右关微濡，饮食伤脾；左关弦短，疲极肝衰。浮短伤肺，咳嗽与期。五脏之嗽，各视本部。浮迟虚寒，沉数实热，洪滑多痰，弦涩少血。形盛脉细，不足以息，沉小伏匿，皆是死脉。惟有浮大而嗽者生。外症内脉，参考称停。

《脉经》曰：夫形肥有汗脉缓者，脾湿胜也；形瘦无汗脉涩者，肺燥胜也。湿者，白术、半夏、茯苓之属燥之；燥者，杏仁、瓜蒌之属润之。

热壅于肺，必咳血，其脉大。久嗽损肺，亦必咳血，其脉虚小。热壅于肺者易治，不过凉之而已。损于肺者难治，渐以成劳也，人参蛤蚧散。咳吐脓血，脉数虚为肺痿，数实为肺痈。

论曰：《内经》曰：五脏六腑，皆有咳嗽。《绀珠》云：六气皆能为嗽，然各脏腑虽能有嗽，而总归则在肺。六气虽皆为嗽，而要只惟内外二因。外因者，风也、寒也、暑湿也；内因者，郁火也、饮食也、房劳也。外因则伤肺，内因乃及各脏。然外因本在肺，久亦能移而之各脏。内因本在各脏，亦必上干于肺，乃嗽耳。其脉外感者，多浮洪有力，若见沉滑，是痰实也。内伤者多虚大无力，若见沉数，则虚劳矣。其分湿燥者，以痰多易出为湿，以痰少难出为燥，此外感之辨也。其分阴阳者，以清晨嗽多，为胃火为阳；黄昏嗽多，为肾火为阴，则内伤之辨也。外感虽易治，然忽于初而失所治，亦有数年不愈者，幸不成痨，当仍汗解。内伤虽难治，然觉之早，而治之当，亦自愈矣。二冬、二母、五味、五倍，皆所必用。八味丸虽不治嗽，审是女劳，犹宜早服。迁延而久，使脉涩数见血，虽蛤蚧亦无益矣。更有难者，则肺胀一病，咳而喘不得卧，或但可一侧卧者是也。有实有虚，审其脉而察之。实者四物汤，加桃仁、诃子、青皮、竹沥、姜汁；虚者，人参膏、百花膏。予曾用八珍汤甚效。至于咳而失声，外感内伤俱有。外感失音者，清凉发散中加生地汁、诃子皮润之。内伤失音，已无可治，惟有八味丸、蛤蚧散庶可耳。盖外感失音病止在肺，内伤失音病已在肾，肾主声音故也。至于肺痿、肺痈之嗽，瓜蒌、紫菀以涤之，人参、黄芪、苡仁以补之。面白当补肺，而兼补脾；面赤必兼补肾，六味丸、云母膏为丸，甘桔汤下。丹溪用太乙膏为丸，其脉则忌浮大，从溃疡论也。杂方用夜合根皮煎服，亦时有效。

评痰喘脉法第十一

《举要》曰：喘急脉沉，肺胀停水，气逆填胸，脉必伏取。沉而实滑，身温易愈，身冷脉浮，尺涩难补。

《脉经》曰：右寸沉实为肺实，左尺大为肾虚。上气，面浮肿肩息，脉浮大者危。

论曰：按丹溪，喘，有痰有火，有阴虚，有气虚，有水气。然予观喘家属痰最多，又有外感风寒而喘者。凡风寒、胃火、水气皆痰也。其阴虚气虚，亦多有痰。若无痰而喘为短急，在久病去死不远矣。夫既有风寒之喘，其脉亦必有浮，而此但云沉者，盖风寒至喘，已兼半里，而不纯表矣。若非风寒，则浮大者必危也。喘虽属肺，而实不专主肺。王氏曰：胃络不和，喘出于阳明之气逆；真元耗损，喘生于肾气之上奔。在阳明则有实有虚，若肾气则有虚无实。治法：挟外感疏散之，苏沉九宝汤。仲景云：喘家作，桂枝加厚朴杏子佳。有水气，则行水。轻者半夏、茯苓、葶苈；重者，导水丸。气虚者，人参末调鸡子服，生脉散加瓜蒌妙。阴虚者，肾气丸。平居则和，行动则喘者，冲脉之火也，滋肾丸。得食暂减，食已复喘者，胃火也，导痰汤加芩、连、杏仁、瓜蒌。坐则平和，卧下即喘者，水气也，从水治。亦有阴虚者，四物合生脉散，童便、竹沥，曾用生脉散合诃子有效。喘而扛肩撷肚者，胃气大虚，急补之。娄氏曰：治久喘，未发时用人参半夏丸，已发时用沉香滚痰丸微下之，累效。然虚者，虽发时亦不可下。若喘而咳者为哮，痰多可吐之。丹溪曰：治哮，必用薄滋味，不可纯用寒凉，必带表散。然曾见二陈合五苓有效，不必定散也。又莱菔子末姜汁糊丸，此则有散意。又用鸡子略敲损投尿中三日夜，煮食之，专降火也。夫喘有虚实，哮亦有虚实。哮有降痰不效，八珍汤加黄芪乃效者，不可不知也。

评惊悸怔忡脉法第十二

《举要》曰：惊悸怔忡，寸动而弱；寸紧关浮，悸病仍作；饮食痰火，伏动滑搏；浮虚而弦，忧惊过怯；健忘神亏，心虚浮薄。

论曰：此神志病也，所主惟心脾二经。有心气素虚者，安神丸、补心丹。其时作时止者，脾畜痰饮也，二陈汤、温胆汤、朱雀丸。大抵茯神、麦冬、贝母、远志，为必用之药也。夫始而惊悸者，后必怔忡，久必健忘；始而心虚者，后必痰壅。虽有浅深，而其原则一。故补心者必兼健脾，脾乃心之子，子富则父不独贫也。

评失血脉法第十三

《举要》曰：诸病失血，皆见芤脉，随其上下，以验所出。大凡失血，脉贵沉细，设见浮大，后必难治。

娄氏①曰：六脉细弦而涩，按之空虚，其色必白而夭。不泽者，脱血也，此大寒症，以辛温补之，甘润佐之。六脉俱大，按之空虚，心动面赤，善惊上热，乃手少阴心之脉

---

① 娄氏：即娄全善。详见前注。

也，此因气盛多而忘血，以甘寒镇堕之，以苦温峻补之。

论曰：脉者血之府也，血者脉之养也。血充则脉充，血虚则脉涩，此必然之理也。血而既失，则脉应芤应微，而反实大者，乃邪火所为也。常推夫失血之原，外感则有六淫，内伤则有七情，与夫惊恐跌扑，劳役饮食，皆能令失血，然皆不能杀人。杀人者，其惟女劳乎？盖肾伤则无水，无水则火独炽，故脉多数大，而治为独难也。虽曰上行则逆，下行则顺，然尿血一病，死可立见，肠风一病，每抱终身，则下行亦安在其顺哉？惟是血下行，则补而升之易；血上逆，则补而降之难耳。今为分别言之。鼻衄血出于肺，咯唾血出于肾，痰涎血出于脾，呕血出于胃，溺血出于小肠，便血出于大肠。大法血得热则行，故失血多热症，所用四物、芩、连、犀角、阿胶、地榆之属。然亦有寒症，盖寒则血凝，凝则亦致妄行，故娄氏为致辨，而古有单用香附，单用益智以止者，不可诬也。况失血久则虚，虚则生寒，必用炮姜以温散之。亦是无令血凝，得易归经之意也。噫！夫人而一见失血，即宜清心以养神，寡欲以养精，归地以养血，参苓以养气，乃庶可耳。不能内守，而恃外治，殆哉！

评劳瘵脉法第十四

《举要》曰：平脉弦大，劳损而虚。大而无力，阳衰易扶；数而无力，阴火难除。寸弱上损，浮大里枯；尺寸俱微，五劳之躯。血羸左濡，气怯右推，左右俱微，气血无余。劳瘵脉数，或涩细如，潮汗咳血，肉脱者殂。

论曰：劳者虚也，而不止于虚也。真元耗损，而邪火炽焚也。吐血尿血，是劳之初症；咳嗽潮热，是劳之中症；泄泻失音，是劳之末症也。其脉以虚大为吉，细数为凶。古语云：微数不成病，不名瘵，是细数，乃已成之候也。治法：阳虚，四君子汤；阴虚，四物汤；或曰：阳虚，生脉散；阴虚，三才丸。然丹溪有云：凡虚病之可医者，皆阴虚也。果属阳虚，敏者亦难措手，乃此云"阳衰易扶，阴火难除"，何也？盖人身阳常有余，阴常不足，故阳虽或衰，终不大损而扶之易。若大损，则亦无救。阴易亏，故多损，虽可徐调，而多致迁延年岁，而难除也。然阴虚而元阳未损，则亦不死，故曰阴虚可医也。治者，偏用归、地则滞脾，偏用参、芪则助火，偏用寒凉则伤中气，偏用止涩则阻血脉。治必审其何病，在何经而治之。咳多则病在肺，易怒则病在肝，食少则病在脾，惊惕则病在心，遗滑则病在肾，而脾胃犹为至要。盖脾胃一虚，则五脏无所禀受，而药亦难施功矣。所以退热，惟用地骨皮、青蒿、牡丹皮之属，其若柴胡、葛根、知母、黄柏，只可暂用，而不可久也。至于劳虫一说，古人图其形状，纪其代数，丹溪谓不必深泥。然予见朱氏之子，以瘵死而虫出口鼻，如细蟆数千，衣巾俱白，延及门窗，闻者皆避，按图又无此状。大抵痰血凝滞，火热熏蒸所成。治者，能清其痰血，虫无由生矣。夫人苟能清心寡欲，节饮食，慎起居，则寒暑之邪不能灾之，岂彼身之虫，能传此哉？

评反胃脉法第十五

《举要》曰：反胃噎膈，寸紧尺涩，紧芤或弦，虚寒之厄，沉滑为痰，浮涩少血，弱大气虚，数小无血，若涩而沉，七情所搏。

呕吐无他，寸紧滑数，微数血虚，关浮胃薄，沉实有瘀，最忌涩弱。

朱丹溪曰：气虚右手脉无力，四君子汤；血虚左手脉无力，四物汤加童便。有痰寸关脉沉，或滑伏而大，二陈汤。有气结，寸关脉沉而涩，宜开滞导气之药。

王氏曰：反胃之脉，沉细散乱，浮沉则有，中按则无，必死不治。

论曰：《洁古家珍》[1]云：上焦吐者，皆从于气；中焦吐者，皆从于积；下焦吐者，皆从于寒。此盖本之王启玄"食不得入，是有火也；食入反出，是无火也"之意，至赵以德[2]，则云邪在上脘之阳，则气停，气停则水积，变

① 洁古家珍：综合性医书。一卷，金代张元素撰，撰年不详。此书分述风、破伤风、疠风、伤寒、咳嗽、吐、热、疟、眼、衄血、消渴、疮疡诸病证。论证简要，选方不泥于古，自拟效方大多平正可取。现有《济生拔萃》本。

② 赵以德：即元末明初医家赵良仁，字以德。江浦（今江苏江浦）人，迁居浙江。从名医朱震亨学医，著有《金匮方论衍义》《医学宗旨》《丹溪药要》等，后两种已佚。

而为呕；邪在下脘之阴，则血滞，血滞则谷不消，变而为吐。而不言寒。至朱丹溪则皆主血枯，曰其稿在上，近咽之下，水饮可行，食难尽入，名之曰噎；其稿在下，与胃为近，食虽可入，良久复出，名之曰膈。又曰：有气虚、有血虚、有痰积、有瘀血，皆合上下而言之，不为分别寒热。以予观之，此疾未有无痰者。每见食入皆为痰裹而出，其得之皆为积怒积怨，无所发泄而成，其从暴怒而得者甚少。其因暴怒而得，或作劳跌仆之他因，则多在上脘、中脘。惟积久之病，乃在下脘，则当以赵以德之言为正。血稿乃是下脘病，其在上则当主气，中则当主痰也。其大便燥结，粪如羊屎者，惟下焦稿者多得之，而上之噎膈不皆有也。故脉之涩与数疾，先见尺下为难治，偏弦者亦难治。其有食物下咽，屈曲而下，梗涩作痛者，又是瘀血，而非血枯也。脉即见涩无妨。故治法，在上者消痰降火，大半夏汤；在下者养血润燥，四物汤。王宇泰多用竹沥、姜汁、韭汁、茅根汁、芦根汁、童便、甘蔗汁、牛羊乳汁，盖以行血行痰降火，而兼之润燥，故易效也。有瘀血，加五灵脂。丹溪有大戒曰：此病不可服香燥，用之必死。非特香耗气，燥耗血，而且助火故也。夫呕吐上逆，乃是炎上之象，非火而何，故忌之。然亦指沉香、木香、丁香、檀香、草蔻、乌附而言，至于半夏、枳壳，又所必用也。丹溪常用甘蔗汁煎六君子汤，加附子、大黄后，令单服牛羊乳。又方用竹沥煮莺粟米代粥，止啜一二口，间与四物汤加陈皮，此二方丹溪最得意，故记之。然病人得药不反，不可便与粥食，止与人参陈皮汤，徐啜半月，后乃试陈仓米及糜粥。若食早必复吐，不救也。又所吐非所食，但从脐下逆起，即吐清痰，此乃地道不通，阴虚上逆之故，正洁古所谓下焦吐属于寒也。夫寒中之吐，腹下隐隐而痛，或胀，吐过亦不减是也。吐多津液少，不可以口渴大便难，而即以为热。然至用药，又非大热，惟生地、当归、桃仁、红花、甘草，和血凉血惟稍加肉桂以为向导。便^①闭者，加大黄微利之。《医方考》用六味丸，此则与反胃稍不同也。大抵反胃是神思间病，必内观静养，乃可治之。躁妄之人，谢勿治也。

评水肿鼓胀脉法第十六

《举要》曰：胀满脉弦，脾制于肝。洪数热胀，迟弱阴寒，浮为虚胀，紧则中实，浮大则生，虚小危急。水肿之脉，有阴有阳，沉细必死，浮大无妨。

《素问》曰：肾肝并浮为风水，肾肝并沉为石水。

按：风水者，四肢浮；石水者，小腹肿硬也。

丹溪曰：水病脉多沉，阳水沉数，阴水沉迟。大不喜浮，沉不喜小。

论曰：先肢肿而后腹大者，水也；先腹大而后肢肿

---

① 便：底本字迹模糊，从字形及语义上疑为"便"。

者，胀也，皆是脾气大虚，不能运动精微，以致经络壅遏，不能宣通而作也。然肿有上甚者，有下甚者，胀有四肢俱浮者，有四肢反瘦者。治肿必调其小便，治胀必调其大便，此肿胀大法也。张仲景论水肿曰：上肿甚者宜汗之，下肿甚者宜利小便，此盖《内经》以面肿为风，脚肿为水之旨。此是一端，而更有阴阳之别。其大便闭、小便涩者为阳水，可泻之；其大便溏、小便利者为阴水，无可泻，宜专补脾，更带温暖。盖寒得温补，则气暖而小便自通。气陷者升提，则阳举而阴自降，非必五苓、神祐乃行湿也。故灸水分，针三里、临泣、水道，皆治水之要也。然卢氏论水肿，专主肝肾，丹溪非之，以为水病之原，皆是脾虚。《内经》所谓诸湿肿满，皆属于脾也，固是矣。然《内经》又云：肝肾并浮为风水，肾肝并沉为石水。夫肝主疏泄，肾主二便，为胃之关门。关门不利，水乃妄行，固水病不可谓非肾肝也。但卢氏以为肾肝之有余而决之则失矣，此盖肾肝之不足也。水是脾所受盛之水，因肾肝不能疏泄，故反为脾害，况二脏俱有邪火。水既不得顺下，复挟火势，遂泛滥而四及。若非邪火，则止为积水之病耳。故治者大补脾，必兼补肝肾乃可也。又曰：皮间有红缕赤痕者，此血肿也。然予观浮肿，有有水者，有无水者。《内经》曰：以手按之，随手而起，如裹水状者，水也。按之窅然①不起，则无水明矣。此病多得之病后，多起于足，而不在手，此亦是肾虚。故病在下，六味丸以补肾之阴，二神丸以补肾之阳。补中益气非其治也，但可辅行耳。

胀之为病，云寒云热，聚讼纷纷。东垣重寒，丹溪主热。然予观东垣原有二论：其一谓胃中寒则胀满，皆由饮食不节，起居不时，而末传寒中也，与八益之邪，天外而入，伤寒传阳明、太阴之胀不同；其一谓浊气在上则生𦜝胀，乃客阴之火上冲吸门，使吸入之气不得下归肝肾，治在幽门。惟丹溪则偏言热耳，然丹溪之偏言热者，恶禹余粮丸也，而肉桂、白豆蔻、肉果之属未常尽去。东垣重言寒者，恶三花神祐丸也，而开鬼门洁净府之法亦所常施。至王宇泰则左袒东垣，谓寒胀多热胀少。夫阳主运化，今脾不运，是无阳也。惟予谓胀病，其本是寒，其标是热，但标本有轻重不同耳。夫所云始为热中，末传寒中者，非寒也，虚也。所云初虽因寒，郁久成热者，非热也，郁也。以故中满分消汤，热药也，而有黄连、黄柏之寒；中满分消丸，寒药也，而有干姜、砂仁之温。其广茂溃坚汤、半夏厚朴汤，皆有黄芩、黄连、胡荽、肉桂，但须观标本轻重而施治耳。夫胀而能食如故，则病不在脾胃，当治标；胀而不能食，则病在脾胃，当治本。胀而大便滑泄为虚，治本；胀而大便涩难为实，治标。标则宜泻，本则

---

① 窅（yǎo 咬）然：幽深遥远的样子。

宜补。若不能食而滑泄，则去死不远，惟水胀泄泻可治耳。大抵清气不升，浊气不降，天地不交，故否①而满。治者升麻、柴胡升之九地之下，猪苓、泽泻泻之九天之上。如半夏、厚朴、青皮、吴萸皆所以泻浊也，如益智、豆蔻、木香、苍术皆所以升清也。其言外虽坚急，中空无物者非也。夫既脾虚不运，郁遏阻塞，则其中必有痰秽杂集，但其本是虚，不若聚伤之积可驱荡耳。消积补虚，次第递用。若至肠胃不通，大便秘塞，则下之胀已自是成法胡可废也。黄疸之末成胀，从湿热治；疟疾之末成胀，从痰积治，皆须大补。瘀血成胀，从惊恐跌扑得也；虫聚成胀，喜食异物是也，可下之。夫蛊胀有虫，王宇泰自谓创获，然《医学入门》已言之。大抵脓血湿热，能酿成也。论云：虽云浮大无妨，然《脉经》云"腹胀身热，脉大是逆也"。如是者不过十五日，死矣。盖大而空虚，亦所忌也。

评积聚脉法第十七

《举要》曰：五积属阴，伏沉附骨，肝弦心芤，脾长肾滑，肺则积浮，各当部出。积聚癥瘕，紧则痛缠，虚弱者死，强实可痊。

《内经》曰：寸脉沉而横，曰胁下积，腹中有横积，痛。《脉经》曰：沉而有力者，积也。

---

① 否：通"痞"。《素问·王常政大论》："地乃藏阴，大寒日至，蛰虫旱附，心下否痛。"

论曰：积者，阴也，血也，有常者也；聚者，阳也，气也，无定者也。癥者有形可征也，积之属也；瘕者假也，聚之属也。

按：《内经》肝之积曰肥气，心之积曰伏梁，脾之积曰痞气，肺之积曰息奔，肾之积曰奔豚。《脉经》曰：脉浮而毛，按之辟易为肺积；沉而芤为心积；弦细为肝积；沉而急，饥见饱减，为肾积；浮大而长，饥减饱见，为脾积。今按肝积多病疟，心积、脾积多病疸，肺积多病咳，肾积多病疝，盖非独积病也。或曰左为血，右为气，大抵肝在左，肺脾在右，心肺在上，肾肝在下也。治法：大积大聚，断不可骤去，故不可过凉，亦不可过热。初时多寒，宜温散之；久则多热，宜凉补之。在上属阳，凉之；在下属阴，温之。积属阴，宜养血，宜温之；聚属阳，宜顺气，宜凉之。五积丸，毫无当，不可用也。此皆血气自凝之积。至于食积，生冷面食肉食之类，又与此不同。然治之必兼补兼消，缓而行之可也，与积聚差易。

女妇之积，曰肠覃，曰石瘕。《灵枢》曰：肠覃，寒气客于肠外，与卫气相搏，内有所击，癖而内着，稍以益大，如怀子之状，月事以时下。石瘕，寒气客于子门，恶血当泻不泻，衃以留止，日以益大，月事不以时下。皆生于女子，可导而下之。仲景以月事时下者为气分，月事不下者为血分。而其治法，则曰阴阳相得，其气乃行，大气一转，其气乃散。可知治惟行气血，不专攻也。

评五疸脉法第十八

《脉经》曰：凡年壮气壮，脉来洪大者易愈；年衰气虚，脉来微涩者难瘥。又曰：脉虚大，大便泻利而渴者，死；脉滑小，小便利，不渴者，生。

凡黄家，候其寸口脉，近掌无脉，口鼻气冷，并不可治。

《举要》曰：五疸实热，脉必洪数，其或微涩，疸属虚弱，沉是内因，外感浮发。

论曰：疸之有五，不知分自何氏，以今详之。曰黄汗，曰黄疸，此辨症也，有汗无汗之别也；曰谷疸，曰酒疸，曰女劳疸，此辨因也，脾胃与肾之别也。夫以症辨，则尤有渴不渴之分，小便利不利之分，而不止于汗；以因辨，则尤有触冒暑湿而得，汗出入水而得，而不止于酒谷女劳也。故诸家俱有脉浮可汗可吐，脉沉可下之说。但此病外感极少，故汗吐罕施，而内伤虚者为多，故下亦宜慎。故曰酒疸下之，久久变为黑疸，云宜慎也。朱丹溪总其大要曰：不必过分，同是湿热，如盦①麹②相似。然虚实在脉，乌不可分哉？故治法，汗多敛之，无汗微散之，伤谷消导之，伤酒解其毒，小便不利者除其湿热，茵陈、五

① 盦（ān 安）：覆盖。
② 麹（qū 驱）：把麦子或白米蒸过，使它发酵后再晒干，称为"麹"（曲）。可用来酿酒。

苓、胃苓之类。若小便自利，则不宜利湿，惟栀子柏皮汤。若虚者，或因他病后得者，病而稍久者，并不宜单清热，必参术健脾汤、当归秦艽汤。因女劳者，加味四君子汤、东垣肾疸汤。若过用凉药，强通小便，恐津液枯竭，久而黑瘁，不可为矣。然仲景又有云：疸病当以十八日为期，二十日已上反剧，为难治。亦云久则必虚，故危之也。至于劳黄一病，宿病大病后，饮食失节者，恒有之，差易于疸，大小温中丸、枣矾丸，加补脾药。盖其病止在肝脾气分，症止在肌肉，故虽久无害也。

评三消脉法第十九

《举要》曰：三消肺肾，标本通脾。洪数阳盛，寒凉所宜；濡散血散，甘温可施。浮短不可，沉小堪噫。

论曰：三消，一病也，而有三者，本末浅深之异也。盖肾为真水之原，肺为真气之宰。肾气上输于肺，则津液出于口。肾涸于下，则肺焦于上。虽有饮食，脾能播传，而肺气不持，无由灌溉，皆从溲出，此渴之所以不止也。初时病止在肺，为上消，稍久则脾亦病，不惟速渴，而且速饥矣。再久则肾自病，精气常流矣。故消渴之病，未有不小便多者。若消渴而小便涩少，消中而大便结涩，则是肺火胃火自盛，乃肥甘酒食之过，五苓、六一、承气、白虎之属，稍参芩、连、花粉、干葛，斟酌用之。大小便一利，而火遁矣。惟是饮多而小便亦多，大便自利，此火非寒凉可折也。必用二冬、参、芩，或八味丸去附子，加五味子，或玄兔丹、鹿茸丸乃可耳，此脉之所以取数大而恶微小也。单方蜜煎姜汁，或澡丝汤，亦是治渴便方，但未能治本耳。其后多传痈疽者，筋脉中津液去，而血自聚，火自结也。又或传中满者，谷气不能传播而拥塞也。甚有目盲而肢废者，故非薄滋味，戒嗜欲不可为也。预防发痈，用黄芪六一汤，下忍冬丸，亦是通行血脉之意。《内经》论五脏脉，俱以微小为消瘅。瘅者，殚也，消之尽也，盖专指下消言也。

评诸痹脉法第二十

《举要》曰：风寒湿气，合而为痹；浮涩而紧，三脉乃备；痛风沉弦，肝肾被湿；尺涩而小，酒后风袭。

论曰：《内经》虽云风、寒、湿三气合而为痹，然未常分配。后人乃谓风胜为行痹，寒胜为痛痹，湿胜为着痹。乃今考之东垣云：身体沉重，走注疼痛，湿热相搏而风热郁不得伸，附着于有形也，宜苍术、黄柏之类。是走注痛，不独为风也。丹溪云：上部肿痛，五积散发其汗；下部肿痛，五苓、八正等利小便。若大便不通者，防风通圣散主之。又曰：上部痛，羌活、桂枝、桔梗、威灵仙；下部痛，牛膝、防己、木通、黄柏。又曰：痛如掣为寒多，肿满如脱者为湿多，汗出为风，通用虎骨、犀角、沉香、木香、当归、桃仁、羌活、秦艽，是痛风不独主寒也。丹溪又曰：麻是气虚，补中益气汤、四君子汤，加黄芪、天麻、麦冬、当归。木是湿痰死血，二陈汤加苍术、白术，少佐附子行经，四物汤加桃仁、红花、韭汁，是着痹不独主湿也。总之脉络空虚，外邪袭入，其初得肌肉之分，浅而易去，其脉尚浮。稍久邪入筋骨，留而既深，其脉即沉，血脉不行，经络阻滞，其脉必涩，非遇上工，未易除也。

评癫狂痫脉法第二十一

《举要》曰：颠痫之脉，阳浮阴沉。数热痰滑，狂发于心。惊风肝痫，弦急可寻。浮缓腑浅，沉急脏深。

王海藏曰：治长弦伏三脉，风痫、惊痫、发狂，恶人与火者，灸第三椎、第九椎，服《局方》妙香丸，以针穿一眼子透，冷水浸少时、服之，如本方。若治弦细缓三脉，诸痫似狂者，李河南五星丸。

论曰：痫与狂，皆痫疾也。癫静而狂动，癫怯而狂勇。故《难经》曰：重阳者狂，重阴者癫。刘河间非之，曰：癫狂皆属火，重阴之说非也。不知越人之所谓重阴，非谓寒也。盖狂起于少阳胆，因怒郁而神飞，故痰得入心；癫起于太阴脾，因忧思而神越，故痰得入心。治法虽皆以清心化痰为主，而狂必吐之下之，以伐其肝。癫虽可吐，而后必用参、苓、归、志以益脾。王海藏所以分长弦之脉，与细缓不同也。故狂则专于下痰降火，癫则兼乎安神养血，此则越人之大旨也。至于痫之病，又稍不同。古之痫通称癫，其别有三：曰脉癫，心也；曰骨癫，肾也；曰筋癫，肝也。后乃以五畜别五脏，曰鸡，曰马，曰牛，曰羊，曰猪。而钱氏之论则又有犬而无马，此皆从仆时，喉间之声以别其名，而非经本旨也。经但以心为主，而分肾与肝。盖肾肝邪火，倏为上迫，以逼其痰，痰气不出，则微作畜声一二声。少倾痰出，邪随痰散，乃得复苏。治法专于豁痰降火。然顽痰胶固，非辛热为佐，何以开导？是以古方治痫，必用南星、半夏、僵蚕、全蝎、牛黄、朱砂、苓、连等，而常参以川乌、白附、甘遂也。大抵脉浮洪，发时身热者，宜与降火；脉沉急，发时身冷者，必兼辛热，亦有可吐者，审而行之。

评头风脉法第二十二

《举要》曰：头痛多弦，浮风紧寒；火洪虚弱，左右或偏；痰厥则滑，肾厥则坚。

《脉诀》云：头痛短涩应须死，浮滑风痰皆易除。

论曰：头痛卒暴得者，虽无寒热，亦必风寒也，汗之自愈。若初起不甚痛，时作时止，久则愈甚者，头风也。时论头风，多从外感言，盖以治头风之方，多用羌活、川芎、细辛、防风、荆芥诸发散之药故也。夫风寒入脑，事诚有之，然其痛必联绵不已，岂有间数月数旬而作者？且其作胡不于当风，而必于将风之前也。考之《内经》，言头痛有上虚、下虚之别。上虚谓肝虚，下虚谓肾虚。盖肝肾二脏，俱有邪火，虚则动摇而火生，上逆清道，痰饮浊气，亦随而上入络脉中，故扰乱而痛也。今试详其症，有闷闷而痛，痛则恶寒，手足酸软者，肾虚也；有晕旋而痛，痛则呕恶者，肝虚也。甚则吐泻并作，水饮不入者，痰也。其或偏左偏右者，盖独发于肝肾则偏左，牵引于脾则偏右。故右亦能攻左，左亦能攻右，而未常一定，与偏枯稍不同也。古方治头风，多用细辛、川芎、白芷、薄荷、瓜蒂、脑、麝之属。搐鼻取涎其方甚多，可知头风乃涎浊上攻而非关外邪也。其必先风前一日发者，盖将风则天气蒸郁。故人郁，火亦应之，而当风则反不痛也，其用风药、散药亦有效者。火郁则发，且诸风药能达头目也。然专用风药过多，久必反损而痛加勤，为耗气血故也。予意治头风，必补气血开郁，降火豁痰。惟当发时则倍川芎、天麻、细辛以散之。急则治标，缓则治本，乃可除也。然此病无有不损目者，盖目为肝窍，而瞳神属肾，二脏之邪上攻，故必及目也。刘河间论内障，亦曰由热气怫郁，玄府闭密，以致气液血脉、荣卫精神，不能升降出入，故致此。夫阻闭玄府，则无如头风矣。故兼有外邪，时有赤肿，则必成外障。若无外邪，则必成内障。故凡目病从头风来者，不必治目，头愈则目亦愈，头不愈则治目无益也。治头风，必针灸以通脉道，手取合谷，头取上星、风池，备针灸科。

评眩晕脉法第二十三

《举要》曰：风寒暑湿，气郁生涎，下虚上实，皆眩而晕。风浮寒紧，湿细暑虚，涩弦而滑，虚按力无。治眩晕法，尤当审谛。先理痰气，次随症治。

论曰：眩晕，虽有六淫七情之不同，而其要，总归之风火之相煽，惟诊者察其虚实而已。其实者，为痰热郁结于中焦，支饮停蓄于心下，致令清气不升，浊气不降，而肝脾之火上冲。朱丹溪所以有大黄酒炒三次，茶调一二钱。张仲景有独圣散，取吐之法也。其虚者，谓精气伤败，不能制火，或中土虚衰，不能堤防下气之逆，致令龙雷之火上冲。朱丹溪所以治男子昏晕吐痰、脉散大而缓，重按无力者，用参、术、归、芪煎汤，下黄柏丸，期年而平。戴复庵有酒煎鹿茸及茸珠丸之法也。辨其内外之因，察其虚实之原，思过半矣。或言外感多实，内因多虚者，亦不尽然。夫风寒之症，一有眩晕，则汗下俱不可施，只可解肌化痰。李东垣治范天騠内子，因感寒闷晕，众医散之下之愈甚，东垣补之，乃安也。肥实人素有痰疾，因怒动火而眩晕者，则化痰降火为先也。大抵虚眩，虽一身无主，而中自惺然；实眩，则每不知人也。

评眼科脉法第二十四

《脉经》曰：目病左寸脉洪数，心火炎也。关弦而洪，肝火盛也。右寸关俱弦洪，肝木挟相火之势，侮所不胜之金，而制己所胜之土也。

《举要》曰：眼本火病，心肝数洪；右寸关见，相火上冲；沉为里病，实滑可攻；虚大须补，肝肾不同。

论曰：《内经》曰：五脏六腑之精气，皆上注于目，而为之精，后世宗之，遂有五轮八廓之说。至其为病，亦不外外感与内伤也。外感者，风热也；内伤者，血少神劳肾虚也。然见症不同主治亦异，今人多详症为治，故例数条于六卷外诊中。

评耳鼻诸病脉法①第二十五

《举要》曰：耳病肾虚，迟濡其脉。浮大为风，洪动火贼。沉涩气凝，数实热塞。若久聋者，专于肾贵。暴病浮洪，两尺相同。或两尺数，阴虚火冲。

右寸洪数，鼻衄鼻齆；左寸浮缓，鼻涕风邪。

论曰：耳病无外感，耳窍内藏故也。惟伤寒少阳病有耳聋一症，然不从耳治也。治耳者，惟辨其有余不足而已。大抵暴聋多有余，久聋多不足。暴聋有胃火，饮食之火也；有肝火，忿怒之火也。若单右耳聋为肾火，较难愈矣。胃火从痰治，二陈汤加黄柏、木通，甚者滚痰丸，亦用防风通圣散。其用芎、芷、羌、防者取其达上，亦火郁则发之义也。肝火从气治，流气饮子、降气汤加菖蒲以通之，甚者当归龙会丸，然亦用川芎、柴胡以为引导。肾火从虚治，磁石羊肾丸、八味丸、补骨脂丸，久聋亦同法。

---

① 脉法：原无此二字，据目录增。

若夫痛而有脓血者，湿热也，鼠粘子汤、犀角饮子以黄连、胆草、玄参，清湿热，而分气血治之。

按：《仁斋直指》①云：风入于耳之脉，经气否而不宣，是为风聋。又曰：耳触风邪，与气相搏，其声嘈嘈，是耳亦有外邪，但极少，耳鸣即聋之先兆，亦不出前之三因也。

若夫鼻病，则多外感。鼻塞风寒也，鼻齆鼻渊风热也。然内无积热，则外邪亦不为害。王汝言②曰：人时常鼻塞，遇寒则甚，此肺经素有火邪，用清金泻火豁痰，久服无不效矣。其一时偶感者，自作风寒治。孙一奎③曰：肠胃素有痰火积热，则平常上升之气，皆氲而为浊，金受浊气熏蒸，而为涎涕。至于痔珠，瘜肉也。所以古方治鼻渊流浊涕，用辛夷、细辛、川芎、白芷者，必兼酒芩、石膏、苍术、半夏，而不专于辛散也。《韩氏医通》④治贵人鼻中肉赘，且臭且痛，谓是膏粱湿热所生，乃芝菌之类，用白矾末加硇砂少许，吹其上，而与胜湿汤、泻白散，二

---

① 仁斋直指：又名《仁斋直指方论》《仁斋直指方》，二十六卷，宋代杨士瀛撰于 1264 年。这是一部以介绍内科杂病证治为重点的临床综合性医书，作者据证释方，摘取诸家效方，参以家传经验，区别不同的病证，对证施方，在治疗上给读者以规矩绳墨。

② 王汝言：即王纶。详见前注。

③ 孙一奎：明代医家（1522—1619），字文垣，号东宿，又号生生子。休宁县（今安徽休宁）人。著有《赤水玄珠》《医旨绪余》《痘疹心印》，其子孙泰来、明来及其门人余煌，将其医案编辑成书，名为《孙文垣医案》。

④ 韩氏医通：二卷，综合性医书。明代韩懋撰于 1522 年。上卷分绪论、六法兼施、脉诀、处方、家庭医案，共五章；下卷列悬壶医案、药性裁成、方诀无隐、同类勿药计四章。

贴愈。然久而不愈，多有虚症。东垣曰：饥饱劳役，损其脾胃，生发之气既弱，清气不得上升，故鼻不利，宜养胃气实荣气。王宇泰治脑漏验方，亦用人参、白术、黄芪、当归、辛夷、白芷、细辛、防风、木通、甘草、陈皮，即东垣之旨也。

评咽喉口齿诸病脉法第二十六

《举要》曰：喉痹之脉，寸弦洪溢。上盛下虚，最忌微伏。若见微弱，寒凉命促。

齿痛肾虚，尺濡而大。火炎尺洪，疏摇豁坏。右寸关数，或洪而弦。此属肠胃，风热多涎。

论曰：喉属肺，纳气者也；咽属胃，纳食者也。金为燥为涩，涩则闭塞而不仁，故在喉谓之痹；土为湿为泥，泥则壅胀而不通，故在咽谓之肿，皆火与痰血之凝聚也。其初难于呼吸者，病在喉；难于饮食者，病在咽。至其极则同病矣，然又有分者。娄全善曰：喉痹恶寒，或寸脉弱小于关尺者，宜升而散之，宜与解毒雄黄丸，醋磨灌，吐出其痰，更用姜汁解之，后以甘桔汤加二陈、黄连、僵蚕、鼠粘子等发之，而最忌胆矾之酸收、硝黄之寒降。喉痹不恶寒，或寸脉滑大于关尺者，宜寒而降之、酸而收之，硝黄、胆矾内外可施也。故曰若见微弱，寒凉命促也。然大抵在喉关之上，外连舌根易治，以药吐之，或稍刺之，审症用药可也。若在喉下，外视不见，最为难治，令病人口含水，削芦尖刺鼻中出血，或刺少商出血，血去乃可用药。盖喉病皆痰血所壅，治痰不效即应取血，红花汁、牛膝汁皆破血之必用也。此皆不恶寒，脉实大之所宜也。夫硼砂、青黛外治必用；玄参、牛蒡内治必用。若久虚、咳嗽、咽痛，脉浮大或沉涩，此去死甚近，与独参汤，日饮乃可。

舌胀，较喉痹稍易，谓刺之易也。多血症而少痰症，故方用蒲黄末、五灵脂。

牙疼多风热湿热。风热者，外邪所侵；湿热者，膏粱之变也。其血出而为牙宣，为牙崩，其腐溃而为龋，生虫而为蛀，亦不出此二因，但有微甚之不同耳。或加之郁怒，乃更甚耳。虽曰上牙龈属足阳明胃，喜寒而恶热；下牙龈属手阳明大肠，喜热而恶寒。然牙病恶寒者少，但下龈属金而动多风热，上龈属土而止多湿热耳。故荆芥、薄荷、细辛、升麻、蒺藜，治风热也；石膏、川连、草龙胆、大黄，治湿热也；犀角、地黄、丹皮，治血热也；苦参、皂角，治虫也。外治擦牙，石膏、细辛、防风、白芷，又樟脑、雄黄、乳香、吴茱萸，又焰硝①、冰片，皆是有余之药。若肾虚齿痛，则不肿而浮，苏苏隐隐者是也，八味丸、还少丹。其外治，破故纸、羊胫骨灰之类也。

评腹痛脉法第二十七

《举要》曰：腹痛脉沉，紧伏可下；迟微虚寒，洪大

---

① 焰硝：即硝石。

火热；弦则伤气，涩则伤血；沉滑痰虫，虚细暑湿；腹痛不息，沉弱是福；浮大急疾，命不可复。

论曰：按丹溪云：腹痛有寒有热，有实有虚。寒者，外感也；热者，七情内伤也；虚者，血虚也；实者，食滞、痰郁、血瘀、虫积也。暴痛多是寒，时常作痛，必有郁滞。其痛来绵绵不已，是寒；痛来作阵，是火；喜按摩，是虚；不可按摩，是实。故卒暴之病，其脉浮者，或沉而迟者，必温散之，姜、桂、草、蔻之属。素常有痛，或脉沉伏，或沉紧者，必下之，枳实、厚朴、牵牛、大黄之类。伤生冷者，与寒同治；伤硬物者，与实同治。夏是暑热，黄连香薷饮；冬是寒邪，姜附理中汤。痰积作痛，或时眩晕，或呕冷涎，二陈汤加减；瘀血作痛，其痛不移，桃仁承气汤加减。虚痛亦有寒热，虚而寒者，其痛闷闷；虚而热者，其痛刺刺。大建中汤、甘草芍药汤加减，可也。其痛有块耕起往来，而吐清水者，是虫也，万应丸。其痛而欲吐不吐，欲泻不泻者，为干霍乱，亦最危，用盐汤探吐而后药之，亦可下之。其痛而腹皮急，按之濡，小便如淋者，内痈也，此从痈治。至于小腹痛，则多虚少实，其为实则血瘀也。实则桃仁，虚则非熟地不除。

腹痛四五日不解，温散大下俱不能除，此是火郁。与芩连必兼姜桂从之，与越鞠丸加升柴散之，此法前人未备，后学必须心领。

评心脾痛脉法第二十八

《举要》曰：心痛微急，痛甚伏入。阳微阴弦，或短又数。

丹源子曰：心脾痛脉多沉，或沉而大，或沉而弦，或沉而伏。沉滑是痰，沉涩是死血。经言阳微阴弦者，谓关上微而关下弦也。大抵沉缓易治，浮而大数而坚，皆难治。

论曰：心脾痛者，非心非脾，乃胃之上脘，当心处而痛也。时论有九种心疼，以予论，其症虽不同，而其原皆出于郁怒。盖怒张则膈疏，易入于寒，故有寒痛；郁寒则食不下，易停而滞，故有食痛，此二者暴痛也。郁久则痰聚而为痰痛，郁甚则血凝而为血痛，此二者久痛也。盖郁怒则归胸膈，故病亦生上脘，而不在腹。且不若腹中之易除也。郁脉多沉，设浮而缓，则为欲愈之候。故《金匮要略》云：其脉浮者，自吐乃愈。设浮弦而大，则兼有外邪，非其本病，亦不易瘳也。其治之，多用香附子。寒痛香附、良姜，甚者加桂、附。食积香附、枳实、草蔻，甚者小胃丹。痰痛二陈加香附、山栀，亦有用良姜辛散而愈者。血痛香附合五灵脂、玄胡索。王宇泰用赤麹①、番降香，李氏用韭汁，同一意也。若曾服香燥热药，复作复劫，转转深固，最为难治。王宇泰用山栀、芩、连、香

---

① 赤麹：即红曲。

附、木香、槟榔、川芎、赤麹、降香、姜汁、童便，治之
外有虫痛、有虚痛。虫痛，观其面色，察饮食，化虫丸；
虚痛，视其脉，调其气，八珍汤加山栀、木香。痛初定，
不可便食，食必复痛，间一日乃可。

评胁痛脉法第二十九

《举要》曰：两胁疼痛，脉必双弦；紧细弦者，多怒
气偏；沉涩而急，痰血之衍；长坚有余，软小虚言。

论曰：丹溪言左胁多留血作痛，右胁悉是痰积作痛。
痰气固亦有流于左胁者，然必与血相搏而痛，不似右胁之
痛，无关于血也。乃严氏《济生方》云，痛在左为肝经受
邪，宜用川芎、枳壳、甘草；痛在右为肝经移病于肺，宜
用姜黄、枳壳、桂心。盖又不主痰言。惟予谓痛而上连
肺，咳相引，时上下者，痰也；痛有定处不动者，血也；
痛下连腰及小腹者，虚也，气也；其或左或走而串痛者，
气也，火也。夫足少阳之脉循胁里，足厥阴之脉布胁肋，
何常分左右哉？但须审虚实耳。故越鞠加青皮、枳壳、柴
胡以治气，当归龙会丸以治火，控涎丹以治痰，四物桃仁
以治血，皆治有余，甚者可下之。若不足，则肾病也。足
少阴之脉，从肾贯肝故也，必破故纸、山茱萸、当归、川
芎之属，补而降之。其久而不已者，为干胁气。又曰：息
积，多是血痛，为难治，补而兼攻。

评腰痛脉法第三十

《举要》曰：腰痛肾虚，尺沉而弦，沉为气滞，弦损肾元。濡缓为湿，浮肾风寒，涩为瘀血。滑伏为痰，弦数难已，沉滑易痊。

论曰：腰痛有风有热，有寒有湿，有踹①闪瘀血，有滞气积痰，然皆标也。肾虚其本也，使肾不虚，外邪焉得至腰哉？太阳伤寒腰痛连脊者，寒也。或左或右，无定者，风也。其脉洪数，渴而便秘者，热也。其脉臑②，其腰重堕，恶寒而喜热者，寒湿也。虽皆为外感，而风热最少。治之则皆以补肾为主，而加以驱风除湿之药。故杜仲、故纸、续断在所必用，而羌、防、草薢、知、柏、附子，其参焉者也。其闪挫血滞，痰湿下注，皆可微下。古方用牵牛煨猪肾，用威灵仙煨猪肾，以取利，此可相其何邪而加减施之。若无外邪而肾自虚，则亦补之而已。然亦有虚热虚寒之别，虚热者阴虚也，六味丸加知、柏；虚寒者阳虚也，八味丸加苁蓉、鹿茸之类。夫各脏俱有阴阳，非是肾独有两也。然丹溪云腰痛久，必用官桂开之，腹胁痛亦然，盖用药不可不知所向道也。

---

① 踹（chuài 踹）：常"踹踹"合用。意为用力使自己摆脱束缚。

② 臑：疑为"濡"之误。

评淋浊遗精脉法第三十一

《举要》曰：淋病之脉，滑实何妨？少阴数者，气闭膀胱。女人见之，阴中生疮。大实易愈，虚涩则凶。

遗精白浊，当验于尺。大芤浮紧，二症之的。微涩精伤，洪数火逼。亦有心虚，左寸短小。脉迟可生，急疾便夭。

论曰：淋，溺病也；浊，精病也。溺自小肠而渗入膀胱，精自肾而流于三焦。王宇泰曰：精与溺同途而异道，淋出溺道，浊出精道。今患浊者，虽便时茎中如刀割火灼，而溺自清，惟窍中有白秽淋漓不断。初与便溺不相混，犹河之有济，至易辨也。若夫溺淋之病，其中虽有如脂如膏，如沙石者，非精也，邪火煎熬，夫溺而成也。淋，多自劳役得；浊，多自色欲得。故治淋，多用五苓、八正清利之剂；治浊，多用清心莲子饮，草薢分清饮。虽然，肾与膀胱本相表里，未有肾水不亏，而膀胱有火患者。治淋而止于渗利，吾未见其得也。故东垣有开郁、行气、行血、降火四法。亦有脾胃不清，湿热下流，注于肾，则为浊为遗；注于小肠，则为淋为闭。是又宜理脾而宣通其气也。然更有精与溺同病者，多欲之人每有之。败精浊气，瘀塞道路，大菟丝子丸、鹿茸丸主之，此危证也。至于不痛，而但不得小便者非淋也。东垣分渴与不渴而治，渴则在上焦气分，茯苓、泽泻主之。不渴，病在下焦血分，黄柏、知母主之。若急切不得通者，朱丹溪每用吐法。血虚四物汤，气虚四君子汤，痰滞二陈汤，各加升麻、柴胡顿服，探吐之，吐以提其气，则下自通矣。若夫梦遗一病，虽是肾虚精滑，然专于补肾涩精，亦未即效，此盖有兼经焉。李梴谓主于心，谓是好色一念，思想无穷，故入梦也。王宇泰谓主于肝，谓肝主疏泄，且梦出于肝也。叶氏谓主于脾，谓肾精本受自脾，今脾有湿热而精浊，故肾不宁而为浊为遗也。三者俱有至理，而予尤谓主心为要。盖心为君，君失政，故相火弄权，以致群下妄作，不独思想无穷也。是故远志、茯苓、枣仁、麦门冬、龙骨之属在所必用。其有数饫膏粱，遗而兼浊者，则从脾治也。

评疝癫脉法第三十二

《举要》曰：疝脉弦急，积聚在里；沉滑者生，弱急者死；沉迟紧涩，疝瘕寒痛；痛甚则伏，或细或动。

论曰：《内经》曰：任脉为病，男子内结七疝，女子带下瘕聚。冲脉为病，逆气里结。虽有七疝之说，终未详其名，列其状，其散见于各篇者，有癫疝、厥疝、疝瘕、冲疝、卒疝、溃癃疝、狐疝之说，而亦未显揭，此为七疝也。至巢氏始凿起七疝之名，曰厥疝、癥疝、寒疝、气疝、盘疝、胕疝、狼疝。张子和[1]非之，而为更立七疝之

---

① 张子和：即宋金名医张从正（约1156—1228）。张氏，字子和，自号戴人。睢州考城（今河南睢县、兰考一带）人。金元四大家之一，由于他在治疗上偏于攻下，后人称以他为代表的学派为攻下派。著有《儒门事亲》四十卷。

名曰寒疝、水疝、筋疝、血疝、气疝、狐疝、癞疝，名虽有七，而其要总归于厥阴肝之一经。又谓了不干肾、膀胱、小肠之事。朱丹溪宗张氏而畅其说，又谓始于湿热遏郁，而外寒束之，不应专责于寒。至娄全善评子和七疝，则曰：寒疝乃疝之总名，水疝即癞疝之属，气疝即狐疝之属，血疝即痈疖之属。惟筋疝罕见，当是下疳之属。然则七疝，故不可分名也。至王宇泰祖《内经》，又以疝专责任脉，不应独归肝经，且言不外寒、热、湿三者。热多则纵，寒多则痛，湿多则肿，亦可谓得其枢要矣。乃其后，又分左右偏者为二，曰左属水，水生肝木，肝木生心火，三部皆司血。故偏左疝者，皆寒水收引，血泣注肝，下入于睾，故左甚者则痛多。右属火，火生脾土，脾土生肺金，三部皆司气。故右偏疝者，皆气郁湿聚，上归于肺，下注于睾，故右偏则肿多。然予观痛不独在左，肿不独在右。痛是寒不是水血，肿是湿不是火气。夫木肾虽不痛，然痛至必更甚，多有死者，则水火之说非经旨也。总之癞疝，不痛而湿者，脾疝也，从湿与痰治；兼有痛而燥者，肺疝也，从气与寒治；小腹痛有形，俗称小肠气者，心疝也，从畜热与血治；小腹痛小便闭，俗称膀胱气者，肾疝也，从湿热与气治；睾丸卧入起出，俗称狐疝者，肝疝也，从气治。《内经》明言有五脏之疝，而丹溪专责之肝，宇泰专责之任，岂不偏哉？虽然，未易议也，论经络，则环阴器者，惟厥阴之经。论至阴之位，则任为血之海，使五脏虽有邪，而不犯及厥阴，则自为他病而不为疝，使任脉不亏，则肝邪亦不至独受于下而为疝。是知子和之言肝者，言其标也；宇泰之言任者，言其本也。任即肾之司职，不必谓与肾绝无干也。所以脉多沉弦。沉则为肾，弦则为肝，而用药不必兼二经而行。青皮、川芎、橘核、山楂，肝经药也；故纸、茴香、胡芦巴、肉桂，任经药也。虽有五脏之别，只宜于二经中兼体之而已。然丹溪又有曰：疝有挟虚而发者，其脉不甚沉紧，而大豁无力是也。其痛亦轻，惟觉重坠牵引耳，当以参、术为君，而桃仁、枳实、吴萸、川练①、玄胡、木香之属佐之。

评脚气脉法第三十三

《举要》曰：脚气之脉，浮弦为风；濡湿迟寒，热数且洪；两尺不应，医必无功。

论曰：东垣曰：脚气之病，水湿之所为也，然有二焉。南方地下水寒，其清湿之气中人，必自足始；北方虽风高土燥，然人多食酒乳，湿热下流。其症虽一，而所因不一，则治亦不同。然自外而入者，止于下胫肿而痛；自内而致者，反或至于手节也。王宇泰曰：南方之人，岂无酒醴？北方之人，岂无风寒？大抵高粱之人，多自内致；劳役之人，多自外感耳。然细分之，则又风寒暑湿之异焉。风胜者，其脉浮

---

① 川练：即川楝子。

而弦，宜发散；寒胜者，其脉迟而涩，宜温之；湿胜者，其脉濡而细，宜分渗；暑胜者，其脉洪而数，宜清利。外症自汗为风胜，无汗疼痛为寒胜，热烦为暑胜，重着肿满为湿胜，各随其所胜为偏调之，不可拘于一方也。大抵芎芷香苏散、当归拈痛汤、二陈汤、五苓散，相其内外因而选用，必加防己、木瓜、萆薢、牛膝为要药也。今人分外肿者为湿脚气，久则软大，宜利湿疏风；不肿者为干脚气，久则枯细，宜润血清燥。然不如以内外因分表里，有表则身发寒热，防风、苍术，而兼别风寒；有里则厥气上冲，乌药、槟榔，而更分湿热尽之矣。

评痿症脉法第三十四

《举要》曰：足痿而软，专审于尺，洪滑可泻，沉弱补得。

论曰：治痿，而杂之风痹，此从来之失，丹溪正之是矣。然专主肺热叶焦何也？考之《内经》，当分五脏，其皮毛急薄多喘者，皮痿也，为肺热；其胫纵不任地，多怵惕者，脉痿也，为心热；其筋急挛纵，多白淫者，筋痿也，为肝热；其肌肉不仁消瘦者，肉痿也，为脾热；其骨枯而细，腰脊不举者，骨痿也，为肾热。各随其经以补之，轻者泻其热以去其邪，重者反而佐之。至云专主阳明者，谓阳明虚，则宗筋纵，带脉不引。故足痿不用，此盖胃为仓廪，脾主四肢之义，亦谓治痿者，当兼此耳，非谓可不问诸经也。然则痿故多不足矣。而有《灵枢》有云：八风之变，邪客筋骨间，热多则筋弛骨消骨烁，是痿亦有外感也。又云：膏粱之过，筋脉沮弛，病偏枯痿厥，是痿亦有有余也。故丹溪论痿，有湿痰、有死血、有食积妨碍之说。但此极少，惟在脉中详认之。东垣治痿弱而脉沉数有力者，前服鹿茸丸。不愈，必以滋肾大苦寒之剂也。

评妇人经病脉法第三十五

丹源子曰：妇人调经，当验其尺，沉而滑则经调，或数而弱则易崩，或迟而涩则多闭也。

《脉经》曰：寸口脉微而涩，微则卫气不足，涩则荣气无余。卫不足，其息短，其形燥；血不足，其形逆。此为居经，三月一来。

论曰：女子之病，惟调经最要。虽曰手太阳、少阴之经，上行为乳汁，下行为月水，然冲脉为血海，任脉为胞胎，则二脉又其司钥也。然《内经》又曰：二阳之病发心脾，女子不月，盖心主血，脾统血，故心脾病则不月也。予谓验其尺者，盖女子尺宜盛，是乃其常，若失其常，则冲任有亏也。《脉经》言寸口者，对趺阳少阴而言，通关尺言也。究其别，则先期为有余，为热；过期为不足，为寒；或前或后不定者为痰。究其因则内因为多，妄想无穷则伤心，饮食不节则伤脾，郁怒过时则伤肝，劳役过度则伤冲任。其外感风寒者则偶也，有余则香附、山栀、玄胡、稜、莪之属，不足则阿胶、泽兰、肉桂之属，而四物则其通用也。

评妇人带下脉法第三十六

《脉经》曰：妇人带下，六极①之病，脉浮则为肠鸣腹满，紧则为腹中痛，数则为阴中痒，洪则生疮，弦则阴疼掣痛。

论曰：凡人有带脉，横束腰间，病生于此，故名为带。然未必全拘于此，其因崩后得者，是伤带也。其有湿痰流注下焦者，亦有因惊恐而浊液下流者，亦有思想无穷而筋痿者。戴人②以六脉滑大有力，有宣导之法，此泻其实也。东垣以脉微细沉紧，或大而虚，用补阳调经，乃责其虚也。丹溪用海石、南星、二陈、椿皮之类，乃治其湿痰也。而薛立斋则又以壮脾胃，升阳气为主。惟予谓此与男子遗精相类，亦宜兼补心肾，茯苓、五味子、龙骨、桑螵蛸、乌贼骨之类，心肾相通，带自固也。

评崩漏脉法第三十七

《举要》曰：崩中失血，浮芤者众，虚迟者生，实数者重。

论曰：此冲任虚而邪火炽也。李东垣专责脾胃，故是一法，而未尽治崩之次第。初用止血以塞其流，中用清热

---

① 六极：六种精气耗极，邪气侵袭的病证。名出《金匮要略》，多由脏腑劳损发展而成。

② 戴人：即张子和。详见前注。

凉血以澄其源，末用补血以还其旧。若止塞其流而不澄其源，则滔天之势不能遏。虽澄其源而不复其旧，则孤子之阳无以立，故本末勿遗，方可言治也。

评水分血分脉法第三十八

《脉经》曰：寸口脉沉而迟，沉则为水，迟则为寒，寒水相搏，经脉不通，名曰水分。寸口脉沉而数，数则为出，沉则为入，出则为阳实，沉则为阴结，血结胞门，其藏不泻，经脉不通，名曰血分。

论曰：凡女妇，先病水而后经断者，责在水，水阻经也，名曰水分；先经断而后病水者，责在血，血化水也，名曰血分。今仲景以迟数别言之者，非谓水分寒而血分热也。盖病在水，则病未郁，故脉犹迟而病尚缓；病在血，则寒以变，故脉加数而病最深也。故治水分，葶苈丸用葶苈、续随子、干笋，人参丸用当归、大黄、瞿麦、桂心之属。而治血分，椒仁丸则用芫青、斑蝥、甘遂、牵牛大毒之药，其浅深可知矣。薛立斋曰：椒仁丸，必用补辅元气之药相佐而行，亦至言也。此病与肠覃、石瘕略相类，但彼属积，此属水耳。

评妊娠脉法第三十九

《脉经》曰：脉平而虚者，乳子法也。《经》云：阴搏阳别，谓之有子。此是血气和调，阳施阴化也。诊其手少阴脉动甚者，妊子也。少阴心脉也，心主血脉。又，肾名胞门子户，尺中肾脉也。尺中之脉，按之不绝，法妊娠也。

妊娠初时，寸微小，呼吸五至，三月而尺数也。脉滑疾，重以手按之散者，胎已三月也。脉重按之不散，但疾不滑者，五月也。妇人妊娠四月，欲知男女法，左疾为男，右疾为女，俱疾为生二子。又法，左手沉实为男，右手浮大为女，左右手俱沉实猥①生二男，左右手俱浮大猥生二女。

妇人经自断而有躯，其脉反弦，恐其后必大下，不成躯也。《举要》曰：太急太缓，肿漏为殃；沉迟而涩，堕胎当防；足月脉乱，反是吉祥。

妇人怀妊离经，其脉浮，设腹痛引腰脊，为今欲生也，但离经者，不病也。

论曰：胎前之病众矣，然必以护胎为先，而后治其本病。使胎一堕，则轻者重，而重者死矣。其脉必验其尺，尺沉而有力，胎必无伤。设或浮，或弦，或涩，或偏数偏迟，皆可虑也。用药尤必须审其养胎之经，一月足厥阴脉养，二月足少阳脉养，三月手心主脉养，四月手少阳脉养，五月足太阳脉养，六月足阳明脉养，七月手太阴脉养，八月手阳明大肠养，九月足少阴肾经养，十月足太阳脉养。诸阳阴各养三十日，惟手太阳、少阴不养者，下主

---

① 猥（wěi 伟）：众，多。

月水，上为乳汁。故治病者，当月必先顾其经，灸刺其经，其胎必堕，用药可知矣。

评产后脉法第四十

《举要》曰：产后缓滑，沉细亦宜。实大牢弦，涩疾者危。

丹溪曰：产前脉细小，产后脉洪数，皆死。亦大概言之，今见产后，岂无脉数而生者？

论曰：丹溪云：产后当大补气血为主，虽有他病，以末治之。盖产后血气大亏，故脉多见虚芤，而忌洪数。惟守护者调其饮食，谨其风寒，而产妇自适其性情，斯上治也。夫云洪数而死者，为邪胜也。丹溪云"未必即死"，谓善能养其气血，邪自退也。然兼之涩疾，亦云难矣。

评绝产瘕瘵脉法第四十一

《脉经》曰：脉微弱而涩，小腹冷，年少得此为无子，中年得此为绝产。

男子尺脉虚数，而寸沉微者为瘕，女子寸脉虚数，而尺沉微者为瘕。

按：瘦人绝产，脉弱涩。肥人绝产者多，其脉但沉迟耳。

评师尼寡妇脉法第四十二

《脉经》曰：妇人厥阴肝脉弦，出寸口，又上鱼际者，阴盛也。病得之，欲男子不可得也。此必师尼、寡妇、长年闺女，或士夫商贾之妻。盖女人血盛则怀胎，阴血已充，欲心萌而不遂，独阴无阳，是以阴阳交争，乍热乍寒，腰背痛痛，全类温疟，面赤心忪，久则成劳。治宜抑阴生地黄丸、抑肝散主之。

妇人右寸气口脉，浮而长，出于鱼际者，气盛也。病得之，抑郁不舒也。此必侍妾婢女，或不得志于夫与姑舅之妇。盖女人性执而见鄙，多思多妒，遇事稍不遂意，即愤愤不平，气郁忿懑，厥阴之火日起，真阴之血日虚，是以食减形羸，寒热痞闷，经脉不调，诸病生矣。治宜清虚开郁降火，越鞠丸、交感丹、开郁汤主之。

按：有非寡非妾，而右脉浮弦长出寸口者，痰也。曾见杨氏妇得此脉，胸口刺痛，吐痰数升愈。

评小儿脉法第四十三
察形色详六卷

《脉经》曰：小儿脉，呼吸八至者平，九至者伤，十至者困。

小儿脉多雀斗，要以三部脉为主。若紧为风寒，沉者乳不消，弦急者客忤。

钱仲阳①曰：候小儿脉，当以大指按三部。一息六七至为平和，八九至为发热，五至为内寒，脉弦为风痫，沉缓为伤食，促急为虚惊，弦急为气不和，沉细为冷，浮为风，大小不匀为恶候，为鬼祟，伏结为物聚，单细为劳瘠。凡腹痛多喘呕，而脉洪者，为有虫。沉而迟，潮热者，胃寒也，温之则愈。

论曰：云岐子以小儿一岁至六岁曰婴孩，惟看虎口三关。六岁已下，始可一指探三部脉。而钱仲阳以看虎口纹为三岁已上之法，三岁已下，则可一指看脉。然又曰：变蒸之时脉必乱。夫变蒸，一岁已前之事，而云脉乱，是有脉也。《脉经》曰：沉者，乳不消。岂有三岁、五岁而犹患乳之难消乎？是知当周时，脉即可看。但审之为难，不若虎口之明辨耳。夫脉止称三部者，盖小儿无他病，病则惟此三因。虽有吐泻、虫瘠之异，而因不外此三也察虎口法见六卷。

评痈疽脉法第四十四

《举要》曰：痈疽之脉，浮阳沉阴。数而恶寒，急灸或针。滑实而紧，内消可行。虚濡托里，温补是称。溃后之脉，芤缓最宜。长缓易治，短散则危。结促代见，必死

---

① 钱仲阳：即北宋著名儿科家钱乙（约 1032—1113）。钱氏，字仲阳。郓州（今山东东平）人。专业儿科 60 年，积累了丰富的临证经验，编成《小儿药证直诀》，对我国儿科发展有很大的贡献。

无疑。

《脉经》曰：肠痈者，小腹肿，按之则痛，小便数如淋，时时发热，自汗出，复恶寒。其脉紧小者，脓未成，可下之，当有血。脉洪数者，脓已成，不可下也，大黄牡丹皮汤主之。孙氏曰：腹痛脉当沉细，今脉滑数，此肠痈也。

论曰：《灵枢》云：荣卫稽留于经脉之中，不陷者，命曰痈；下陷者，命曰疽。洁古曰：疮疡者，火之属，须分内外。若其脉沉实，当先疏其内，以绝其原也；其脉浮大，当先托里，恐邪气入内也。《外科精要》[1]曰：阴滞于阳则发痈，阳滞于阴则发疽。而此二毒，发无定处，当以脉别之。浮、洪、滑、数为阳，微、沉、缓、涩为阴。阴则热治，阳则冷治。热治者，谓温补也；冷治者，谓寒泻也。娄全善曰：痈之初发，当以洁古法为主。表者散之，里者下之。火以灸之，药以敷之。脓未成者必消，脓已成者速溃也。疽之初发，当以涓子[2]法为主，补填脏腑令实，勿令下陷之邪蔓延，外以火灸，引邪透出，使有穴归着而不乱，则可转死为生，变凶为吉矣。丹溪曰：六阴六阳，

---

[1] 外科精要：外科著作，三卷。宋代陈自明撰。刊于 1263 年。该书是在李迅、伍起予及曾孚先等人的外科学著作基础上进一步补充整理而成。全书共 60 篇，重点叙述痈疽发背的诊断、鉴别及灸法、用药等，内容简要。

[2] 涓子：即晋末外科医家刘涓子（约 370—450）。京口（今镇江）人。著有《刘涓子鬼遗方》十卷，永元元年（499）由龚庆宣编定。今存本五卷，分述痈疽病因及鉴别诊断、金创外伤治法，以及疥、癣、发秃等，是中国现存最早的外科专书。

分布周身，有多气多血者，有多气少血者，有多血少气者，不可一概论也。若夫要害处、近虚处、怯薄处，前哲已曾论及，惟分经之言，未闻也。诸经惟少阳厥阴之经生痈，最宜预防，以其多气少血也。其血本少，肌肉难长，疮久未合，必成危症。本经少血，遽用驱毒利药，伐其阴分之血，祸不旋踵矣。

内补十宣散，发表之剂也，有表症者宜之。其中原有参、芪、归、芎，乃丹溪犹谓无当于内托，内托宜用复煎散。然使果有表，则羌活、麻黄亦所必用，何况十宣乎？内疏黄连汤，攻里之剂也，果有里证者宜之。然痈家可下者少，非四五日不大便，脉沉洪者，勿轻用之。真人活命饮，解毒之剂也，有表有里，故今外科用以为通剂焉。大抵内托只是补，丹溪常治脑疽，用酒拌人参入姜煎，调酒大黄末服。云亦内托之意，则可知治法矣。

加味十全大补汤，治痈疽溃后，补气血，进饮食，实为切要。但不分经络，不载时令，医者触类而长之可也。

卷之五　萃经

此《素问》《灵枢》《难经》《脉经》之要语也。脉之理，此四经开宗，而亦惟此四经极奥。穷经者，医林鲜矣，故必详述焉。其发端数节，一卷备矣。然其变化之道，精深之理，前卷所未备者，萃于兹焉。论不及脉者不与，而经络与者，仍《脉经》之旧也。

四时太过不及脉第一
略同一卷

《素问》曰：春脉如弦。春脉者，肝也，东方木也，万物之所以始生也。故其气来，软弱轻虚而滑，端直以长，故曰弦，反此者病。其气来实而强，此为太过，病在外；其气来不实而微，此为不及，病在中。太过则令人善怒，忽忽眩冒而巅疾；不及则令人胸痛引背，下则两胁胠满。

马注云：肝厥阴脉，自足而上入毛中，上贯膈，布胁肋，循喉咙之后，上入颃颡①，出额与督脉会于颠顶，故病如是。

夏脉如钩。夏脉者，心也，南方火也，万物之所以盛

---

① 颃颡（hángsǎng 杭嗓）：咽喉。

长也。故其气来盛去衰，故曰钩，反此者病。其气来盛去亦盛，此为太过，病在外；其气来不盛，去反盛，此为不及，病在中。太过则令人身热而肤痛，为浸淫；不及则令人烦心，上见咳唾，下为气泄。

注云：心主火，故身热肤痛，而其痛浸淫流布也。心少阴之脉，起于心中，出属心系，下膈络小肠，又从心系，却上肺，故上则咳唾，而下则泄气也。

秋脉如浮。秋脉者，肺也，西方金也，万物之所以收成也。故其气来轻虚以浮，来急去散，故曰浮，反此者病。其气来毛而中央坚，两旁虚，此为太过，病在外；其气来毛而微，此为不及，病在中。太过则令人逆气，而背痛愠愠然；不及则令人喘，呼吸少气而咳，上气见血，下闻病音。

注云：肺太阴脉，起于中焦，下络大肠，还循胃口，上膈属肺系，横出胁下①，故病如此。下闻病音者，谓喘息则肺中有声也。

冬脉如营。冬脉者，肾也，北方水也，万物之所以合藏也，故其气来沉以搏，故曰营，反此者病。其气来如弹石者，此谓太过，病在外；其去如数者，此谓不及，病在中。太过则令人解㑊脊脉痛，而少气不欲言；不及则令人心悬如病饥，䏚②中青，脊中痛，少腹满，小便变。

---

① 胁下：《灵枢·经脉》作"腋下"。

② 䏚（miǎo 秒）：季胁之下的空软处。

注云：解㑊，懈倦之极也。眇中，季胁之下，空软处也。青，清冷也。肾少阴之脉，自股内廉贯脊，属肾，络膀胱。其直行者，从肾上贯肝膈，入肺中，循喉咙，挟舌本。其支别者，从肺出络心，贯胸中，故病如此。肾外当眇。故眇中清冷。

脾脉者，土也，孤脏以贯四傍者也。善者不可得见，恶者可见。其气来如水之流者，此谓太过，病在外；如鸟之喙者，此谓不及，病在中。太过则令人四肢不举，不及则令人九窍不通，名曰重强。

注云：脾主四肢。病外，则四肢不举，脾贯五脏；病中五脏不和，则九窍不通也。

按：此章论脉，虽以太过属外，不及属中，而大约外病多有余，中病多不足。惟肝之二病，俱似有余；肾之二病，俱似不足。于此可见，肝有泻而无补，肾有补而无泻也。至脾之二病，亦俱似不足。盖非饮食伤，亦无有余也。

又按：平人气象。

论云：平脾脉来，和柔相离，如鸡践地，曰脾平。《脉经》云：六月建未，脾旺之时，其脉阿阿而缓，名曰平脉。即此观之，脾善可言也。而此言善者，不可得见，何也？盖脾为土，以六气言之，虽在夏季，而以四时言之，则无时不有，弦钩浮营之中，各各具备，所谓贯四傍也。不欲大别于四时之善，故曰不可得见耳。

四时五脏生死脉法第二

《素问》曰：平心脉来，累累如连珠，如循琅玕①，曰心平。夏以胃气为本，病心脉来，喘喘连属，其中微曲，曰心病。死心脉来，前由后居，如操带钩，曰心死居，一本作倨，直也。

平肺脉来，厌厌聂聂，如落榆荚，曰肺平。秋以胃气为本，病肺脉来，不上不下，如循鸡羽，曰肺病。死肺脉来，如物之浮，如风吹毛，曰肺死。

鸡羽有伦，谓中实而边虚也。吹毛，纷乱也。

平肝脉来，软弱招招，如揭长竿木梢，曰肝平。春以胃气为本，病肝脉来，盈实而滑，如循长竿，曰肝病。死肝脉来，急益劲，如新张弓弦，曰肝死。

平脾脉来，和柔相离，如鸡践地，曰脾平。长夏以胃气为本，病脾脉来，实而盈数，如鸡举足，曰脾病。死脾脉来，锐坚如鸟之喙，如鸡之距，如屋之漏，如水之流，曰脾死。

平肾脉来，喘喘累累，如钩，按之而坚，曰肾平。冬以胃气为本，病肾脉来，如引葛，按之益坚，曰肾病。死肾脉来，发如夺索，辟辟如弹石，曰肾死。

按：此章即胃气为本之说，而拟诸形容者也。学者熟

---

① 琅玕（lánggān 郎肝）：翠竹的美称。

读而想象之，自为有得也。《脉诀》言脾脉云"阿阿缓若春风柳"，亦极形容之妙，并识之。

四时六气主脉已见一卷。

客气至脉第三

《素问》曰：厥阴之至，其脉弦；少阴之至，其脉钩；太阴之至，其脉沉；少阳之至，大而浮；阳明之至，短而涩；太阳之至，大而长。至而和则平，至而甚则病，至而反者病，至而不至者病，未至而至者病，阴阳易者危。

按：岁气，有主气、有客气。主气者，地之六节也，所谓显明之右。君火之位也。君火之右，退行一步，相火治之；复行一步，土气治之；复行一步，金气治之；复行一步，水气治之；复行一步，木气治之；复行一步，君火治之是也。此岁岁不移，合之为四时者，分之为六气者也。盖自冬至后，得甲子，为厥阴风木，为初之气。复得甲子，为少阴君火，为二之气。复得甲子，为少阳相火，为三之气。复得甲子，为太阴湿土，为四之气。复得甲子，为阳明燥金，为五之气。复得甲子，为太阳寒水，为终之气。左旋以应天，静而守者也。客气者，天之六节也，所谓上下有位，左右有纪。少阳之右，阳明治之；阳明之右，太阳治之；太阳之右，厥阴治之；厥阴之右，少阴治之；少阴之右，太阴治之；太阴之右，少阳治之是也。此一岁一推移，为司天，为在泉者也。故子午之岁，则少阴司天，阳明在泉；丑未之岁，则太阴司天，太阳在泉；寅申之岁，则少阳司天，厥阴在泉；卯酉之岁，则阳明司天，少阴在泉；辰戌之岁，则太阳司天，太阴在泉；巳亥之岁，则厥阴司天，少阳在泉。盖右旋以临地，动而化者也。夫主气以五行相生为定位，故湿土居相火之次，以当夏季。客气以天泉对待为流行，则阳明居两阳之中，厥阴当二阴之首，为稍不同，而太阴与少阳易位也。夫此运气之说，《内经》所论极详，后学不复能讲者，盖以干支配合，主客加临，数属有定，而民病百变，多不能合故也。殊不知天地之气，有太过有不及；人之气，有虚有实，所以有至而和者，有至而甚者，有至而不至者，有未至而至者，圣人不能齐也。学者但须先立其年，以观其气，详审其脉，以观其至。大数既得，其小者，不必尽求合也。

王启玄曰：岁有六气分主，有南面北面之政。先知此六气所在，人脉至，尺寸应之。厥阴所在，其脉弦；少阴所在，其脉钩；太阴所在，其脉沉；少阳所在，其脉大而浮；阳明所在，其脉短而涩；太阳所在，其脉大而长。如是六脉则谓天和，不识不知，呼为寒热，攻寒令热，脉不变而热疾已生，制热令寒，脉如故而寒病又起，欲求其适，安可得乎？

《素问》：帝曰：天地之气，何以候之？岐伯曰：天地之气，胜复之作，不形于诊也。《脉法》曰"天地之变，无以脉诊"，此之谓也。帝曰：间气何如？岐伯曰：随气所在，期与左右。从其气则和，违其气则病。不当其位者病，迭移其位者病，失守其位者危，尺寸反者死，阴阳交者死。先立其年，以知其气，左右应见，乃可以言死生之顺逆。

　　按：气有主岁、有间气。主岁者，司天在泉是也。间气者，为在泉之左间。临初之气，司天之右间；临二之气，司天之左间；临四之气，在泉之右间；临五之气是也。司天即为天，在泉即为地。当甲己之年为土运，为南政，则司天形于寸，在泉形于尺。乙庚年金运，丙辛年水运，丁壬年木运，戊癸年火运，皆为北政，北政则在泉形于寸，司天形于尺，其四间气俱不形，此其常也。至于变，则间气窃令，天泉无权，于是有胜有复，而天地亦不形于诊矣。胜者，谓金主岁，而火胜之，水主岁而土胜之也。复者，谓金受克，则水起而复之，以胜火，水受克，则木起而复之，以胜土也，所谓子复父仇也。夫司岁者不形，则间气当形矣，故复问之。答言间气虽胜，亦但形于左右之一步耳。若从其岁气而不形，则和而无病，惟违其岁气而形，则不和而病也。不当者，谓其胜也；迭移者，谓其复也。至于失守相反相交，则人之气，又与天地违，而危且死矣。

天和不应脉第四

　　《素问》：帝曰：夫子言察阴阳所在而调之，论言人迎与寸口相应若引绳小大齐等，命曰平。阴之所在，寸口何如？岐伯曰：视岁南北可知之矣。北政之岁，少阴在泉，则寸口不应；厥阴在泉，则右不应；太阴在泉，则左不应。南政之岁，少阴司天，则寸口不应；厥阴司天，则右不应；太阴司天，则左不应。诸不应者，反其诊则见矣。帝曰：尺候何如？岐伯曰：北政之岁，三阴在下，则寸不应。三阴在上，则尺不应。南政之岁，三阴在天，则寸不应。三阴在泉，则尺不应。左右同。

按：五运以土为尊。盖土以成数，贯水火金木，位居中央，故南面而为南政，其水火金木四运，皆北面而为北政。六气以君火为尊，君惟无为而治，故当少阴之位，常隐深而微伏，而不与诸脉应也。甲己土运南面论脉，则寸在南，尺在北，少阴司天，两寸不应，少阴在泉，两尺不应。乙庚金运，丙辛水运，丁壬木运，戊癸火运，皆北面论脉，则寸在北，尺在南，少阴司天，两尺不应，少阴在泉，两寸不应。夫六气之位，少阴居中，厥阴居左，太阴居右。若厥阴司天，则少阴居右矣，故右不应。太阴司天，则少阴居左矣，故左不应也。反其诊则见者。马注云：即南北二政，而相反以诊之，则南政在寸者，北政在尺，南政在尺者，北政在寸，其左右亦皆相反也。予谓反，是反其引绳齐等之义。盖不应，非必绝无，或微而小，或但见主气而不见客气，皆为不应，而与引绳之义相反也。昔一人涉海，为风涛所惊，血菀而神慑，为热所搏，面赤戴阳，胁痛吐血，烦渴谵语，脉气口长而弦，左尺不应，或以为肾气绝而惧，吕元膺[1]曰：此伤寒三阳合病也。今岁少阴当左尺，其不应，乃天和脉，必无忧，与生地小柴胡汤，再进桃仁承气汤而愈。故王启玄有云：天真运气尚未该通，人病之由，安能精进？学者其究心焉。

论曰：从来言运气，但配干支而罕言脉。夫干支者，岁气也；脉者，人气也，求诸岁而不求诸人，宜乎合者，鲜也。

按：《内经》言天者求之本，言地者求之位，言人者求之气交。气交之分，人气从之，万物由之。此言人有动作，与万物之蠢然而由者不同也。又曰：气有胜复，胜复之作，有德有化，有用有变。变则邪气居之，成败倚伏，生乎动，动而不已，则变作矣。可见胜复之邪，其中人者，惟其动变耳，其德化固无害也。乌可不论脉乎哉？人又乌可不慎动乎哉？

王宇泰运气说，虽未及脉，而论理则精，并附见之。

宇泰曰：运气之说，《内经》几居其半，而世罕行用。盖泥其常，不通其变，则以为无验。此未常虚心而细求之也。假令厥阴用事，其气多风，民病湿泄，岂普天之下皆多风，普天下之民皆病湿泄耶？至于一邑之间，而雨旸有

---

① 吕元膺：即吕复，字元膺，晚号沧州翁。生于元末，卒于明代，鄞县（今宁波市）人。师从名医郑礼之。著有《内经或问》《灵枢经脉笺》《五色诊奇眩》《切脉枢要》《运气图说》《养生杂言》，均佚。

不同者，此气运安在？欲其无谬，不可得也。大凡物理有常有变，运气所主者常也，异夫所主者变也。常则如本气，变则无所不至，而各有所占，故其候有从逆、淫郁、胜复、太过、不及之变，其发皆不同。若厥阴用事，多风而草木荣茂，是之谓从。天气明洁，燥而无风，此之谓逆。太虚埃昏，流水不冰，此之谓淫。大风折木，云物浊扰，此之谓郁。山泽焦枯，草木凋落，此之谓胜。大属燔燎，螟蝗为灾，此之谓复。山崩地震，埃昏时作，此之谓太过。阴森无时，重云昼昏，此之谓不及。随其所变，疾厉应之，皆视当时当处之候。虽数里之间，气候不同，而所应全异，岂可胶于一定？熙宁中，京师久旱，祈祷备至，连日重阴，人谓毕雨，一日骤晴，炎日赫然。沈括因事入对，上问雨期，沈对曰：雨候已见，期在明日。众未信，次日果雨。盖是时湿土用事，连日阴者，从气已效，但为厥阴所胜，未能成雨，后日骤晴者，燥金入候，厥阴当折，太阴得伸，运气皆顺，是知必雨。呜呼！今安得如存中者，而与言运气哉？

五脏刚柔脉第五

《素问》曰：心脉搏坚而长，当病舌卷不能言；其软而散者，当消环自已。

按：此即后人有力无力之说也。人但知有力为有余，无力为不足。今观此章，则有力亦有不足，无力亦有有余，但须审其见自何脏耳。心脉洪脉也，左寸也，左手脉洪而搏坚且长，此伤寒热邪传里，舌卷囊缩，危笃之病也。若软而散，则传邪自轻，经尽自已矣，此即后人，左为人迎以候外感之说也。

肺脉搏坚而长，当病唾血，其软而散者，当病灌汗，至令不复发散也。

肺脉，浮脉也。脉浮而坚长，则按之必芤，故为失血，其软而散，为灌汗者，肺主皮毛故也。灌汗，自汗如灌也。

肝脉搏坚而长，色不青，当病坠若搏，因血在胁下，令人喘逆；其软而散色泽者，当病溢饮。溢饮者，暴渴多饮，而易入皮肤肠胃之外也。

肝脉，弦脉也。脉弦而坚长，为肝经之积聚，曰坠搏者，举坠搏以见积聚，而非专主坠搏也。其软散为溢饮者，水泛则木浮，脾与肝俱病也。

王注云：诸脉见本经之气，而色不应者，皆非病从内生，是外病来胜也。

胃脉搏坚而长，其色赤，当病折髀；其软而散者，当病食痹。

脾脉搏坚而长，其色黄，当病少气；其软而散，色不泽者，当病足胻肿，若水状也。

脾脉，缓脉也。中按而得者也，此有二：其阳则胃也，为湿热之病；其坚长，为湿热下流甚盛之病。故髀如折，其软散，为湿热中停，而呕恶也。其阴则脾也，为饥饿劳倦之病，其坚长则内伤之极而少气，其软散则脾气下陷而胕肿也。此即后人右为气口以候内伤，而东垣用补中益气汤主之者也。

肾脉搏坚而长，其色黄而赤者，当病折腰；其软而散者，当病少血，至令不复也。

肾脉，沉脉也。色黄而赤者，肾受寒湿之侵，而反兼火化也。盖有外邪，则脉刚，内有损则脉柔也。

按：《内经》所言脉证，皆属病之难明，而宜深察者，非如后人之从浅明处言也。乃注者只以字面训之，引经络释之，令人欲施之治而无当，经文遂至废阁，岂不惜哉！

五脏互干变病第六

《灵枢》：帝曰：请问脉之缓急大小滑涩之病形何如？岐伯曰：臣请言五脏之病变也。心脉急甚为瘛疭，微急为痛引背、食不下。缓甚为狂笑，微缓为伏梁在心下、上下行时唾血。大甚为喉吤，微大为心痹引背、善泪出。小甚为善哕，微小为消瘅。滑甚为善渴，微滑为心疝引脐、小腹鸣。涩甚为瘖，微涩为血溢、维厥、耳鸣、颠疾。

此言五脏之邪，互相干而为病也。急者，肝之病脉也；缓者，脾之病脉也；大者，心之病脉；小者，肾之病脉；滑者，包络之病脉；涩者，肺之病脉也。所谓六变也。

按：《难经》言五脏刚柔互相干以为十变，亦同此篇。然无小滑二节，而多一沉，其但言干者，盖未及心主三焦也。

维厥者，阴维阳维之脉，厥逆而生寒也。

肺脉急甚为癫疾，微急为肺寒热，怠惰，咳唾血，引腰背胸，苦鼻息肉不通。缓甚为多汗，微缓为痿瘘，偏风，头以下汗出不可止。大甚为胫肿，微大为肺痹引胸背，起恶日光。小甚为泄，微小为消瘅。滑甚为息贲上气，微滑为上下出血。涩甚为呕血，微涩为鼠瘘，在颈支腋之间，下不胜其上，其应善瘈。

息贲，肺积也。下不胜其上，谓足软而酸也。瘈、酸同。

肝脉急甚为恶言，微急为肥气在胁下，若覆杯。缓甚为善呕，微缓为水瘕痹也。大甚为内痈，善呕衄，微大为肝痹阴缩，咳引小腹。小甚为多饮，微小为消瘅。滑甚为癀疝，微滑为遗溺。涩甚为溢饮，微涩为瘈挛筋痹。

恶言，厉言也。水瘕，水积也。水伤脾也，多饮水伤肾也，溢饮水伤肺也，而脉皆见于肝者，亦水泛则木浮也。

脾脉急甚为瘈疭，微急为膈中，食饮入而还出，后沃沫。缓甚为痿厥，微缓为风痿，四肢不用，心慧然若无病。大甚为系仆，微大为疝气，腹里大，脓血在肠胃之外。小甚为寒热，微小为消瘅。滑甚为癀癃，微滑为虫毒、蛔蝎、腹热。涩甚为肠溃，微涩为内溃，多下脓血。

溃者，气血结聚也。

肾脉急甚为骨颠疾，微急为沉厥奔豚，足不收，不得前后。缓甚为折脊，微缓为洞。洞者，食不化，下嗌还出。大甚为阴痿，微大为石水，起脐下，至少腹腫腫然，上至胃脘者死。小甚为洞泄，微小为消瘅。滑甚为癃㿉，微滑为骨痿，坐不能起，起则目无所见。涩甚为大痈，微涩为不月，沉痔。

按：马玄台注此篇，以凡言"甚"为太过，"微"为不及。今从其病，详审之。则"甚""微"二字，乃"浮""沉"二字，此古人行文变幻处，而非太过、不及也。大抵言"甚"者，皆经病；言"微"者，皆脏病。今为约略释之。心脉急甚为瘛疭，脾脉急甚为瘛疭，肺脉急甚为癫疾，肾脉急甚为骨癫疾，此皆肝经之虚风，干于各经也。"甚"非从浮言乎？心脉微大，为心痹引背；肺脉微大，为肺痹引胸；肝脉微大，为肝痹阴缩咳引小腹。痹者，气血不通，而木然痛也，此皆心脏实邪干与各脏也。至于脾脉微大，为疝气，脓血在肠外；肾脉微大，为石水腫腫然，虽不言痹，亦痹类之在下者也。至微小一条，在诸脏皆为消瘅，可知三消之病，皆肾脏实邪也。"微"非从沉言乎？况心脉微急为食不下，是稿在吸门也。脾脉微急为食入还出，是稿在贲门也。肾脉微缓为下嗌还出，是稿在幽门也。皆脏腑重大之病，脉皆从沉取者也。况大奇论云：肾肝并沉为石水，而此肾脉微大为石水，则"微"从沉言，亦昭然矣。

诸急者多寒，缓者多热，大者多气少血，小者气血皆少，滑者阳气盛，微有热，涩者多血少气，微有寒。

内火为外寒所束，则脉急，瘕疝癫疾是也。内外俱热，则脉缓，缓则为虚、多汗、痿厥是也。然亦不尽然，但是为多耳。大为心脉，心主血，而病则多在气，热伤气也。涩为肺脉，肺主气，而病则多在血，燥伤血也，且气能助火故大。血能阻塞脉道，故涩。

是故刺急者，深内而久留之。刺缓者，浅内而疾发针，以去其热。刺大者，微泻其气，无出其血。刺滑者，疾发针而浅内之，以泻其阳气而去其热。刺涩者，必中其脉，随其顺逆而久留之。必先按而循之，已发针疾按其痏，无令其出血，以和其脉。诸小者，阴阳形气俱不足，勿取以针，而调以甘药也。

按：针法多泻而少补，惟浅内疾发有和之之意。故诸小者勿针，非谓急缓五者不可药也。

五脏虚实贼微邪第七

《难经》曰：脉从前来者为实邪，从后来者为虚邪，从所不胜来者为贼邪，从所胜来者为微邪，自病者为正邪。

春肝木王，其脉弦细而长，名曰平脉也。反得浮涩而短者，是肺之乘肝，金之克木，为贼邪，大逆，十死不治。反得洪大而散者，是心之乘肝，子之扶母，为实邪，虽病自愈。反得沉濡而滑者，是肾之乘肝，母之归子，为虚邪，虽病易治。反得大而缓者，是脾之乘肝，土之陵木，为微邪，虽病即瘥。

按：我生是将来，故在前而实，生我是退气，故在后而虚，克我则为贼，我克则为微也。

夏心火王，其脉洪大而散，名曰平脉。反得沉濡而滑者，是肾之乘心，水之克火，为贼邪，大逆，十死不治。反得大而缓者，是脾之乘心，子之扶母，为实邪，虽病自愈。反得弦细而长者，是肝之乘心，母之归子，为虚邪，虽病易治。反得浮涩而短者，是肺之乘心，金之陵①火，为微邪，虽病即瘥。

六月季夏建未、坤未之间，土之位，脾王之时。其脉大，阿阿而缓，名曰平脉。反得弦细而长者，是肝之乘脾，木之克土，为贼邪，大逆，十死不治。反得浮涩而短者，是肺之乘脾，子之扶母，为实邪，虽病自愈。反得洪大而散者，是心之乘脾，母之归子，为虚邪，虽病易治。反得沉濡而滑者，是肾之乘脾，水之陵土，为微邪，虽病即瘥。

秋金肺王，其脉浮涩而短，名曰平脉。反得洪大而散

---

① 陵：通"凌"，凌侮，欺凌。《礼记·中庸》："在上位，不陵下。"

者，是心之乘肺，火之克金，为贼邪，大逆，十死不治。反得沉濡而滑者，是肾之乘肺，子之扶母，为实邪，虽病自愈。反得大而缓者，是脾之乘肺，母之归子，为虚邪，虽病易治。反得弦细而长者，是肝之乘肺，木之陵金，为微邪，虽病即瘥。

冬肾水王，其脉沉濡而滑，名曰平脉。反得大而缓者，是脾之乘肾，土之克水，为贼邪，大逆，十死不治。反得弦细而长者，是肝之乘肾，子之扶母，为实邪，虽病自愈。反得浮涩而短者，是肺之乘肾，母之归子，为虚邪，虽病易治。反得洪大而散者，是心之乘肾，火之陵水，为微邪，虽病即瘥。

《素问》曰：脉逆四时，为不可治。必察四难，而明告之。所谓逆四时者，春得肺脉，夏得肾脉，秋得心脉，冬得脾脉，其至皆悬绝沉涩者，命曰逆四时也。

按：越人所云"贼邪"，即《内经》之"逆四时"也。又"宣明五气"篇所云"五邪所见，死不治"，与此俱同。然必曰悬绝沉涩者，正见此等脉来，与常脉迥别。春之肺，非但浮涩而短；夏之肾，非但沉濡而滑者。故必曰悬绝。而越人之言，有未尽也。假如卯酉之岁，阳明司天，苟无胜复之变，则脉中微有秋象，亦称和平矣。故不悬绝者，不可遽云死也，且其死亦有期。按仲景云"二月得毛脉，至秋当死"，是必待所胜者旺，而后死也。

又按：平人气象曰："春胃而有毛曰秋病，毛甚曰今病；秋毛而有弦曰春病，弦甚曰今病；夏胃而有石曰冬病，石甚曰今病；冬石而有钩曰夏病，钩甚曰今病。"是又以春与秋互对，夏与冬互对，与此稍不同，而皆不曰死，亦谓其不悬绝也。学者再取其病证参之，益了然矣。大抵春夏忌沉涩，秋冬忌浮大，此其要耳。

《难经》曰：诊病若闭目不欲见人者，脉当得肝脉弦急而长，反得肺脉浮短而涩者，死也。

病若开目而渴，心下牢者，脉当得紧实而数。而反得沉涩而微者，死也。

病若吐血，复鼽衄者，脉当沉细。而反浮大而牢者，死也。

病若谵言妄语，身自热，脉当洪大。而反手足厥冷，脉沉细而微者，死也。

病大腹而泄者，脉当微细而涩。反得紧大而滑者，死也。

按：此章虽以症脉合言，而其理亦与上章同也。大抵春得秋秋①脉之人，非皆绝，无病而得也。盖病有隐而深者，有重而危危②者，外症虽不同，而脉之喜相生恶相克则同也。如谓时脉非病脉而所诊不同，无论脉无二理，且世安有无病，而脉逆四时者乎？况《难经》又有云：假令得肝脉，其外症：善，素面青，善怒；其内证：脐左有动

---

① 秋：疑为衍字。
② 危：疑为衍字。

气，按之牢若痛；其病：四肢满、闭淋、溲便难、转筋，有是者肝也，无是者非也。其于五脏俱各取症脉，而别是非。可见古人论脉，必合之症，与先岁气同一理也。

脉辨阴阳第八

《难经》曰：经言，脉有一阴一阳、一阴二阳、一阴三阳，有一阳一阴、一阳二阴、一阳三阴。如此言之，寸口有六脉俱动耶？然。经言如此者，非有六脉俱动也，谓浮、沉、长、短、滑、涩也。浮者阳也，滑者阳也，长者阳也。沉者阴也，涩者阴也，短者阴也。所以言一阴一阳者，谓脉来沉而滑也。一阴二阳者，谓脉来沉滑而长也。一阴三阳者，谓脉来浮滑而长，时一沉也。所以言一阳一阴者，谓脉来浮而涩也。一阳二阴者，谓脉来长而沉涩也。一阳三阴者，谓脉来沉涩而短，时一浮也。各以其经所在，名病之顺逆也。

脉居阴部，反见阳脉者，为阳乘阴也。脉虽时沉，涩而短，此为阳中伏阴也。脉居阳部，反见阴脉者，为阴乘阳也。脉虽时浮，滑而长，此为阴中伏阳也。重阴者癫，重阳者狂，脱阳者见鬼，脱阴者目盲。

按：此又以部位之阴阳，而参之脉也。寸为阳，尺为阴，已见一卷。重阴者，六部俱阴；重阳者，六部俱阳也。脱阴脱阳者，谓脉中无神气，无胃气也。

《脉经》曰：凡脉大为阳，浮为阳，数为阳，动为阳，长为阳，滑为阳；沉为阴，涩为阴，弱为阴，弦为阴，短为阴，微为阴，是为三阴三阳也。阳病见阴脉者，反也，主死。阴病见阳脉者，顺也，主生。

关前为阳，关后为阴。阳数则吐血，阴数则下利；阳弦则头痛，阴弦则腹痛；阳微则自汗，阴微则自下；阳数口生疮，阴数加微，必恶寒而烦扰不得眠也。

按：此阴阳，从部位言也。

阴附阳则狂，阳附阴则癫。得阳属腑，得阴属脏。无阳则厥，无阴则呕。阳微则不能呼，阴微则不能吸，呼吸不足，胸中短气。依此阴阳以察病也。

按：此阴阳从浮沉迟数言也。

寸口脉浮大而疾者，名曰阳中之阳，病苦烦满，身热，头痛，腹中热。

寸口脉沉细者，名曰阳中之阴，病苦悲伤不乐，恶闻人声，少气，时汗出，阴气不通，臂不能举。

尺脉沉细者，名曰阴中之阴，病苦两胫酸疼，不能久立，阴气衰，小便余沥，阴下湿痒。

尺脉滑而浮大者，名曰阴中之阳，病苦小腹痛满，不能溺，溺即阴中痛，大便亦然。

尺脉牢而长，关上无有，此为阴干阳，其人苦两胫重，少腹引腰痛。

寸口脉壮大，尺中无有，此为阳干阴，其人苦腰背痛，阴中伤，足胫寒。

按：无有者，谓无此牢长，无此壮大也，非绝无之说。叔和此数节略举一隅，以俟后学之三反也。

又按：脉有相通，一阴一阳之说，王海藏所说更妙。其云：相合脉变，假令洪弦相合，洪客弦主也，子能令母实也。弦洪相合，弦客洪主也，母能令子虚也。详其意，盖谓当春则弦为主，当夏则洪为主，而以客合之，以观虚实耳。又云：手足之经亦相合，假令伤寒足太阳膀胱经病，脉浮坚而洪者，即手足经合也，此中亦有生克之理、虚实之义在焉。又曰：脉不胜者，挟其子之势也，脉弦而入金之分，非挟火之势，则不敢侵金之分。此皆精要之语，学者不可不详。大抵五行生克，必有所因，推其所自来，而后垣可洞耳。

脉有五十营第九
参二卷

《灵枢》曰：所谓五十营者，五脏皆受气，持其脉口，数其至也。五十动而不一代者，五脏皆受气；四十动一代者，一脏无气；三十动一代者，二脏无气；二十动一代者，三脏无气；十动一代者，四脏无气；不满十动一代者，五脏无气。予之短期。

按：五十营者，脉运五十度也。夫人周身之脉，计一十六丈二尺，呼吸一息，脉行六寸，一日夜积一万三千五百息，则脉行八百一十丈，而于身五十度矣。

论曰：脉之运于身，犹天运之不息也。一呼吸则五至，一日夜则五十营。盖五与十，天地生成之数也，故持脉者，亦以五十为期。夫呼出为阳，心与肺；吸入为阴，肾与肝；呼吸之间，脾脉在其中。持脉至五十动，则呼吸各十，而生成之数备矣。如有所亏，能不代乎？代义详二卷中。

脉动损至第十
同二卷

《素问》曰：人一呼脉再动，一吸脉亦再动，呼吸定息五动，闰以太息，命曰平人。人一呼脉一动，一吸脉一动，曰少气。人一呼脉三动，一吸脉三动而躁。尺热曰病温，尺不热脉滑曰病风，脉涩曰痹。人一呼脉四动，以上曰死。脉绝不至曰死，乍疏乍数曰死。

《脉经》曰：热病，脉四至，三日死。脉四至者，平人脉一至，病人脉四至也。

热病，脉五至，一日死。时一大至，半日死。忽忽闷乱者，死。

热病，脉六至，半日死。忽忽疾大至，有倾死。

热病，脉四损，三日死，所谓四损者，平人脉四至，病人脉一至，名曰四损。

热病，脉五损，一日死。

热病，脉六损，一时死。

若绝不至，良久乃至，立死。

《难经》曰：脉有损至，何谓也？然。至之脉，一呼再至曰平。三至曰离经，四至曰夺精，五至曰死，六至曰命绝，此至之脉也。何谓损？一呼一至曰离经，二呼一至曰夺精，三呼一至曰死，四呼一至曰命绝，此损之脉也。至脉从下上，损脉从上下也详二卷。

按：至者，脉动数之加也；损者，脉动数之减也；离经者，谓经行有常度，今既加而数，减而迟，则已失其常度也；夺精者，谓数之极，则阴精夺，迟之极则阳精夺也。至曰死，曰命绝，则败之极，而无可名也。从下上者，皮聚而毛落；从上下者，骨痿不能起于床也。大抵脉口之至数，即人周身经脉运行之数。至而多，则运行太速而过；损而少，则运行纡迟而不及；太过是阴不能守，不及是阳不能用；阴不守则阳度亦愆，阳不用则阴度亦失，至于极则阴阳俱亡矣。

迟疾短长杂脉法第十一

《脉经》原题并参二卷

《素问》曰：脉者，血之府也。长则气治，短则气病，数则烦心，大则病进，上盛则气高，下盛则气胀，代则气衰，细则气少，涩则心痛。

短而急者病在上，长而缓者病在下，沉而弦急者病在内，浮而洪大者病在外，脉实者病在内，脉虚者病在外。

在上为表，在下为里，浮为在表，沉为在里。

脉数则在腑，迟则在脏，脉长而弦病在肝，脉小血少病在心，脉下坚上虚，病在脾胃，脉涩而微病在肺，脉大而坚病在肾。

扁鹊云：小而紧，病在肾。

《灵枢》曰：脉口滑小紧以沉者，病益盛，在中；人迎气大紧以浮者，病益盛，在外。其脉口浮滑者病日进，人迎沉滑者病日损。人迎盛坚伤于寒，气口盛坚伤于食。气口候阴，人迎候阳也。

《素问》曰：推而外之，内而不外，有心腹积也；推而内之，外而不内，身有热也；推而上之，上而不下，腰足清也；推而下之，下而不上，头项痛也。按之至骨，脉气少者，腰脊痛而身有痹也。

寸口脉中手短者，曰头痛；寸口脉中手长者，足胫痛；寸口脉中手促上急者，曰肩背痛；寸口脉沉而坚者，曰病在中；寸口脉浮而盛者，曰病在外。脉实血实，脉虚血虚，此其常也，反此者病。

《灵枢》曰：病在脏，沉而大者，其病易已，小为逆。病在腑，浮而大者，其病易已。

《难经》曰：何以别知脏腑之病也？然。数者腑也，迟者脏也；数则为热，迟则为寒；诸阳为热，诸阴为寒。故以别知脏腑之病也。

《脉经》曰：脉滑者，多血少气，脉涩者少血多气，脉大者气血俱多，脉小者气血俱少。

脉沉细滑疾者热，迟紧者寒。脉盛滑紧者病在外，热；脉小实而紧者病在内，冷。

脉浮滑，其人外热，风走刺，有饮，难治。脉沉而紧，上焦有热，下寒，得冷即便下。脉沉而细，下焦有寒，小便数，时苦绞痛，下利重。脉浮紧且滑直者，外热内冷，不得大小便。

脉洪大紧急，病速进，在外，苦头痛、发热、痈肿；脉细小紧急，病速进，在中，寒，为疝瘕积聚，腹中刺痛。脉沉重而直前绝者，其病血在肠间；脉沉重而中散者，因寒食成瘕。脉直前而中散绝者，病消渴。脉沉重，前不至寸口，徘徊绝者，病在肌肉遁尸。脉左转而沉重者，气癥积在胸中。脉右转出不至寸口者，内有肉癥也。转者，横也。

脉累累如贯珠，不前至，有风寒在大肠，伏留不去；脉累累中止不至寸口，软者，结热在小肠膜中，伏留不去。脉直前左右弹者，病在血脉中，胚血①也。脉后而左右弹者，病在筋骨中也。脉前大后小，即头痛目眩；脉前小后大，即胸满短气。

浑浑革革，至如涌泉，病进而危；弊弊绰绰，其去如

---

① 胚血：《脉经》作"虾血"。《脉经·迟疾短长杂脉法第十三》曰："脉累累中止不至寸口，软者结热在小肠膜中，伏留不去。脉直前左右弹者，病在血脉中，虾血也。"

弦绝者，死。

《脉经》曰：寸口脉弦而大，弦则为减，大则为芤，减则为寒，芤则为虚，寒虚相搏，此名为革。妇人则半产漏下，男子则亡血失精。

寸口脉微弱，尺脉涩。弱则发热，涩为无血，其人必厥，微呕。夫厥当眩，不眩而反头痛，痛为实，下虚上实，必衄也。

《脉经》曰：三部脉，或至或不至，冷气在胃中，故令脉不通也。

脉来过寸，入鱼际者，遗尿。脉出鱼际，逆气喘息。

关上脉紧而滑者，蛔动；尺脉沉而滑者，寸白虫。

关上脉时来时去，乍大乍小，乍疏乍数者，胃中寒热，羸劣，不欲饮食，如疟状。

合色脉第十二
参六卷

《素问》曰：能合色脉，可以万全，赤脉之至也。喘而坚，诊曰有积气在中，时害于食，名曰心痹，得之外疾思虑而心虚，故邪从之。

白脉之至也，喘而浮，上虚下实。惊，有积气在胸中，喘而虚，名曰肺痹，寒热，得之醉而使内也。

青脉之至也，长而左右弹，有积气在心下支胠，名曰肝痹，得之寒湿，与疝同法，腰痛足清头脉紧。

黄脉之至也，大而虚，有积气在腹中，有厥气，名曰厥疝，女子同法，得之疾，使四肢汗出当风。

黑脉之至也，上坚而大，有积气在小腹与阴，名曰肾痹，得之沐浴清水而卧。

按：此合色脉而言。夫其面色已赤矣，而脉乃喘而坚，喘为心气不足，坚为病气有余，此心痹之病。痹者，脏气不宣行，与疝同义，与他处痹字稍异。首一字言色，次句言脉，又次言症，末言因，五节俱同。大皆似实而虚，体虚而邪实者也。凡视病各有色脉，此其准耳。察色详六卷中。

杂病诊略第十三
并参三卷

《难经》曰：人病沉滞久积聚，可切脉而知之耶？然。诊病在右胁有积气，得肺脉结，脉结甚则积甚，结微则气微。诊不得肺脉而右胁有积气者，何也？然。肺脉虽不见，右手脉沉伏。

其外痼疾同法耶？将异也？然。结者，脉来去时一止，无常数，名曰结也。伏者，脉行筋下也。浮者，脉在肉上行也。左右表里，法皆如此。假令脉结伏者，内无积聚，脉浮结者，外无痼疾，有积聚脉不结伏，有痼疾脉不浮结，为脉不应病，病不应脉，是为死病也。

病人面无血色，无寒热，脉沉弦者，衄也。脉沉为在里，荣卫内结，胸满必吐血。

溲血，尺脉滑，气血实，妇人经脉不利，男子尿血，宜服朴硝煎、大黄汤，下去经血，针关元泻之。脉虚者，大补气血。

张仲景曰：人病恐怖，其脉何类？师曰：脉形如循丝，累累然，其面白脱色。

人愧者，其脉何类？师曰：其脉自浮而弱，面形乍白乍赤。

何以知人食饮中毒？浮之无阳，微细之不可知也。但有阴脉，来疾去疾，此为水气之毒。脉迟者，食干物得之。

按：临病论脉，自《内经》以下，至李、朱诸贤，繁言千百，未易殚述，三卷所集，大半取之，《举要》因其简也。兹复赘此数节，聊见古人论脉精详之意。好学者，正须广博求之也。

诊百病死生第十四
《脉经》原题 并参三卷

《难经》曰：诊病若闭目不欲见人者，脉当得肝脉强急而长，而反得肺脉浮短而涩者，死也。病若开目而渴，心下牢者，脉当得紧实而数，而反得沉濡而微者，死也。

《脉经》曰：伤寒热盛，脉浮大者生，沉小者死。伤寒已得汗，脉沉小者生，浮大者死。

温病厥逆汗出，脉坚强者生，虚缓者死。

温病二三日，头痛身热，腹满饮食如故，脉直而疾，八日死。

温病四五日，腹满呕吐，脉来细强者，十二日死。

温病八九日，脉来喋喋，按之不弹手，时大，心下坚，十七日死。

热病已得汗，身热不去，脉来躁者，慎勿刺治。

谵言妄语，身热脉洪大者生；手足冷，脉沉微者死。

伤寒循衣摸床，不识人，五六日不大便，服下药得利后，脉弦则生，涩则死。

《灵枢》曰：热病汗已出，脉盛躁，是一逆也；病泄，脉洪大，是二逆也；着痹不移，䐃①肉破，身热，脉偏绝，是三逆也；淫而夺形，身热，色夭然白及后下血衃，血衃笃重，是四逆也；寒热夺形，脉坚搏，是五逆也。

腹胀身热，脉大，是一逆也；腹鸣而满，四肢清，泄，其脉大，是二逆也；衃而不止，脉大，是三逆也；咳且溲血，脱形，其脉小劲，是四逆也；咳，脱形身热，脉小以疾，是五逆也。如是者，不过十五日死矣。

《脉经》曰：诊人被风，不仁痿厥，其脉虚者生，紧急疾者死。

癫疾，脉搏大滑者，久久自已；其脉沉小急实，不可

---

① 䐃（jiǒng窘）：指肌肉的突起部分。

治，脉沉细小者死。

头痛脉短涩者死，浮滑有风痰者易治。

心腹积聚，其脉坚强急者生，虚弱者死。

心腹痛不得息，脉细小迟者生，坚大疾者死。

泻注，脉缓，时小结者生，浮大数者死。

肠澼下脓血，脉悬则死，滑大则生。

肠澼下脓血，脉沉小流连者生，数疾且大，身有热者死。

风热而脉静，泻而脱血。脉实病在中，脉虚病在外，脉涩坚者皆难治。

咳嗽，脉沉紧者死，浮直者生，浮软者生，沉小伏匿者死。

咳嗽羸瘦，脉形坚大者死。

人嗽久，其脉弱者可治，实大数者死。脉浮短者，其人伤肺，诸气微少，不过一年死。

咳而形脱，身热，脉小坚急以疾，是逆也。不过十五日死。

吐血衄血，脉滑小弱者生，实大者死。

吐血而咳，上气，其脉数有热，不得卧者死。

上气喘息低昂，其脉滑，手足温者生；脉涩，四肢寒者死。

上气，面浮肿，肩息，其脉大，不可治，加利必死。

消渴，脉数大者生，细小浮短者死。又曰：沉小者生，实坚大者死。

水病胀闭，其脉浮软者生，沉细虚小者死。

水病腹大如鼓，脉实者生，虚者死。

卒中恶，腹大，四肢满，脉大而缓者生，紧大而浮者死，紧细而微者亦生。

金疮出血太多，其脉虚细者生，数实大者死。又曰：脉沉小者生，浮大者死。

从高顷仆，内有血，腹胀满，其脉坚强者生，小弱者死。

人为百药所中伤，脉浮涩而疾者生，微细者死，洪大而迟者生。

老人脉微，阳羸阴强者生，脉焱①大加息者死。

伤寒入里，见标脉则生。假令胃病下之，脉浮而汗出是也。杂病出表，见标脉则死。假令脾病补之，脉弦而面青者是也。

三部脉虚，其人长病得之死。虚而涩，长病亦死。三部脉实而大，长病得之死。实而滑，长病得之生。

三部脉强，非称其人，病便死。

三部脉羸，非其人，得之死。

三部脉大而数，长病得之死。三部脉数而伏，长病得之死。

---

① 焱（yàn 厌）：火炽貌。

三部脉茫，长病得之生，卒病得之死。

三部脉坚而数，如银钗股，蛊毒病必死。数而软，蛊毒病得之生。

诊妇人漏下赤白不止，脉小虚滑者生，大紧实数者死。

诊妇人新生乳子，脉沉小滑者生，实大坚弦急者死。

诊妇人疝瘕积聚，脉弦急者生，虚弱小者死。

诊妇人生产，因中风伤寒热病，喘鸣而肩息，脉实大浮缓者生，小急者死实字疑衍。

诊妇人新生乳子，因得热病，其脉弦小四肢温者生，寒清者死。

诊妇人生产之后，寸口脉焱疾不调者死，沉微附骨不绝者生。

小儿惊搐，脉浮数顺，沉细逆，身温顺，肢冷逆。

小儿夜啼，脉微小顺，洪大逆，身冷逆。

小儿吐泻，脉浮洪顺，迟微逆，身温顺，肢冷逆。

小儿泄泻，脉缓小顺，浮大逆，身温顺，肢冷逆。

小儿疳痨，脉紧数顺，沉细逆，脏实顺，脾泻逆。

小儿虫痛，脉紧滑顺，浮大逆，唇青逆。

以上新增。

肿疡，脉洪滑者吉，沉微涩者凶。

溃疡，身热脉坚大者死，身凉脉缓者生。

肺痈吐脓后，其脉短而涩者自痊，浮大者难治。其面色白而反赤者，此火之克金，皆不可治新增。

诊新病久病脉法第十五

《素问》曰：脉小弱以涩者，谓之久病，脉滑浮而疾者，谓之新病。

征其脉小，色不夺者，新病也。征其脉不夺，其色夺者，久病也。征其脉与五色俱夺者，久病也。征其脉与五色俱不夺者，新病也。

真脏死逆脉法第十六

《素问》：岐伯曰：真肝脉至，中外急，如循刀刃，责责然，如按琴瑟弦，色青白不泽，毛折乃死；真心脉至，坚而搏，如循薏苡子，累累然，色赤黑不泽，毛折乃死；真肺脉至，大而虚，如以毛羽中人肤，色白赤不泽，毛折乃死；真肾脉至，搏而绝，如指弹石，辟辟然，色黑黄不泽，毛折乃死；真脾脉至，弱而乍数乍疏，色黄青不泽，毛折乃死。诸真脏脉见，皆为死不治也。

黄帝曰：见真脏曰死，何也？岐伯曰：五脏皆禀气于胃，胃者五脏之本也。脏气者，不能自至于手太阴，必因于胃气乃至于手太阴也，故五脏各以时自为而至于手太阴也。故邪气胜者，精气衰也。故病甚者，胃气不能与之俱至于手太阴，故真脏之气独见。独见者，病胜脏也，故死。

《素问》曰：九候之脉，皆沉细悬绝者为阴，主冬，故以夜半死。盛躁喘数者为阳，主夏，故以日中死。寒热者，平旦死。热中及热病者，日中死。病风者，以日夕死。病水者，以夜半死。其脉乍数乍疏，乍迟乍疾，以日乘四季死。

肝见庚辛死，心见壬癸死，脾见甲乙死，肺见丙丁死，肾见戊己死，是谓真脏见皆死。

《脉经》曰：尺脉上不至关，为阴绝；寸脉下不至关，为阳绝。阴绝而阳微，死不治。若计其余命，死生之期，以月节克之也。

张仲景曰：肥人脉细小如丝欲绝者死，赢人脉躁大者死，人身小而脉往来大者死，人身大而脉往来小者死。

脉病人不病，名曰行尸，以无王气，卒眩仆不识人，短命则死。人病脉不病，名曰内虚，以有正气，虽困无苦。

存古诊法第十七

按：上古诊法有四，其失传已久，得王叔和而仅存气口成寸之一法。后之言脉者，将前法遂置不道，诚可惜也。今录其略，聊附存羊之意，以俟知者。

《素问》：帝曰：何谓三部？岐伯曰：有下部，有中部，有上部，部各有三候。三候者，有天有地有人也。

上部天，两额之动脉；上部地，两颊之动脉；上部人，耳前之动脉。

按：两额动脉，在瞳子髎、听会之处，足少阳脉所行也；两颊动脉，在鼻孔下两旁，近巨髎之分，足阳明脉所行也；耳前动脉，在耳前陷中，丝竹空和髎之分，手少阳脉所行也。

中部天，手太阴也；中部地，手阳明也；中部人，手少阴也。

按：手太阴，肺脉也，在掌后寸口中，是经渠。手阳明，大肠脉也，在大指次指岐骨间，合谷之分。手少阴，心脉也，在掌后锐骨之端，神门之分。

下部天，足厥阴也；下部地，足少阴也；下部人，足太阴也。

按：足厥阴，肝脉也，在毛际外，羊矢①下一寸半陷中，五里之分，卧而取之，动应于手也。女子取太冲，在足大指本节后二寸陷中。足少阴，肾脉也，在足内踝后跟骨上陷中，太溪之分。足太阴脾脉也，在鱼腹，上越筋间，直五里下箕门之分，宽巩足，单衣，沉取乃得之。又曰：候胃气者，当取足跗之上，冲阳之分，穴中动脉乃应手也。

故下部之天以候肝，地以候肾，人以候脾胃之气；中部天以候肺，地以候胸中之气，人以候心；上部天以候头

---

① 羊矢：经外穴名，股内侧近阴处。

角之气，地以候口齿之气，人以候耳目之气。三部者，各有天，各有地，各有人，三而三之，合则为九。

察九候，独小者病，独大者病，独疾者病，独迟者病，独热者病，独寒者病，独陷下者病。

三部九候皆相失者死。上下左右之脉，相应如参舂者病甚；上下左右，相失不可数者死。中部之候虽独调，与众脏相失者死，中部之候相减者死。

以左手足上，上去踝五寸，按之，庶右手足当踝而弹之，其应过五寸以上，蠕蠕然动者不病，其应疾，中手浑浑然者病，中手徐徐然者病，其应上不能至五寸，弹之不应者死。

按：手踝之上，手太阴脉，太渊、经渠也。足踝之上，足太阴脉，三阴交之上，漏谷之下也。愚按前注，足太阴为五里、箕门之分，是在大股之内，而此云三阴交、漏谷之分，则在腓之内廉矣。岂此又一法？抑注者无能深考，而但就踝上臆度云尔耶？

九候之相应也，上下若一，不得相失。一候后则病，二候后则病甚，三候后则病危。所谓后者，应不俱也。

《灵枢》：黄帝曰：经脉十二，而手太阴、足少阴，阳明独动不休，何也？岐伯曰：是明胃脉也。胃为五脏六腑之海，其清气上注于肺，肺气从太阴而行之。其行也，以息往来，故人一呼脉再动，一吸脉亦再动，呼吸不已，故动而不止。帝曰：足之阳明，何因而动？岐伯曰：胃气上注于肺，其悍气上冲头者，循咽，上走空窍，循眼系，入络脑，出颔，下客主人，循牙车，合阳明，并下人迎，此胃气别走于阳明者也。故阴阳上下，其动也若一。故阳病而阳脉小者为逆，阴病而阴脉大者为逆，故阴阳俱静俱动若引绳，相倾者病。

按：此即喉手引绳之义也。人迎在喉旁，非《脉经》之人迎论见首卷中。胃气别走于阳明，言脏气并于经，故相引而动也。

帝曰：足少阴何因而动？岐伯曰：冲脉者，十二经之海也。与少阴之大络，起于肾下，出于气街，循阴股内廉，邪斜同入腘中，循胫骨内廉，并少阴之经，下入内踝之后，入足下。其别者，邪入踝，出属跗上大指之间，注诸络，以温足胫，此脉之常动者也。

此言少阴之经，得冲脉而动也。盖冲脉上行者，由气街而上至胸中，其下行者，由气街而下入内踝。盖少阴由内踝而上，而冲脉下趋之，故动也。至于出跗上大指之间，则又合足阳明之冲阳，为胃脉，而张仲景取为跌阳者也，皆冲脉也。仲景言跌阳，多合少阴，理出于此。

《灵枢》：黄帝曰：寸口主中，人迎主外，两者相应，俱往俱来，若引绳大小齐等。春夏人迎微大，秋冬寸口微大，如是者，名曰平人。

人迎大一倍于寸口，病在足少阳，一倍而躁，病在手少阳。人迎二倍，病在足太阳，二倍而躁，病在手太阳。

人迎三倍，病在足阳明，三倍而躁，病在手阳明。人迎四倍者，且大且数，名曰溢阳，溢阳为外格，死不治。必审其本末，察其寒热，以验其脏腑之病。

寸口大于人迎一倍，病在足厥阴，一倍而躁，病在手心主。寸口二倍，病在足少阴，二倍而躁，病在手少阴。寸口三倍，病在足太阴，三倍而躁，病在手太阴。寸口四倍者，名曰内关，内关者，且大且数，死不治。必审察其本末之寒温，以验其脏腑之病参看二卷静躁脉条。

切其脉口，滑小紧以沉者，病益甚，在中；人迎气大紧以浮者，其病益甚，在外。其脉口浮滑者，病日进；人迎沉而滑者，病日损。其脉口滑以沉者，病日进，在内；其人迎脉滑盛以浮者，病日进，在外。脉之浮沉及人迎与寸口气大小等者，病难已。病之在脏，沉而大者，易已，小为逆；病在腑，浮而大者，其病易已。

人迎盛坚伤于寒，气口盛坚伤于食。

气口候阴，人迎候阳也。

按：此数节，人迎皆指喉旁而言。三阳在头，领阳脉多，故曰人迎候阳，而其实阳中有阴。三阴在手，领阴脉多，故曰气口候阴，而其实阴中有阳，其洪必有更详者。此其大略也。

十二经脉第十八

《脉经》原题原篇

《灵枢》曰：经脉者，所以能决死生，处百病，调虚实，不可不通。

手太阴之脉，起于中焦，下络大肠，还循胃口，上膈属肺，从肺系横出腋下，下循臑内，行少阴心主之前，下肘中，循臂内上骨下廉，入寸口上鱼，循鱼际，出大指之端。其支者，从腕后直出次指内廉，出其端。

肩下胁上为掖，膊下近腋为臑。手少阴手心主二脉皆行于臑臂，而此脉行其前也。廉，隅也，边也。掌肉隆起处曰鱼。鱼际，穴名。支出，次指，则交手阳明也。

是动则病，肺胀满，膨膨而喘咳，缺盆中痛，甚则交两手而瞀，此为臂厥。是主肺所生病者，咳嗽上气，喘喝，烦心，胸满，臑臂内前廉痛，掌中热。气盛有余，则肩背痛，风寒汗出中风，小便数而欠。虚则肩背痛寒，少气不足以息，溺色黄变，卒遗失无度。盛者，寸口大三倍于人迎；虚者，寸口反小于人迎也瞀，目昏也。

按：《难经》云："是动者，气也；所生病者，血也。气留而不行，为气先病也；血滞而不濡者，为血后病也。"今详病证，气血似不可分，故马玄台不从之。然却以"是主肺所生病者""是主津液所生病者"为一句，亦为未妥。惟愚谓"是动"为本经自病，"所生病者"为他经兼病，由此之彼，故云所生也。

手阳明之脉，起于大指次指之端，循指上廉，出合谷两骨之间，上入两筋之中，循臂上廉，入肘外廉，循臑外前廉，上肩出髃骨之前廉，上出柱骨之会上，下入缺盆，络肺，下膈，属大肠。其支者，从缺盆上颈，贯颊入下齿中，还出挟口，交人中，左之右，右之左，上挟鼻孔。

大指之次指，即食指也。此接上手太阴。髃骨，肩端骨也。柱骨，谓天柱，即大椎也。耳以下曲处为颊，过鼻则交足阳明也。

是动则病，齿痛，颈肿。是主津液所生病者，目黄，口干，鼽衄，喉痹，肩前臑痛，大指次指痛不用。气盛有余，则当脉所过者热肿，虚则寒栗不复。盛者，人迎大三倍于寸口；虚者，人迎反小于寸口也。

人迎候阳，故凡阳脉盛者人迎大，虚则人迎小也。

足阳明 之脉，起于鼻，交頞中，旁约太阳之脉，下循鼻外，入上齿中，还出挟口环唇，下交承浆，却循颐后下廉，出大迎，循颊车，上耳前，过客主人，循发际额颅。其支者，从大迎前，下人迎，循喉咙，入缺盆下膈，属胃络脾；其直行者，后缺盆下乳内廉，下挟脐，入气街中；其支者，起胃下口，循腹里，下至气街中而合，以下髀关，抵伏兔，下入膝膑中，下循胻外廉，下足跗入中指内间；其支者，下膝三寸而别，以下入中指外间；其支者，别跗上，入大指间，出其端。

起于鼻，接手阳明也。頞，山根①也。太阳，手太阳

---

① 山根：鼻梁的别名。

小肠之支脉，上颊至目锐眦者也。承浆，颐上也。大迎，颊车下之穴，客主人，小眦外近耳之穴。人迎，喉旁穴。气街即气冲，前阴旁近股之穴。髀关，股前之穴。伏兔，髀下膝上之穴。膑，膝下犊鼻三里之处也。胻，胫骨也。跗，足面也。足阳明此经，凡四支，一支别于颊，而合于腹；一支别于腹，而合于气街；一支别于膝下，而合于中指；其末支出大指之端，则交足太阴也。

是动则病，洒洒然振寒，善伸，数欠，颜黑，病至则恶人与火，闻木音则惕然而惊，心欲动，独闭户牖而处。甚则欲上高而歌，弃衣而走，贲响腹胀，是为骭厥。是主血所生病者，狂疟湿淫，汗出，鼽衄，口喎，唇胗，颈肿，喉痹，大腹水肿，膝膑痛，循膺乳、气街、股、伏兔、胻外廉、足跗上皆痛，中指不用。气盛则身以前皆热，其有余于胃，则消谷善饥，溺色黄；气不足则身以前皆寒栗，胃中寒则胀满。盛者，人迎大三倍于寸口；虚者，人迎反小于寸口也。

骭厥，足逆冷也。贲响腹胀，实邪也。胃中寒则胀满，虚邪也。

足太阴之脉，起于大指之端，循指内侧白肉际，过核骨后，上内踝前廉，上腨内，循胻骨后，交出厥阴之前，上循膝股内前廉，入腹，属脾，络胃，上膈，挟咽，连舌本，散舌下。其支者，复从胃别上膈，注心中。

起大指，接足阳明也。核骨，拐骨也。腨，腓也。

交，三阴交也。注心中，交手少阴也。

是动则病，舌本强，食则呕，胃脘痛，腹胀，善噫，得酸与热，则快然而食，身体皆重。是主脾所生病者，舌本痛，体不能动摇，食不下，烦心，心下急痛，寒疟，溏瘕泄，水闭，黄疸，不能卧，强立，股膝内肿厥，足大指不用。盛者，寸口大三倍于人迎；虚者，寸口反小于人迎也。

手少阴之脉，起于心中，出属心系，下膈，络小肠。其支者，从心系，上挟咽系目；其直者，复从心系却上肺，出腋下，下循臑内后廉，行太阴心主之后，下肘内廉，循臂内后廉，抵掌后兑骨之端，入掌内廉，循小指之内，出其端。

起心中，接足太阴也。手太阴、手厥阴二脉，皆行臑臂内，而此出其后也。手腕下踝，为兑骨，出小指，交手太阳也。

是动则病，嗌干，心痛，渴而欲饮，是为臂厥。是主心所生病者，目黄，胁痛，臑臂内后廉痛，厥，掌中热痛。盛者，寸口大再倍于人迎；虚者，寸口反小于人迎也。

手太阳之脉，起于小指之端，循手外侧，上腕，出踝中，直上循臂骨下廉，出臂解，绕肩胛，交肩上，入缺盆，络心，循咽，下膈，抵胃，属小肠。其支者，别从缺盆，循颈，上颊，至目锐眦，却入耳中；其支者，别颊，上頤①，抵鼻，至目内眦。

起小指，接手少阴也。一本"下廉"下，有"出肘内侧两筋之间""上循臑外后廉"二句。肩解，肩之角。肩胛，肩下片骨也。交肩上，从大椎左右交也。頤，颧也。至目内眦，交足太阳也。

是动则病，嗌痛，颔肿，不可回顾，肩似拔，臑似折。是主液所生病者，耳聋、目黄，颊肿，颈、颔、肩、臑、肘、臂外后廉痛。盛者，人迎大再倍于气口；虚者，人迎反小于寸口也。

足太阳之脉，起于目内眦，上额，交巅上。其支者，从巅至耳上角；其宜②行者，从巅入络脑，还出别下项，循肩髆内，挟脊，抵腰中，入循膂，络肾，属膀胱；其支者，从腰中，下会于后阴，下贯臀，入腘中；其支者，从髆内左右别下，贯胂，挟脊内，过髀枢，循髀外后廉，下合腘中，以下贯腨内，出外踝之后，循京骨，至小指外侧。

起目内眦，接手太阳也。髆，亦作膊，肩之下也。脊外为膂，膂内为胂，夹脊，肉也。膝后曲处曰腘，即委中也。股后为髀枢。腨，腓也。京骨，踝下穴近小指者。足太阳此经有三支。上一支从巅至耳，下一支从腰至腘中，其外一大支，上自膊出，去脊三寸，而下合于腘中，直至

---

① 頤（chū 出）：人体部位名，眼眶下方的部位。
② 宜：《灵枢·经脉》作"直"。

小指，而交足少阴也。

是动则病，冲头痛，目似脱，项似拔，脊痛，腰似折，髀不可以曲，腘如结，腨如裂，是为踝厥。是主筋所生病者，痔，疟，狂癫疾，头囟顶痛，目黄，泪出，衄衄，项、背、腰、尻、腘、腨、脚皆痛，小指不用。盛者，人迎大再倍于寸口；虚者，人迎反小于寸口也。

足少阴之脉，起于小指之下，斜趋足心，出于然谷之下，循内踝之后，别入跟中，上腨内，出腘内廉，上股内后廉，贯脊，属肾，络膀胱。其直者，从肾上贯肝膈，入肺中，循喉咙，挟舌本；其支者，从肺，出络心，注胸中。

起小指，接足太阳，注胸中，交手厥阴。

是动则病，饥不能食，面黑如地色，咳唾则有血，喝喝而喘，坐而欲起，目䀮䀮①如无所见，心悬如病饥状。气不足则善恐，心惕惕如人将捕之，是为骨厥。是主肾所生病者，口热，舌干，咽肿，上气，嗌干及痛，烦心，心痛，黄疸，肠澼，脊股内后廉痛，痿厥，嗜卧，足下热而痛。盛者，寸口大再倍于人迎；虚者，寸口反小于人迎也。

手厥阴之脉，起于胸中，出属心包，下膈，历络三焦。其支者，循胸中，出胁，下腋三寸，上抵腋下，下循

---

① 目䀮（huāng 慌）䀮：视物不明。

臑内，行太阴少阴之间，入肘中，下臂，行两筋之间，入掌中，循中指，出其端；其支者，别掌中，循小指次指出其端。

起胸中，接足少阴，抵腋循臑，由胁上腋，由腋转下臂臑也。小指之次指，无名指也，出交手少阳。

是动则病，手心热，臂肘挛急，腋肿，甚则胸胁支满，心中澹澹大动，面赤，目黄，喜笑不休。是主脉所生病者，烦心，心痛，掌中热。盛者，寸口大一倍于人迎；虚者，寸口反小于人迎也。

手少阳 之脉，起于小指次指之端，上出两指之间，循手表腕，出臂外两骨之间，上贯肘，循臑外，上肩，交出足少阳之后，入缺盆，布膻中，散落心包，下膈，循属三焦。其支者，从膻中上出缺盆，上项，挟耳后，直上出耳上角，以屈下颊至𬱟；其支者，从耳后入耳中，却出至目锐眦。

起小指之次指，接手厥阴，出目锐眦，交足少阳。

是动则病，耳聋浑浑焞焞，嗌肿，喉痹。是主气所生病者，汗出，目锐眦痛，颊痛，耳后、肩、臑、肘、臂外皆痛，小指次指不用。盛者，人迎大一倍于寸口；虚者，人迎反小于寸口也。

足少阳 之脉，起于目锐眦，上抵头角，下耳后，循颈行手少阳之前，出肩上，却交出少阳之后，入缺盆。其支者，从耳后入耳中，出走耳前，至目锐眦后；其支者，别目锐眦，下大迎，合手少阳于頗，下加颊车，下颈，合缺盆下胸中，贯膈，络肝，属胆，循胁里，出气街，绕毛际，横入髀厌中。其直者，从缺盆下腋，循胸，过季胁，下合髀厌中，以下循髀阳，出膝外廉，下外辅骨之前，直下抵绝骨之端，下出外踝之前，循足跗上，出小指次指之端；其支者，从跗上，入大指，循岐骨内，出其端，还贯爪甲，出三毛。

起目锐眦，接手少阳也。大迎，颊车下穴。气街，即气冲。髀厌，即髀枢，谓环跳穴也。胁骨之下，为季胁。髀阳，髀之外也。胫胻为辅骨，外踝以上为绝骨，足大指后为岐骨，爪甲后为三毛，出此交足厥阴也。

按：铜人图，足少阳脉抵头角处有三折，而此但言有支出目锐眦下颊，则铜人亦有误也。

是动则病，口苦，善太息，心胁痛，不能转侧，甚则面微尘，体无膏泽，足外反热，是为阳厥。是主骨所生病者，头角痛，额痛，目锐眦痛，缺盆中肿痛，腋下肿，马刀挟瘿，汗出振寒，疟，胸、胁肋、髀、膝外至胫、绝骨、外踝前及诸节皆痛，小指次指不用。盛者，人迎大一倍于寸口；虚者，人迎反小于寸口也。

足厥阴之脉，起于大指聚毛之上，循足跗上廉，去内踝一寸，上踝八寸，交出太阴之后，上腘内廉，循股，入阴中，环阴器，抵小腹，挟胃，属肝，络胆，上贯膈，布胁肋，循喉咙之后，上入颃颡，连目系，上出额，与督脉会于巅。其支者，从目系下颊里，环唇内；其支者，复从肝别贯膈，上注肺。

聚毛，即三毛，承足少阳也。交，三阴交也。颃颡，上颚也。注肺，则交手太阴，此十二经环流而无端也。

是动则病，腰痛不可以俯仰，丈夫癩疝①，妇人小腹肿，甚则嗌干，面尘，脱色。是主肝所生病者，胸满，呕逆，洞泄，狐疝，遗溺，癃闭。盛者，寸口大一倍于人迎；虚者，寸口反小于人迎也。

凡此十二经之病，盛则泻之，虚则补之，热则疾之，寒则留之，陷下则灸之，不盛不虚，以经取之。

按：此经脉，盖一日夜五十度，周于身者也。《素问》云：手之三阴，从脏走手；手之三阳，从手走头；足之三阳，从头走足；足之三阴，从足走腹。然其始，必于中焦，则自肺而大肠，以至于肝，虽或上或下，或左或右之不同，而流行之次第，必自如是而无间断也。

十五络脉第十九

《灵枢》曰：手太阴之别，名曰列缺。起于腕上分间，并太阴之经，直入掌中，散入于鱼际。其病实则手锐掌热；虚则欠呿②，小便遗数。取之，去腕半寸。别走阳明也。

---

① 疝：《灵枢》作"疝"。《灵枢·经脉》曰："是动则病，腰痛不可以俯仰，丈夫癩疝，妇人小腹肿，甚则嗌干，面尘，脱色。"

② 欠呿（qū 区）：打哈欠。呿，张口。

按：经脉，联脉也。手太阴则接联手阳明，而手阳明则接联足阳明，十二经相连而运者也。络脉，合脉也。肺则与大肠合，心则与小肠合。盖一阳一阴，一表一里，相配而通者也。不曰络，而曰别者，谓自此别出，乃绾其所合也。

手少阴之别，名曰通里。去腕一寸半，别而上行，循经入于心中，系舌本，属目系。其病实则支膈，虚则不能言。取之掌后一寸，别走太阳也。

手心主之别，名曰内关。去腕二寸，出于两筋之间，循经以上，系于心包络，心系实，则心痛，虚则头强。取之两筋间也。

按：包络于三焦合，而不言别走少阳者，省文也。

手太阳之别，名曰支正。上腕五寸，内注少阴。其别者，上走肘，络肩髃音偶。实则节弛肘废，虚则生疣，小者如指痂疥，取之所别也。

手阳明之别，名曰偏历。去腕三寸，别入太阴。其别者，上循肩，乘肩髃，上曲颊遍齿。其别者，入耳，合于宗脉。实则龋音举聋，虚则齿寒痹隔，取之所别也。

手少阳之别，名曰外关。去腕二寸，外绕臂，注胸中，合心主。病实则肘挛，虚则不收，取之所别也。

足太阳之别，名曰飞扬。去踝七寸，别走少阴。实则鼽窒，头背痛，虚则鼽衄，取之所别也。

足少阳之别，名曰明光。去踝五寸，别走厥阴，下络足跗。实则厥，虚则痿躄，坐不能起，取之所别也。

足阳明之别，名曰丰隆。去踝八寸，别走太阴。其别者，循胫骨外廉，上络头项，合诸经之气，下络喉嗌。其病气逆，则喉痹卒瘖，实则狂癫，虚则足不收，胫枯，取之所别也。

足太阴之别，名曰公孙。去本节之后一寸，别走阳明。其别者，入络肠胃，厥气上逆则霍乱。实则肠中切痛，虚则鼓胀，取之所别也。

足少阴之别，名曰大钟。当踝后绕跟，别走太阳。其别者，并经上走于心包，下外贯腰脊。其病气逆则烦闷，实则闭癃，虚则腰痛，取之所别也。

足厥阴之别，名曰蠡沟。去内踝五寸，别走少阳。其别者，经胫上睪，结于茎。其病气逆则睪肿卒疝，实则挺长，虚则暴痒，取之所别也。

任脉之别，名曰尾翳。下鸠尾，散于腹。实则腹皮痛，虚则痒搔，取之所别也。

按：铜人，任脉中无尾翳穴，俟再考。

督脉之别，名曰长强。挟膂上项，散头上，下当肩胛左右，别走太阳，入贯膂。实则脊强，虚则头重，高摇之，挟脊之有过者，取之所别也。

按：《难经》言十五络，有二跷，而无任督，当以《灵枢》为正。盖二跷无别络，男以阴跷为络，女以阳跷为络，督任乃有别络耳。

⬚脾之大络⬚，名曰大包。出渊腋下三寸，布胸胁。实则身尽痛，虚则百节尽皆纵。此脉若罗络之血者，皆取之脾之大络脉也。

凡此十五络者，实则必见，虚则必下。视之不见，求之上下。人经不同，络脉异所别也。

按：络脉虽有虚实，而为病仍归之十二经，故邪实则在腑而浮见，正虚则入脏而沉下。然病有本在腑而反见脏，病本在脏而反见腑，如此不同者，则是络脉通其中，互为表里而上下故也。又"经别"一篇，言正言别，视此稍详，然其言脏腑之合，一同于此，故不烦述。

《难经》曰：经脉十二，络脉十五，何始何穷也？然。经脉者，行血气，通阴阳，以荣于身者也。其始从中焦，注手太阴、阳明；阳明注足阳明、太阴；太阴注手少阴、太阳；太阳注足太阳、少阴；少阴注手心主、少阳；少阳注足少阳、厥阴；厥阴复还注于手太阴。别络十五，皆因其原，如环无端，转相灌溉，朝于寸口、人迎，以处百病，而决死生也。

原，原穴也。

奇经八脉第二十

《难经》曰：脉有奇经八脉者，不拘于十二经，何谓也？然。有阳维，有阴维，有阳跷，有阴跷，有冲，有督，有任，有带之脉。凡此八脉者，皆不拘于经，故曰奇经八脉也。

非正而不失于正，谓之奇。维，系也，使不散也。跷，矫也，使之强也。督，总也，阳之领也。任，荷也，阴之载也。冲、带，取其象也。

经有十二，络有十五，凡二十七气，相随上下，何独不拘于经也？然。圣人图设沟渠，通利水道，以备不然。天雨降下，沟渠满溢，当此之时，霶霈①妄行，圣人不能复图也。此络脉满溢，诸经不能复拘也。

奇经八脉者，既不拘于十二经，皆何起何继也？

然。督脉者，起于下极之俞，并于脊里，上至风府，入属于脑。

按：下极之俞，会阴穴也。《内经》云：督脉者，起于少腹，以下骨中央。

任脉者，起于中极之下，以上至毛际，循腹里，上关元，至咽喉。

冲脉者，起于气冲，并足阳明之经，夹脐上行，至胸中而散也。

按："逆顺"篇云："冲脉者，五脏六腑之海也，五脏六腑皆禀焉。其上者，出于颃颡，渗诸阳，灌诸精；其下

---

① 霶霈（pāngpèi 乓配）：雨大的样子。《易林·巽之离》："隐隐大雷，霶霈为雨。"

者，注少阴之大络，出于气街，循阴股内廉，入腘中，伏行胻骨内，下至内踝之后属而别。其下者，并于少阴之经，渗三阴；其前者，伏行出跗属，下循跗，入大指间，渗诸络而温肌肉。故别络结则跗上不动，不动则厥，厥则寒矣。"观此则冲脉半由气街而上，以至于胸，半由气街而下，以入于足也。盖督、任、冲三脉，皆从下极起，乃两阴之间，根底之处，督由而后，任由而前，冲由而中也。其曰起于气街者，乃其分上下处也。

带脉者，起于季胁，回身一周。

阳跷脉者，起跟中，循外踝，上行入风池。

按：《灵枢》跷脉从足至目。

阴跷脉者亦起于跟中，循内踝，上行至咽喉，交贯冲脉。

阳维、阴维者，维络于身，溢畜，不能环流灌溉诸经者也。故阳维起于诸阳会也，阴维起于诸阴交也。

二维不流行，故其起继无可言，而但与会交处见之也。

比于圣人图设沟渠，沟渠满溢，流于深湖，故圣人不能拘通也。而人脉隆盛，入于八脉，而不还周，故十二经亦不能拘之。其受邪气，畜则肿热，砭射之也。

按：《灵枢·脉度》篇，跷与督、任之脉，其尺寸在十二经，一十六丈，二尺之内同为运行。男子数阳跷，女子数阴跷。夫十二经既环为终始，则督、任、跷脉承接何经，而成一十六丈二尺也？《灵枢》此意未详，故越人概称满溢。然八脉惟两维不行，则诸脉之流行，当亦与十二经同也，惟明者教之。

奇经之为病何如？然。阳维维于阳，阴维维于阴，阴阳不能自相维，则怅然失志，溶溶不能自收持。

阳维为病苦寒热，阴维为病苦心痛。

阴跷为病，阳缓而阴急；阳跷为病，阴缓而阳急。

冲之为病，逆气而里急；督之为病，脊强而厥；任之为病，其苦内结。男子为七疝，女子为瘕聚。

带之为病，腹满，带下赤白，腰溶溶若坐水中。此奇经八脉之为病也。

奇经八脉诊法第二十一
《脉经》原篇

《脉经》曰：前部左右弹者，阳跷也。中部左右弹者，带脉也。后部左右弹者，阴跷也。从少阳之厥阴者，阴维也。从少阴之太阳者，阳维也。来大时小者，阴络也。来小时大者，阳络也。

前部左右弹者，阳跷也。动，苦腰背痛，微涩为风痫，取阳跷。

前部左右弹者，阳跷也。动，苦腰痛，癫痫，恶风，偏枯，僵仆，羊鸣瘨①痹，皮肤身体强直，取阳跷，在外踝上三寸，直绝骨是。

后部左右弹者，阴跷也。动，苦癫痫，寒热，皮肤强。

后部左右弹者，阴跷也。动，苦少腹痛，里急，腰及髋髎下相连阴中痛，男子阴疝，女子漏下不止。

中部左右弹者，带脉也。动，苦少腹痛引命门，女子月水不来，绝继复下止，阴辟寒，令人无子，男子苦少腹拘急，或失精也。

从少阴斜至太阳，是阳维也。动，苦肌肉痹痒。

从少阴斜至太阳，是阳维也。动，苦癫，僵仆羊鸣，手足相引，甚者失音不能言，癫疾。直取客主人，两阳维脉，在外踝绝骨下二寸。

从少阳斜至厥阴，是阴维也。动，苦癫痫，僵仆羊鸣。

从少阳斜至厥阴，是阴维也。动，苦僵仆失音，肌肉淫痒痹，汗出恶风。

诊得阳维脉浮者，暂②起目眩，阳盛实，苦肩息，洒洒如寒。

诊得阴维脉沉大而实者，苦胸中痛，胁下支满，心痛。

---

① 瘨（qún 群）：痹也。
② 暂：猝然。

诊得阴维如贯珠者，男子两胁实，腰中痛，女子阴中痛，如有疮。

两手阳脉浮而细微，绵绵不可知，俱有阴脉，亦复细绵绵，此为阴跷，阳跷之脉也。此家曾有鬼魅风死，苦恍惚，亡人为祸也此家十六字衍。

诊得阳跷病拘急，阴跷病缓。

诊得带脉，左右绕脐腹腰脊痛，冲阴股也。

两手脉，浮之俱有阳，沉之俱有阴，阴阳皆实盛者，此为冲、督脉也。冲、督脉者，十二经之道路也。冲、督用事，则十二经不复朝于寸口，其人皆苦恍惚狂痴，不者，必当犹豫有两心也。

尺寸俱浮，直上直下，此为督脉。腰背僵痛，不得俯仰，大人癫病，小儿风痫疾。

脉来中央浮，直上直下者，督脉也。动，苦腰背膝寒，大人癫，小儿痫也。灸顶上三丸。

尺寸脉俱牢，直上直下，此为冲脉。胸中有寒疝也。

脉来中央坚实，径至关者，冲脉也。动，苦少腹痛，上抢心，有瘕疝，绝孕，遗失溺，胁支满烦也。

横寸口边丸丸，此为任脉。苦腹中有气如指，上抢心，不得俯仰拘急。

脉来紧细实长至关者，任脉也。动，苦少腹绕脐，下引横骨、阴中切痛。取脐下三寸。

张仲景趺阳脉主病第二十二

趺阳脉浮而涩，少阴脉如经也，其病在脾，法当下利。何以知之？若脉浮大者，气实血虚也。今趺阳脉浮而涩，故知脾气不足，胃气虚也。以少阴脉弦而浮，才见此为调脉，故称如经也。若反滑而数者，故知当屎脓也。

按：冲脉，自气街下行，合少阴之经，至内踝，下而见为少阴脉，少阴肾也。其支者，出跗上，合阳明之经，见为趺阳脉。趺阳，胃也。

趺阳脉浮而涩，浮则胃气微，涩则脾气衰，微衰相搏，即呼吸不得，此为脾家失度。

趺阳脉浮者，胃气虚也。趺阳脉浮大者，此胃家微虚烦，圊必日再行，芤而有胃气者，脉浮之大而软，微按之芤，故知芤而有胃气也。

趺阳脉大而紧者，当即下利，为难治。

趺阳脉滑而紧，滑则胃气实，紧则脾气伤。得食而不消，此脾不治也，能食而腹不满，此为胃气有余。腹满而不能食，心下如饥，此为胃气不行，心气虚也。得食而满者，此为脾家不治。

不治，犹言不运行也。

趺阳脉数者，胃中有热，即消谷引食。趺阳脉涩者，胃中有寒，水谷不化。趺阳脉浮迟者，故久病。

趺阳脉迟而缓，胃气如经也。趺阳脉浮而数，浮则伤胃，数则动脾，此非本病，医特下之所为也。荣卫内陷，其数先微，脉反但浮，其人必大便硬，气噫而除。今脉反浮，其数改微，邪气独留，心中则饥，邪热不杀谷，潮热发渴。

趺阳脉浮而涩，浮则胃气强，涩则小便数，浮涩相搏，大便则坚，其脾为约。脾约者，其人大便坚，小便利而反不渴。麻仁丸主之。浮当作沉。

趺阳脉数，胃中有热，消谷，当小便数，反不利者，欲作水也。

趺阳脉沉而数，沉则为实，数则消谷。紧者，病难治。

趺阳脉紧而浮，紧则为痛，浮则为虚，虚则肠鸣，紧则坚满。

趺阳脉浮而涩，浮则气满，涩则有寒，喜噫，吞酸，其气不下，小腹则寒也。

趺阳脉浮，浮则为虚，浮虚相搏，故令气噫。言胃气虚极也。

噫，呃逆也。

趺阳脉浮，胃气虚，呕而不食，恐怖者，难治。

趺阳脉浮而涩，浮则为虚，涩则伤脾。脾伤则不磨，朝食暮吐，暮食朝吐，宿谷不化，名曰胃反。脉紧而涩，其病难治。

趺阳脉伏而涩，伏则吐逆，水谷不化，涩则食不得入，名曰关格。

跌阳脉微而浮，浮则胃气虚，微则不能食，此恐惧之脉，忧迫所作也。惊主病者，其脉止而复来，其人目睛不了了。

跌阳脉虚则遗溺，实则失气。

粗而浮者，其病难治。

跌阳脉紧而数，数则为热，热则消谷，紧则为寒，食即为满。尺脉浮为伤肾，跌阳脉紧为伤脾。风寒相搏，食谷则眩，谷气不消，胃中苦浊，浊气下流，小便不通，阴被其塞①，热流膀胱，身体尽黄，名曰谷疸。

跌阳脉不出，脾不上下，身冷肤硬，少阴脉不至，肾气微，少精血奔，气促迫，上入胸膈，宗气反聚，血结心下，阳气退下，热归阴股，与阴相动，令身不仁，此为尸厥，当刺期门巨阙。

跌阳脉滑而紧，滑者胃气实，紧者脾气强，持实击强，痛还自伤，以手把刃，坐作疮也。

张仲景少阴脉主病第二十三

少阴脉浮而弱，弱则血少，浮则为风，风血相搏，则疼痛如掣。

---

① 塞：《金匮要略》作"寒"。《金匮要略·黄疸病脉证并治第十六》曰："跌阳脉紧而数，数则为热，热则消谷，紧则为寒，食即为满。尺脉浮为伤肾，跌阳脉紧为伤脾。风寒相搏，食谷即眩，谷气不消，胃中苦浊，浊气下流，小便不通，阴被其寒，热流膀胱，身体尽黄，名曰谷疸。"

少阴负趺阳者，顺也。寸口、趺阳、少阴脉皆微者，其人必吐下，必亡血也。

少阴脉弱而涩，弱则微烦，涩则厥逆下利。

少阴脉微，则伤精，阴气寒冷。

少阴脉紧而沉，紧则为痛，沉则为水，小便则难。

少阴脉数，妇人则阴中生疮，男子则气淋。

少阴脉细，男子则小便不利，妇人则月水不通。经为血，血不利，则为水，名曰血分。

少阴脉沉而滑，沉为在里，滑则为实。沉滑相搏，血结胞门，其脏不泻，经络不通，名曰血分。

妇人少阴脉，微而迟，微则无精，迟则阴中寒，涩则血不来，此为居经，三月一来。

按：李梴有云：凡诊妇女，须托其至亲。先问其症与色及所饮食。或症重而就床，隔帐诊之；或症轻而就门，隔帏诊之。必以薄纱罩手。贫家不便，医者宜自袖带。室女寡妇，尤宜加敬，此非小节。然则焉有诊妇女，而及其少阴者乎？古人存其理，今人语其夫可也。

卷之六　外诊

王叔和作《脉经》，内列察声色数条。盖色合五行，声和五音，脉和阴阳，皆诊家之权衡也。故望、闻、问、切，不可缺一，得其一而遗其三，可乎？复赘此卷，使学者知合外内之道，而思洞垣者，不致憾遗珠也。

察色观形总论第一

《内经》曰：切脉动静，而视精明，察五色，观五脏有余不足，六腑强弱，形之盛衰，以此参伍，决死生之分。

精明，犹言神气也。

善诊者，察色按脉，先别阴阳，审清浊，而知部分；视喘息，听声音，而知所苦；观权衡规矩，而知病所主；按尺寸，观浮沉滑涩，而知病所生。以治则无过，以诊则不失，能合色脉，可以万全。

按：权衡规矩者，谓以形色声音，与脉症互相参酌，而审轻重，量方圆也。

凡治病，察其形气色泽，脉之盛衰，病之新故，乃治之。无后其时，形气相得，谓之可治；色泽以浮，谓之易已；色夭不泽，谓之难已。

论曰：脉者血之府，色者血之华；脉者气之道，色者气之征，故有是脉即有是色。其合者常也，其不合者变也。能达其变，工乃称良。况人有本然之色，有病见之色。察其素，知其本，就其时，知其标。虽圣人亦必合色脉，勿谓脉难而色易也。

察色部位第二

《灵枢》曰：明堂者，鼻也；阙者，眉间也；庭者，颜也；蕃者，颊侧也；蔽者，耳门也。其间欲方大，去之十步，皆见于外，如是者寿必终百岁。

按：颜，额上也。言五色虽决于明堂，而诸部亦具宜广大也。

明堂骨高以起，平以直，五脏次于中央，六腑夹于两侧，首面上于阙庭，王宫在于下极。五脏安于胸中，真色以致，病色不见，明堂润泽以清，五官恶得无辨乎？

按：下极，谓两目之间，系心之部，故曰王宫，以心为君主也。

庭者，首面也。阙上者，咽喉也。阙中者，肺也。下极者，心也。直下者，肝也。肝左者，胆也。下者，脾也。方上者，胃也。中央者，大肠也。挟大肠者，肾也。当肾者，脐也。面王以上者，小肠也。面王以下者，膀胱处子也。

按：此言脏腑之部分也。庭颜主首面，眉间之上为咽喉，中为肺，下为心，即王宫也。再直而下则为肝，肝左两开为胆。左，犹旁也，则目之下也。再直下为脾，则当鼻也。又两开，则为胃，谓之方上者。方，鼻隧也。中央者，大肠，谓方上之外。颧之下，面之中也。再外而近耳，则为肾为脐矣。面王，鼻准也。以上当作以外，为小肠之位。以下则颏，为膀胱处子之位也。处子，谓睾丸。按五脏次于中央，惟肾则近耳，而膀胱在颏，为稍异云。

颧者，肩也。颧后者，臂也。臂下者，手也。目内眦上者，膺乳也。挟绳而上者，背也。循牙车以下者，股也。中央者，膝也。膝以下者，胫也。当胫以下者，足也。巨分者，股里也。巨屈者，膝膑也。此五脏六腑肢节之部分也。

按：此言肢节之部分也。目内眦，上眉近鼻之间也，应膺乳。挟绳而上，耳垂之内也，应背。循牙车以下，则颏也。巨分，颏之内，巨屈，颏之外也。

各有部分，用阴和阳，用阳和阴，当明部分，万举万当。能别左右，是谓大道。男女异位，故曰阴阳。

按：男女异位者，谓男重左女重右也。

朱丹溪曰：容色所见，左右上下，各有其部，脉息所动，寸关尺中皆有其位。左颊者肝之部，以合左手关位，肝胆之分，应于风木，为初之气。额为心之部，以合于左手寸口，心与小肠之分，应于君火，为二之气。鼻为脾之部，合于右手关脉，脾胃之分，应于湿土，为四之气。右颊者肺之部，合于右手寸口，肺与大肠之分，应于燥金，为五之气。颐为肾之部，以合于左手尺中，肾与膀胱之分，应于寒水，为终之气。至于相火，为三之气。应于右手命门，三焦之分也。若夫阴阳五行，相生相胜之理，当以合之于色脉而推之也。

按：此所言部分，与《灵枢》微异。然今人论部，皆从此，故备之。

《素问》曰：容色见上下左右，各在其要。其色见浅者，汤液主治，十日已。其见深者，必齐主治，二十一日已。其已大深者，醪酒主治，百日已。色夭面脱，不治，百日尽已。脉短气绝，死。病温虚甚，死。色见上下左右，各在其要。上为逆，下为从。女子右为逆，左为从。男子左为逆，右为从。易，重阳死，重阴死。

按：上逆下从者，上容多主脏腑，而下容多主肢体故也。女右逆而男左逆者，左阳而右阴也。重阳重阴者，言其阴阳不和，或但见阳色而无阴，或但见阴色而无阳也。

五色主病第三

《灵枢》曰：以五色命脏，青为肝，赤为心，白为肺，黄为脾，黑为肾。肝合筋，心合脉，肺合皮，脾合肉，肾合骨也。

审察泽夭，谓之良工。沉浊为内，浮泽为外，黄赤为风，青黑为痛，白为寒，黄而膏润为脓，赤甚为血，痛甚为挛，寒甚为皮不仁。五色各见其部，察其浮沉，以知浅深。察其泽夭，以观成败。察其散搏，以知远近。视色上下，以知病处。

　　旧注：泽，润也。夭，枯也。沉浊，深厚也。浮泽，浅薄也。黄赤为风，《五官》篇作为热。浮则病浅，沉则病深，泽则为成，夭则为败，散则浅而病近，搏则聚而病远，见上则病在上，见下则病在下也。

观色略例第四

　　《灵枢》曰：五色各有脏部，有外部，有内部也。色从外部走内部者，其病从外走内；其色从内走外者，其病从内走外。病生于内者，先治其阴，后治其阳，反者益甚。其病生于阳者，先治其外，后治其内，反者益甚。

　　旧注云：内为阴经，外为阳经。予谓脏亦可称阴、称内，腑亦可称阳、称外，脏腑皆可称内，经络皆可称外。惟临病审之。

　　男子色在于面王，为小腹痛，下为卵痛，其圜直为茎痛，高为本，下为首，狐疝癫阴之属也。女子色在于面王，为膀胱子处之病，散为痛，搏为聚，方圆左右各如其色形。其随而下至胝①，为淫，有润如膏状，为暴食不洁。

　　按：此亦约略观色之法也。面王，鼻端也。举鼻以下

---

　　① 胝：《灵枢》作"胝"。《灵枢·五色》："女子在于面王，为膀胱子处之病，散为痛，搏为聚，方员左右，各如其色形。其随而下至胝，为淫，有润如膏状，为暴食不洁。"据改之。

之病，以见其上也。"为本""为首"，未详。淫，白淫也，色润如膏，为不洁之聚，犹前节云膏润为脓也。

色起两眉薄泽者，病在皮，唇青、黄、赤、白、黑者，病在肌肉荣卫。濡然者，病在血气，目色青、黄、赤、白、黑者，病在筋。耳焦枯受尘垢者，病在骨。

鼻者，肺之官也。目者，肝之官也。口唇者，脾之官也。舌者，心之官也。耳者，肾之官也。故肺病者，喘息鼻张。肝病者，眦青。脾病者，唇黄。心病者，舌卷短颧赤。肾病者，颧与颜黑。

雷公曰：小子闻，风者，百病之始也。厥逆者，寒湿之起也。别之奈何？黄帝曰：常候阙中，薄泽为风，冲浊为痹，在地为厥，此其常也。各以其色言其病。

旧注云：阙中，眉间也，风自上来，故见上。地，颏下也，厥自下起，故见下。薄泽，清也。冲浊，浊也。

赤色出于两颧，大如母指①者，病虽小愈，必卒死。黑色出于庭，大如母指，必不病而卒死。

张仲景曰：卫气衰，面色黄，荣气不足，面色青。鼻头色青，腹中痛，舌②冷者死。鼻头色微黑者，有水气。

① 母指：即拇指。母，同"拇"。《灵枢·五色》："黑色出子庭，大如母指，必不病而卒死。"

② 舌：《金匮要略》作"苦"。《金匮要略方论·脏腑经络先后病脉证第一》曰："问曰：病人有气色见于面部，愿闻其说？师曰：鼻头色青，腹中痛，苦冷者，死。鼻头色微黑者，有水气；色黄者，胸上有寒；色白者，亡血也。"

色黄者，胸上有寒。色白者，无血也。设微赤非时者死，其目正圆者，痉，不治。

色青为痛，色黑为劳，色赤为风，色黄者便难，鲜明者有留饮。

按：仲景伤寒，面赤，加葱九茎，谓有表也，故曰为风。黄者，脾也，故主便难，然久泻亦同可类推也。

娄全善曰：凡有痰者，眼皮及眼下必有烟灰黑色，举目便知，不待切脉。眼黑而颊赤者，热痰也。眼黑而行步呻吟，举动艰难者，入骨痰也。眼黑而面带土色，四肢痿痹，屈伸不便，风湿痰也。眼黑而气短促者，惊风痰也。

按：张、娄数节，后人观色之法也。凡后人所言与经合者，不必重见。录此稍异者数行，以见病色之多征，经有未尽也。其散见于各门者，亦未能尽录，幸博学者详之。

五色相应相胜相生第五

《灵枢》曰：色青者，其脉弦也；赤者，其脉钩也；黄者，其脉代也；白者，其脉毛也；黑者，其脉石也。见其色而不见得其脉，反得相胜之脉则死矣。得其相生之脉，则病已矣。

相胜相生，即五行生克之理也。

脉出于气口，色见于明堂，五色更出，以应五时，各如其脏，经气入脏，必当治里。

论曰：脉出气口，色见明堂，以应五时，此其常也。

不应则为病，即当察其生胜矣，然此又有经脏之别。大凡病初起，多在经，稍久即入腑脏，如脉浮色浅，是在经也。脉沉色深，是在腑脏矣。在经谓之表，可汗之，和解之；在腑脏谓之里，或温之，或下之，是治里也。至其相胜相生之理，亦即在此。假如病传太阴、阳明，面色青，脉纯弦者死，是相胜也。

《难经》曰：五脏有五色，皆见于面，亦当与寸口尺内相应。假令色青，其脉当弦而急，色赤其脉当浮大而散，色黄其脉中缓而大，色白其脉浮涩而短，色黑其脉沉濡而滑，此所谓五色之与脉当参相应也。其不相应者病也，假令色青其脉浮涩而短，若大而缓为相胜，脉浮大而散，若小而滑为相生也五脏生胜相同。

论曰：此即《灵枢》相胜相生之旨，而邕言之也，盖本脏气衰，则他脏之气乘之。其相生者，真气接也。其相胜者，败气见也。

按：《灵枢》又有云：肾乘心，心先病，肾为应，色皆如是。盖谓心气先败，则肾色应之，非肾真有邪能克心也。使心气充则心肾来交，百病自去矣，何云相胜之有哉？若心先病，肝为应，则心气为败，知必生矣。

五色生死第六

《素问》曰：夫精明五色者，气之华也。赤欲如白裹朱，不欲如赭；白欲如鹅羽，不欲如盐；青欲如苍壁之泽，不欲如蓝；黄欲如罗裹雄黄，不欲如黄土；黑欲如重漆色，不欲如地苍。

生于心，如缟裹朱；生于肺，如缟裹红；生于肝，如缟裹绀；生如脾，如缟裹瓜蒌实；生于肾，如缟裹紫；此五脏所生之外荣也。色见青如草滋者死，黄如枳实者死，黑如炲①者死，赤如衃血者死，白如枯骨者死，此五脏之见死也。青如翠羽者生，赤如鸡冠者生，黄如蟹腹者生，白如豕膏者生，黑如乌羽者生，此五色之见生也。

按：五色之见，大抵明润则吉，枯稿则凶也。

面黄目青，面黄目赤，面黄目白，面黄目黑者，皆不死也。面青目青，面赤目白，面青目黑，面黑目白，面赤目青者皆死也。

按：此盖从暴病言也。凡人病见青黑诸色者，多凶，惟黄为吉。王注云：黄为胃气，故面黄者不死。然亦必黄而有神乃可，若久病枯黄，宁可生乎？

观形听声第七

朱丹溪曰：经云：诊脉之道，观人勇怯，肌肉皮肤，能知其情，以为法也。凡人形长不及短，大不及小，肥不及瘦。人之色，白不及黑，嫩不及苍，薄不及厚，而况肥人湿多，瘦人火多？白者，肺气虚；黑者，肾气足，形色

---

① 炲（tái 台）：烟气凝积而成的黑灰。

既殊，脏腑亦异，外症虽同，治法迥别。所以肥人责脉浮，瘦人责脉沉，躁人责脉缓，缓人责脉躁，不可一概观之。

按：此从人平素体质以观病也。

《素问》曰：形盛脉细，少气不足以息者危。形瘦脉大，胸中多气者死，形气相得者生，参伍不调者病。

目内陷者死，形肉已脱，九候虽调犹死。

此以下，从病中形气以观病也。

五脏者，中之守也。中盛脏满，气胜恐伤者，声如从室中言，是中气之湿也。言而微，终日乃复言者，此夺气也。衣被不敛，言语善恶，不避亲疏者，此神明之乱也。仓廪不藏者，是门户不要也；水泉不止者，是膀胱不藏也。得守者生，失守者死。

马注云：中气之湿，是肺脾肾三脏失守。夺气，是肺脏失守。神明乱，是心脏失守。门户不要，谓泻之不禁，是脾脏失守。水泉不止，谓溺之不禁，是肾脏失守。

五脏者，身之强也。头者，精明之府，头倾视深，精神将夺矣。背者，胸中之府，背曲肩垂，府将坏矣。腰者，肾之府，转摇不能，肾将惫矣。膝者，筋者府，屈伸不能，行则偻俯，筋将惫也。骨者，髓之府，不能久立，行则振掉，骨将惫矣。得强者生，失强者死。

按：上节言中之守，从气言也。此节言身之强，从精言也。人之一身神与气精，合乃长生，气耗则失守，精丧则失强也。

张仲景曰：言迟者，风也；摇头者，其里痛也；行迟者，其表强也；坐而伏者，短气也；坐而下一膝者，腰痛也；护腹如怀卵者，心痛也。

息摇肩者，心中坚；息引胸中上气者，咳；息张口短气者，肺痿吐沫。

病人语声寂然，善惊呼者，骨节间病；语声喑喑然不彻者，心膈间病；语声啾啾，细而长者，头中病。

四明陈氏曰：五脏有声，而声有音。肝声呼，音应角，调而直，音声相应则无病，角乱则病在肝。心声笑，音应徵，和而长，音声相应则无病，徵乱则病在心。脾声歌，音应宫，大而和，音声相应则无病，宫乱则病在脾。肺声哭，音应商，轻而劲，音声相应则无病，商乱则病在肺。肾声呻，音应羽，沉而深，音声相应则无病，羽乱则病在肾。

按：陈氏此论，盖谓呼之音不直，则角乱；笑之声不长，则徵乱也。言虽迂，而实有至理。当见善歌者，病疟数月，音即不扬，是宫乱也。况乎心邪者多笑，肺燥者善悲，肾虚者恒呻，有不证者乎？

伤寒观舌法第八
并参二卷

伤寒观舌，在张仲景惟一语，曰：舌上苔滑者，丹田有热，胸中有寒。至元时敖氏，明时杜清碧、萧璜鸣，各有所增，得三十六舌，① 后人遵之。至申斗垣②，始广为设，以尽其变，得一百三十七舌，然不无重复之烦。乃以予所见，则又有不尽载者。乃知按图不可索骥，能得其大要，则变化在其中矣。今增删申氏而存其要，得白苔十六舌，黄苔十舌，黑苔十一舌，红舌十九，紫舌七，徵③蓝色各一，共六十五舌。而妊娠诊法另列焉。盖妊娠之诊，微有不同故也。

白苔十六舌

凡伤寒五六日已外，舌上无苔，即宜于杂病求之，不可峻攻而大下也。慎之慎之。

舌见白苔而滑者，此太阳少阳并病。如太阳未罢，可冲和汤，或香苏散，或桂枝汤。有懊侬者，栀子豉汤。

舌见白苔而干厚者，此太阳热病，过服寒药，或误饮冷水，抑遏其热而致也。先以姜桂彻其寒，而后以香苏散

---

① 至元时敖氏……得三十六舌：敖氏，元代人，生平不详。著有《敖氏伤寒金镜录》，是现有最早的一部舌诊专著，以十二舌图验证、论说伤寒表里，其法浅而易知，但因秘而不传，故未能流传于世，后为同时代的杜清碧发现，将其增补二十四图，合为三十六图，并列方于图下，增订成今所见的《敖氏伤寒金镜录》。根据杜本置于书首作为全书概论或序言的萧璜鸣《伤寒用药说》，知敖氏为萧璜鸣先师，该书于至正元年（1341）刊行。故杜清碧、萧璜鸣应为元代人，本书乃误为明代人。

② 申斗垣：明代医家，其人不详。著有《伤寒舌诊心法》。该书在《敖氏伤寒金镜录》三十六舌基础上发展为一百三十七舌。

③ 徵：当为"灰"。

汗之。

舌见白苔而中微黄者，此太阳阳明合病也。如太阳未罢，双解散；如太阳已罢，选承气下之。

舌见白苔而外微黄者，必作泻，宜解毒汤；恶寒者，五苓散。

舌见白苔而尖微有刺者，此少阳阳明也。表未罢者，柴葛汤；表已罢者，选承气下之。津润者生，干枯者死。

舌见白苔而满黑刺者，此三阳合病也。里未实，柴葛汤加黄连；里已具，承气汤。津润者则生，干枯者死。

舌见白苔而中有黑点者，此少阳阳明也。有表者，凉膈散合小柴胡汤；里症具者，调胃承气汤。身有斑者，从斑治，化斑汤。

舌见白苔俱成细圈子者，曾见冬月伤寒呕恶，误服白虎汤，脉伏，舌苔成圈如白豹纹，用正气散加肉桂、丁香、炮姜，数服愈新增。

舌白无苔而冷滑，外症厥冷者，少阴也。四逆汤，或理中汤新增。

舌见白苔而腻滑者，痰也。二陈汤主之新增。

舌上白苔在左者，阳明也。人参白虎汤主之。

舌上白苔在右者，少阳也。小柴胡汤主之。

舌上白苔，或左或右，而余见黄黑，外症下利，痛引小腹者，脏结①也。热盛者，桂枝大黄汤下之；无热者，真武汤，十救一二。

舌上白苔在尖者，少阳也。小柴胡汤主之。

舌苔根白而尖红者，太阳少阳并病也。小柴胡汤加升麻。

舌白无苔而明淡，外症热者，胃虚也。补中益气汤主之。凡言苔者，有垢上浮是也。若无苔垢而色变，则为虚也。

舌见白苔如煮熟之色，厚厚裹舌者，则饮冷之过也，脉不出者死，四逆汤救之。

黄苔十舌

舌苔淡黄者，此表邪将罢而入里也。双解散主之。表未罢者，小柴胡汤合天水散；表已罢，大柴胡汤下之。

舌中心见黄苔者，此太阳阳明也，必作烦渴呕吐之证。兼有表者，五苓合益元；表证已罢，调胃承气下之。

舌见黄苔而滑者，此身已发黄也。茵陈栀子汤、茵陈五苓散。

舌见黄苔而涩者，此必初白苔而变黄，正阳阳明也。大承气汤下之。下后黄不退者死。身有黄者，茵陈大

① 脏结：病名。症状和结胸相似，但无发热烦躁，病者饮食如常，而时有腹泻。多因太阳病误下，邪气乘虚入里，与阴寒互结所致。治宜温脏散结。《伤寒论·辨太阳病脉证并治》："如结胸状，饮食如故，时时下利，寸脉浮，关脉小细沉紧，名曰脏结。"

黄汤。

舌上黄苔在尖者，此太阳阳明也。表未罢者，双解散；表已罢者，调胃承气汤。其根红者为太阳，其根白者为少阳，其根黑者死候也。

舌上黄苔在根者，此邪传太阴也。身有黄者，茵陈大黄汤；身无黄者，凉膈散加硝黄；其尖白者，桂枝大黄汤；小便涩者，五苓合六一，加木通，入姜汁服。又曰：根黄尖白，表少里多，宜天水一凉膈二合服之。脉弦者，防风通圣散。

舌黄而上有隔瓣，邪毒深矣，急下之。或发黄，或结胸，或痞气，或畜血，俱有之。各随症下之。

舌上黄苔，双垂夹见者，正阳阳明也。大承气汤。

舌见黄苔而中有斑者，此身有斑也，化斑汤合解毒汤。无斑者，大承气汤主之。若见小黑点，是邪将入脏也，调胃汤下之，次进和解散，十救四五也。

舌见黄苔而中有刺者，此死候也。止宜调胃承气汤，二三下之。

黑苔十一舌

舌中心起黑苔者，此阳明瘟也。大承气急下之。津滑者生，干涩者死。未伤饮食可治，脉沉微者难治。若黑色浅淡，尚有表证，双解散加解毒汤。

舌尖起黑苔者，此少阴瘟也。凉膈散、大柴胡汤选用。无下症者，竹叶石膏汤。

中有红晕者，属厥阴，必用承气汤。

舌根起黑苔者，此死候也。咽不结可治，宜大承气汤。

又曰：舌尖白二分，根黑一分，身痛恶寒，曾饮水者，五苓散。自汗渴者，白虎汤。下利者，解毒汤。

舌中心黑苔，通于尖者，此两感证也。一二日见者必死，大羌活汤救之；五六日见者，大柴胡缓下之。

舌苔黑晕二重，而中心犹红者，阳明传厥阴，热入心胞也。大承气汤下之。

又曰：舌黑晕二条，而中灰色，乃热传少阴，解毒汤加大黄。

舌纯黑者死候也，不治。

《准绳》云：纯黑之舌，有火极似水者，凉膈散；有水来克火者，附子理中。此虽死候，然记昔人有用附子理中而愈者二人，不可便谓百无一治而弃之也。余谓黑而涩，则凉膈；黑而滑，必理中，亦死中求活之法。或问：火极而黑，何不用大承？曰：病势已极，急攻必死，故反用凉膈，待阴稍生，阳稍缓，乃可攻也。

舌黑而满刺者，死候也，不治。

舌黑而中烂者，死候也，不治。

舌苔黑起，隔瓣而中底犹红者，可救也。大承气汤主之。

舌无苔，而中心淡黑，冷而滑者，少阴寒证也。四逆汤新增。

灰色即黑苔之轻者也，与黑同治。兼有表者，双解散；下利者，解毒汤；内实者，承气汤。但少阴寒证，亦见灰色，见在一二日中，无苔而冷滑是也。四逆汤主之。下利者，理中汤。

凡舌起苔，须刮去，用薄荷汁，或韭汁拭之。拭之即净而不复生者吉；拭之不去，即去而复生者，必凶也。

红色十九舌

凡白、黄、黑者，俱有苔，红、紫但有色而无苔也。舌见纯红者，此瘟疫将深之象，谓之"将瘟舌"，用透顶清神散，吹鼻中取嚏，嚏即散义也。

舌中心见红者，此太阳症也。羌活汤汗之。有汗者，小柴胡汤加减。

舌尖倍红者，此太阳症也。羌活汤汗之。无表证者五苓散。

舌红而中见紫斑者，将发斑也，玄参升麻汤。斑已见，化斑汤。

舌淡红而中见红赤点者，将发黄也。茵陈五苓散。

舌红而尖起紫疱者，此心经热毒也。黄连泻心汤，或解毒汤加玄参、薄荷，兼服天水散。无尺脉者，不治；战栗者，亦不治。

舌红而碎裂如人字纹者，此阳明传热于少阴心也，凉膈散主之。内实者，承气汤。

舌淡红而碎裂如川字者，外症神昏自利，用导赤散加黄连，再用生脉散加黄连、枣仁新增。

舌红而有刺者，此内有停积饮食也，承气汤下之。刮其刺得净者生，不得净者死。

舌红而内有黑纹数条者，乃阴毒厥于肝经，肝主筋，故舌见如筋丝也。用理中合四逆汤温之。再参外证与脉施治。

舌红而下有重舌，或左或右者，此毒入心包也。须刺之出其恶血，服黄连泻心汤。表未解者，防风通圣散，更以冰片点之。

舌红而胀大满口者，此少阴、阳明俱有毒也。急刺之出其恶血，以绿袍散加冰片吹之，服泻心汤。

舌红而出血如衄，此热伤心包也，犀角地黄汤，或四生丸。

舌红而硬强失音者，死候也。有痰者，胆星、橘、半、黄连等主之；内实者，可下之。当论。伤寒不语，属下症多。杂症不语，同中风治，用黄芪防风汤，或人参汤加竹沥，大抵多从痰治也。

舌红而碎烂如虫蚀者，少阴瘟毒也。小承气汤，二三下可愈。舌红而吐弄者，此热在心脾也，安神汤主之。

舌红而痿软不能言者，此心脾虚极，或有痰也，死，不治。多加人参可救。

舌红而战动难言者，此心脾虚也。汗多亡阳者有之，多加人参可救。

舌红而干瘪者，虽能言，无恶候，亦必死。生脉散加减救之新增。

紫色七舌

舌见纯紫者，此酒毒也。有表者，葛根升麻汤。

舌见紫斑者，此酒毒也。身有斑者，黄连化斑汤加葛根、青黛。

舌紫且肿厚者，此有酒毒而又饮冷，壅遏其热也。外症烦躁四逆，先进以理中丸，彻其在上之寒，次以承气汤下之。微有脉者，可治。

舌紫而中心带白者，酒毒在太阳也。有表者，葛根升麻汤。

舌紫而中心带黄者，酒毒在少阳也。柴葛根主之。其黄苔厚者，已入阳明也，加大黄下之。

舌紫而中心带赤者，酒毒在阳明也。柴葛汤加大黄、芒硝。舌淡红而中见紫黑筋数道者，此厥阴真寒证也。外见四逆者，急用四逆汤救之。脉沉面黑者，不治。

杂色二舌

舌生厚苔，而如霉色者，此夹食伤寒也。色淡者生，色厚者死。下之，得通者生，不得通者死。

舌见蓝色者，肺气已绝，肝木独盛，来侵土位也。微蓝者，肺气犹在，可生；深蓝者，必死。宜大补肺脾，而制肝木也。

妊娠伤寒观面色舌法第九

凡治妊娠伤寒，必先固其胎，胎安病乃安。既察其脉，还审其色，面以候母，舌以候子，色泽则安，色败则死。《脉诀》云：面赤舌青细寻看，母活子死定应难。唇舌俱青沫又出，母子俱死总教拌。面青舌赤沫出频，母死子活定知真。申氏曰：亦有面舌俱白而死者，其色不泽，其症多恶也。

妊娠伤寒，舌色太赤，胎虽不死，当防其堕。急宜清热安胎，外用井底泥敷脐下，勿以舌赤胎伤而忽之也。

如舌苔太重而黄焦，里症全俱而宜下。以四物汤合大柴胡汤下之，或以小承气汤合四物加木香、砂仁可也。芒硝则所必忌。

如真寒证，面舌俱白而宜温。则四物合炮姜、桂枝、木香、砂仁、人参、白术自可。取姜汁入酒饮之亦可。但附子则所必忌。

察目病形色第十

张子和曰：目不因火则不病。白轮变赤，火乘肺也；肉轮赤肿，火乘脾也。黑水神光被翳，火乘肝与肾也；赤脉贯目，火自甚也。

倪仲贤①论目赤有三：有风热之病，谓有外邪也。其证或加头痛，加鼻塞，加涕泪，加痒，皆风也。羌活胜风汤主之。误治则翳生矣。

有热淫之病，膏粱之变，滋味过也。亢火上炎，阴不济也。其症多眵，眊矂②紧涩，以脏腑秘结为重，不秘结为轻，芍药清肝散主之，黄连天花粉丸主之。苟非是而用此，则寒凉伤胃，生意不上升，反为所害矣。

有七情五贼，劳逸饥饱之病，其症红赤，睛珠疼痛，应太阳常欲垂闭，不敢久视，生翳皆陷下，当归养荣汤主之，黄连羊肝丸主之。皆升发阳气之药，最忌大黄、芒硝、石膏、栀子之属。犯所忌则病加剧。

娄全善曰：目疼有二，一谓目眦白眼疼，一谓目珠黑眼疼。盖目眦白眼属阳，故昼则疼甚，点苦寒药则效。经所谓白眼赤脉，法于阳故也。目珠黑眼属阴，故夜则疼甚，点苦寒则反剧。经所谓瞳子黑眼，法于阴故也。又曰：夏枯草治目珠疼，夜甚者有效，并灸厥阴。

张子和曰：圣人虽言目得血而能视，然血亦有太过不及也。太过则目壅塞而发痛，不及则目耗竭而失明。

王宇泰云：每目痛，则寒热交作如疟状，轻则一年数发，重则一月数发，盖肝肾俱虚之故。热者，内之阴虚，

---

① 倪仲贤：即倪维德，字仲贤。祖籍原为河南开封，迁居江苏吴县（今苏州）。晚年在敕山建别墅居住，自号敕山老人。明初医家，生活于14世纪。著《原机启微》，为现存较早的眼科专书。

② 眊矂：指目干涩少津、昏昧不适之候。

火动邪热也；寒者，荣卫虚，外之腠理不实而觉寒也。小柴胡合四物汤，活血益气汤。

按：此与亡血过多、羞明瘾涩同病，为不足也。

孙兆常治卫才人目痛，诸医不效。孙诊之，肝脉弦滑，谓此非热壅，乃才人年壮血盛，肝血并而不通也。审其经两月不行矣，众言有孕者，非也，正为疾耳。乃投通血药而愈。按此，是为太过也。又曰：太过者，太阳、阳明之实也；不及者，厥阴之虚也。

凡目赤痛，必多羞明。此亦有二：热壅则恶热，明光能助邪热，故见明则躁也；血虚胆汁少，则不能运精华以敌阳光，故见明则怯也。

目不肿不红，但沙涩昏痛，乃气分隐伏之火，脾肺络有湿热，秋时多有此患，俗谓之稻芒赤①，亦曰白赤眼。通用桑白皮散、玄参丸、泻肺汤、大黄丸。

赤眼久而不愈，用诸眼药不效者，早起以苏子降气汤下黑锡丹，日中以酒调黑神散，临睡以消风散下三黄丸。此数药不独治久赤，诸眼疾皆治之。

《内经》曰：诊目痛，赤脉从上下者，太阳病；从下上者，阳明病；从外走内，少阳病。

按：此论表里之翳，明矣。太阳表也，宜温之散之，东垣选奇方、羌活除翳汤之类；阳明里也，宜下之凉之，

---

① 稻芒赤：病名。系指秋天白睛不红不肿，但沙涩昏痛的病证。《张氏医通》："脾肺气分隐伏之湿热，秋天多有此患，故俗谓之稻芒赤。"

《局方》流气饮、温白丸、钱氏泻青丸、黄连羊肝丸；少阳半表里也，宜和解之，神仙退云丸、消翳散之类。

娄全善治侄女目翳，一从锐眦来，一自下而上，此少阳、阳明二经有积滞，其脉短滑而实，是积也，用温白丸，减川芎、附子三之二，多加龙胆草、黄连。如东垣五积法，每日加一丸，得大利，然后减丸。忽一日利下黑块若干，翳退而愈。观此，则凡目中顽翳，虽有汗下之法，亦非旦夕可效，盖必以渐也。

王宇泰曰：翳膜者，风热重则有之，在表明矣，宜发散而去之。若反疏利，则邪气内搐，为翳益深，邪气未定，谓之热翳而浮，邪气已定，谓之冰翳而沉，邪气牢而深者，谓之陷翳，当以掀发之物，使其邪气再动，翳膜乃浮，佐之以退翳之药，后能自去也。表散用东垣羌活除翳汤，有热者退云丸之类，掀发陷翳，《保命集》羚羊角散之类，用之在人消息，若阴虚有热者，兼服神仙退云丸。予思翳而成陷，惟是多欲多劳之人，治者须审其何脏何经之亏，补以发之乃可。

翳除而复发者，此有积也。脉滑者，温白丸加黄连、草龙胆。

外翳之名虽多，然溯其源则有三：其一为不治，既畏药饵，复恣口腹，不避风寒，郁怒躁暴，则血滞液凝，结为剑脊，为凝脂，甚则突起爆碎，膏损精枯，此邪火有余之病也。其一为误治，过服寒凉，脾胃受伤，生气不升，多点冰脑，真气耗散，邪气反聚，结为冰瑕，为水晶，为垂帘，为涌波也。其一为失治，虽服药，虽点洗，而女劳其肾，思耗其心，饥困其脾，劳疲其肝，悲伤其肺，膏损液伤，邪留不去，结为混白障，为玛瑙障，为偃月侵睛，此则真气不足之病也。大抵虚者散而昏花，实者聚而痛涩，起于白轮，而侵于风轮，犹易；若起于青轮，而侵于神水者，难也。又曰：翳自下上者易，自上下者难，有红丝相牵绊接者亦难。有热者勿先清热，热退则翳更难消矣。

攀睛一病，倪仲贤谓是奇经阳跷之客邪，然所用亦拨云退翳丸、还阴救苦汤、磨障灵光膏，甚者用手法拨去。乃王氏云：心气不宁，忧虑不已，遂乃攀睛。夫攀睛必起内眦，或小眦，出自血轮，王氏之言亦必有本也。

《龙木论》① 言内障有二：一谓脑脂流下作翳，一谓肝气冲上成翳。至后人所论，则止谓胆汁肾水有亏，精液耗涩，郁滞清纯之气而成翳。然又曰：若无头风痰湿夹攻，亦无此患。予观内障一病，得之头风者十有六七，其前后无头痛、头旋而起者，必是劳心忧忿之人。又曰：大叫大啼，惊与恐，脑脂流入黑睛中，但此证少耳。然更有因瞳

---

① 龙木论：眼科著作。又名《眼科龙木论》，四卷（一作三卷）。撰人佚名。约隋唐间人托名"龙木"（即"龙树菩萨"）撰。此书主要记述72种眼科病证的方论，其中包括23种内障眼、44种外障眼以及5种小儿外障眼。原书已佚，其佚文主要保存在《秘传眼科龙木论》卷一至卷六中的"七十二证方论"中。

子散大，而起内障者。夫散大，乃肾水枯涸，木挟相火而起故也，此则与风痰之治又不同矣。今详《龙木论》治内障诸方，皆用羚羊角、玄参、细辛、羌活、防风、车前之属。盖目系，乃足太阳、厥阴，手少阴三经所络，而羚羊角入厥阴，玄参行少阴，羌防入太阳，此刘河间疏通郁滞，使得升降出入之旨。然使气血虚枯，则道路虽通，乌能运动，而升降出入乎？故补胃人参汤、益气聪明汤、生熟地黄丸，皆所必用也。至于黄连、川芎、木贼、夏枯草、磁石之类，皆是疏通道路之药也。至有用牛、羊胆，熊胆，鲤、青鱼胆，合麝香、石决明，为坠翳丸者，此盖因肝经郁热渗者设耳头风治见头风条。

《龙木论》又有针开内障之法，曰不痛不涩者，宜针拨之。虽不痛不痒，而翳色黄红，翳状破散者，不宜针，是内障亦有虚实之辨也。

东垣曰：五脏六腑之精气，皆禀受于脾，而上贯于目。脾者，诸阴之首也；目者，血气之宗也，故脾虚，则五脏之精皆失所司，不能归明于目矣。医者不理脾胃及养血安神，治标不治本，不明正理也，此则治目之大要也。

娄全善曰：阳主散，阳虚则眼楞急，而为拳毛倒睫；阴主敛，阴虚则瞳子散大，而为目昏眼花。故东垣治眼楞急，用参、术为君，佐以辛味疏散之。细辛、防风之属，而忌芍药、五味子之酸。治瞳子散大，用地黄为君，佐以酸味收敛之。芍药、味子，而忌川芎、茺蔚、青葙之散。

夫目紧涩即倒睫之渐，昏晕乃散大之始。倒睫失治，目缩小而外障起；散大失治，则目内障起而盲矣。

王海藏曰：目能远视，责其有火，不能近视，责其无水，法当补肾，地黄、天冬、山萸。能近视，责其有水，不能远视，责其无火，法当补心，人参、茯神、远志。

又能晓视，不能晚视，日出则明，日入则暗，此元阳不足而胃气不升也，宜大补而升举其阳。旧方止用地肤、苍术之属，恐无益也。

凡无故而忽有此三病者，多丧明，不可轻也。

烂眼，有有泪、无泪之别，有迎风、不迎风之别。盖赤烂者，土衰湿胜而木火侵之也。加之泪流，则肾虚胆耗，不能敛藏矣。迎风泪出，或烂者，风助木邪，土失其主也。若不迎风，而常烂常泪，则本藏自病，脾肾无守矣。又丹溪曰：烂眼痒甚者，有虫，当去虫以绝其根本。

凡用蜜熬虢丹、蜜熬海螵蛸、香油浸二蚕沙①、黄连、煅炉甘石，皆是治标之法，未治本也。

目病有恶毒者，为瘀血贯眼。初起不过赤肿，渐则紫胀，白珠皆变成血，黑珠深陷而隐小，此必于初起时，急针内眦、迎香、上星、太阳诸穴，以开导之。内服宣明丸、分珠丸、通血丸，迟必失明矣。又有瞳神内不见黑莹，但见一点鲜红，或紫浊者，此为血贯瞳神，不但目不

---

① 二蚕沙：即蚕沙。

可治，恐其人亦不久也。

又有白轮自平，而青轮忽泛起突出者，此木邪郁滞，随火胀起也，泻火必先伐木。

又有白轮连黑珠，一齐突出者，或凝定不动或渐出脱落，此风毒也，急于迎香、上星等处针之，失治必死。然予亦见有两目俱脱，而不死者。

目有无故忽失明者，此为气脱，非佳兆也，大剂参芪主之。然《难经》云：脱阳者见鬼，脱阴者目盲，则又非可专恃参芪也。然又有不同者，丹溪治一男子，忽目盲，其脉涩，谓有死血在胃，因数喜饮热酒故也。以苏木煎汤，调人参膏饮之。二日，鼻内两手掌皆紫黑，此滞血行也。以四物加苏木桃仁红花陈皮煎，调人参末数服愈。又一男子，忽目盲不见物，脉缓大，四至之上，重按则散而无力，此为受湿。用白术为君，黄芪、茯苓、陈皮为臣，稍佐以附子，十余剂愈。人能察其脉而辨其因，斯上工矣。

察小儿面部气色第十一

小儿面色与大人无异，卷首所载已备。但在小儿，尤为显易，而今之治小方脉者，详著颇多，故另序此。

钱氏曰：左腮为肝，右腮为肺，额上为心，鼻为脾，颏为肾，此以部分言也。《永类钤方》[①] 云：肝主目，脾主唇口，肺主鼻孔，心主颧面，肾主耳穴，此以窍言也。

按：《内经》云：下极者，心也。注云：下极，谓两目之间。又云：舌者，心之官也。此云心主颧面，似未当。

钱氏曰：赤者，热也；黄者，积也；白者，寒也；青黑者，痛也。随证治之。薛氏曰：青主惊，积不散，欲发风候；红主痰积惊悸，黄主食积癥伤，欲作疳癖；白主泄泻水谷，更欲作吐；黑主脏腑欲绝。

洁古曰：若肝病惊搐，而又加面白，痰涎喘急之类，此皆难治。盖谓金克木也。观此，则知脾病之忌青，肺病之忌赤，心病之忌黑，俱可推矣。

印堂青，主初受惊泻；红，主大惊夜啼；黑，主客忤。

山根青，主第二次惊泻；后发躁，黑黄甚者死。

两太阳青，主第三次惊；青自太阳入耳者死。

印堂青黑，主腹痛夜啼，此脾气虚寒也。脾为至阴，故夜间腹痛而啼，用钩藤饮。色淡白，主泄泻，乳食不化，属脾气虚弱，用五味异功[②]散加木香。

《医学源流》八段锦歌：

先望孩儿眼色青，次看背上冷如冰。阳男搐左无妨

---

① 永类钤方：元代李仲南撰，二十二卷。1331 年成书，初由李仲南集成，后经孙允贤补订，原名《锡类钤方》，后改名《永类钤方》。作者检古今医书，病以脉、病、因、证增为五事，钤而为图，予以贯串，编成此书，所论多本医经，伤寒有法，杂病多方，引文翔实丰富且注明出处。

② 功：原作"攻"，据后文改。

事，搐右教人甚可惊。

女搐右边尤可治，若逢搐左疾非轻。歪斜口眼终为害，纵有仙丹也莫平。

忽见眉间带紫青，看来立便见风生。青红碎杂风将起，必见疳瘕气满形。

紫少红多六畜惊，紫红相等即疳成。紫点有形如米粒，伤寒夹食证堪评。

黑轻可治死还生，红赤伤寒痰积停。赤青脾受风邪症，青黑脾风作漫惊。

山根若见脉横青，此病明知两度惊。赤黑困疲时吐泻，色红啼夜不曾停。

青脉生于左太阳，惊非一度细推详。赤是伤寒微燥热，黑青知是乳多伤。

右边青脉不须多，有则频惊怎奈何。红赤为风抽眼目，黑青三日见阎罗。

指甲青兼黑暗多，唇青恶逆病多瘥。忽作鸦声心气急，此时端的命难过。

察小儿虎口纹法第十二

《水镜诀》① 云：小儿未至三岁，看虎口三关。食指第

---

① 水镜诀：即《仙人水镜图诀》。据《新唐书·艺文志》记载，唐代王超（贞观时人）撰此书，是记载小儿望指纹诊法最早的文献之一。但原书失传已久，其书名也多被后人讹误。如"水"字有误作"冰"字者，"镜"字因避免北宋帝讳而改为"鉴"字之类。但佚文散见于其他著作。

一节，名风关，脉初见易治；第二节，名气关，脉见病深难治；第三节，名命关，脉见病极死不治。

《全幼心鉴》① 辨虎口纹十三形

第一，流珠形，只一点红色，见风关。主饮食所伤，内热欲吐，或肠鸣自利，烦躁啼哭。用助胃膏，消饮食，分阴阳。若食消而病仍作，用香砂助胃膏以补脾胃。

第二，环珠形，其点差大。主脾虚，停食，胸膈胀满，烦渴发热。用五味异功散加山楂、枳实，健脾消食；后用六君子，调中养气。

第三，长珠形，其点圆长。主脾伤，饮食积滞，肚腹作痛，寒热不食。先用大安丸，消其积滞；次以异功散，健其脾气以上风关。

第四，来蛇形，是长散出气关，一头大，一头尖。主脾胃湿热，中脘不利，干呕不食，此疳邪内作。先用四味肥儿丸，治疳；后用四君子补脾。

第五，去蛇形，是大头向气关。主脾虚食积，吐泻烦渴，气短喘急，不食，困睡。先用六君子汤加枳实，健脾消积；次以七味白术散调补胃气。

第六，弓反里形。主感冒寒邪，咦气出气，惊悸倦

---

① 全幼心鉴：儿科著作，四卷。明代寇平撰，刊于1468年。该书内容广博，首列总论，次为诊法及各病，末论针法。对儿科生理、病理、临床治疗及用药均作了较细致的描述，并附图40余幅。

怠，四肢冷，小便赤，咳嗽吐涎。先用惺惺散，助胃气，祛外邪；后以五味异功散，加茯苓、当归养心血，助胃气。若外邪既解，而惊悸指冷，脾气受伤也。宜七味白术散补之。若闷乱气粗，喘促者，难治，脾虚甚故也。

第七，弓反外形。主痰热，心神恍惚，夹惊夹食，风痫痰盛。先以天麻防风丸祛外邪，又用五味异功散调补中气。又曰：纹弯向里为顺，向外为逆。

第八，枪形直上。主风热，生痰发搐。先用抱龙丸，如未效，用牛黄清心丸。若传于脾肺，或过用风痰之药，而见诸症者，专调补脾胃。

第九，鱼骨形，纹分歧支。主惊痰发热。先用抱龙丸，未应；属肝火实热，少用抑青丸以清肝，随用六味丸以补肝。或发热少食，或痰盛发搐，乃肝木克脾土，六君子汤加柴胡，补脾土，制肝木。

第十，水字形，三脉并行。主惊风食积，胸膈烦躁，或夜啼，痰盛口噤搐搦。此脾胃虚弱，饮食积滞，而木克土也。先用大安丸，消导饮食；次以六君子汤加钩藤，补中清肝。若已服消食化痰等药而未愈，用四君子汤加升、柴、钩藤，升补脾气，平制肝木已上气关。

第十一，长针形，过命关一二米许。主心肝热极生风，惊悸困倦，痰盛搐搦。先用抱龙丸，祛风化痰；次用六君子汤加钩藤，平肝实脾。

第十二，透关射指形，命脉曲理。主惊风痰热，聚于胸膈，乃脾肺亏损，痰邪乘聚。先用牛黄清心丸，清脾肺，化痰涎；次用六君子汤加桔梗、山药，补脾土益肺金，可救。

第十三，透关射甲形，命脉向外。主惊风，肝木克脾土之败症。急用六君子汤加木香、钩藤、官桂，温补脾土；未应，加附子以回阳气，多得生者以上命关。

尝闻古人云：小儿为芽儿，如草之芽，水之沤。盖因脏腑脆嫩，口不能言，最难投剂。当首察面色，而知其所属；次验虎口，以辨其所因，实为治法之简要也。

按：虎口纹，其始止见于风关，先见于左，为伤风寒；先见于右，为伤乳食，得惊夹之，则上出于气关矣。此虽予无本之言，然亦有所试也。乃《水镜》有云：指纹曲里风盛，弯外食积。夫曲里弯外则其纹已长，将透气关矣。其初起岂有之乎？将何以辨也？若夫色，则以红淡为轻，深紫为重。亦有吐泻重困，而虎口无纹者，乃大虚也。不可以无纹，而易之也。

看小儿痘疹形色第十三

王肯堂曰：或云痘疮之候，无以脉诊，言色形可辨也。形者，痘之形也。尖圆坚厚，始出之形；发荣滋长，欲壮之形；饱满充足，成浆之形；敛束完固，收靥之形。与大豆、豌豆、绿豆相似者，皆正形也。或平或陷，形之变也。如初出时，空若蚕种之脱，隐而不起，如蚊蚤之迹，薄如麸片，密如针头，若热之痱，寒之粟者，不能起发而死。黏聚模糊，肌肉虚浮，溶软嫩薄，皮肤溃烂者，不能收靥而死。

色者，痘之色也。喜鲜明恶昏暗，喜润泽恶干枯，喜苍蜡恶娇嫩。红不欲艳，艳则欲破；白不欲灰，灰则难靥。由红而白，白而黄，黄而黑者，此出形起发成浆结痂之正色也。出形而带紫，起发而灰白，此色之变也。能辨痘之形色，可知死生之期。

先贤看痘有四：曰根，曰窠，曰脚，曰地。用是验吉凶，不易之法也。外圈而红者，为根；中透而起者，为窠。根，血也，阴也；窠，气也，阳也。根红活鲜明者，血之荣也，吉也。或红而淡，则为血虚；或红而紫，则为血热，而毒之浅深，人之强弱可见矣。窠尖圆光润者，气之充也，吉也。或平而不起，则为气虚，将防其陷；或起而骤速，亦为毒盛。将防其滥，而虚实之理，补泻之法可定矣。红晕之处，谓之脚；空隙之处，谓之地。脚欲分明，不可相牵；地欲明净，不可秽塞。亦有痘虽稀，而根脚相连缀者，乃气血之虚，毒无所制故也，且将夹疹夹斑而出矣。如脚地明净，虽密何虑哉。

圆者，气之形也，气盛则痘窠必圆满；晕者，血之形也，血盛则痘根必红活。气虚则顶陷，气散则痒塌，或有气虚极而不塌陷者，乃火载之，虽见圆满，实空壳如泡也。血虚则晕淡，血惫则根枯而散，或有血虚极而犹红者，乃火上浮，虽见圈晕，实枯槁而不润也。

古人论痘，只分虚实，别表里，无经络之说。至钱氏始曰：肝水疱，肺脓疱，心为斑，脾为疹；惟肾无候，变黑乃为肾也。是以痘之脓疱，独归于肺也。而今人则更于痘之脓疱中，复分为四：以粒大而稀疏者为脾经，以粒小而微红者为心经，二者皆为顺；以热盛毒壅者为肝经，以气虚白塌者为肺经，二者皆为阴。肾亦无候。如钱氏之说，然究其治法，亦不过表里虚实焉耳。名可多立，法不可多歧也。乃张氏复附会其说，曰：钱之所云，水疱、脓疱、斑、疹者，乃初发之状，至五、七日后，悉成脓疱矣。果尔，则钱方云，脾之疹如麸糠，亦甚逆矣。与今之粒大而稀疏称脾经者，不大迳庭哉。至于部位，又有不同，如额与鼻准，所谓心脾之分也，而先见多凶；颐与颏，所谓肺肾之位也，而先见多吉。大抵气虚之人，多先见额上；毒盛者，多先见准头、山根、耳轮、耳旁；气充者，多先见颐；毒轻者，多先见口旁及颏也；至于咽喉心背，犹忌其密。

初验之时，以纸灯斜目照之，则皮里外俱见。又以手揩面颊，如红色随手转白，随白转红，谓之血活，生意在矣；如揩之不白，举之不红，是为血枯，纵疏不治。又看目睛神光瞭然，口唇红活如常，声音不改，乃为吉兆。

痘虽不必诊脉，然脉是根本，不可不知。先哲云：痘疹脉静身凉者，生；脉躁身热者，死。又曰：浮而数，表热也；浮而迟，阳气衰也；沉而紧，里热也；沉而细，元气脱也。疮疹为阳病，其脉浮沉，俱宜带洪实，若弱而无力，为阳病见阴脉，凶。

论痘总要，只有三：曰顺，曰逆，曰险。气血充盛，毒气轻微，此顺也，不须治之。避风寒，节饮食，守禁忌，以调护之而已。使其毒虽轻，而气血虚，或气血充而毒炽盛，皆所谓险也。虚者，温之补之，毒盛者，解之清之，此则医之权重矣。若儿之气血既虚，而毒复炽甚，则是逆也。不必治也，虽治无益也。即如发热一日，遍身即现红点，密如蚕种，摸过不碍手者，死不治。夫密如蚕种为毒甚，摸不碍手为气虚。诸症视此矣。

痘之一病，见微知著。如发热之初，大热烦渴，大便秘，腹痛腰痛，鼻干唇燥，惊悸谵妄，此毒气郁遏于内，当防其伏而不出也；如吐利不止，即当防其中气虚弱而不能成就，或致倒陷也。故热极则解之，便秘则利之，惊则平之，吐利则止之。如初出色嫩，嫩则易破，当防其痒塌也。相聚成块者，不可谓之疏，此有伏也。若待后者再出，则先者或现而复隐，或痒而俱溃，成坏疮矣。空壳无水者，后必发痛。头面预肿者，防其易消而倒陷。咽痛者，防其失声或呛食也。中多水疱者，后必自利。目涩泪出者，防其有肤翳也。频更衣者，防其倒靥，疮破不痂是也。根下皮色通红，此血热，气不管束也，后必起发太骤，皮嫩易破，痒塌而不可救。消毒饮、活血散合而饮之。

发热未透，而即报点，已而复没，没复出，出复没者，谓之弄标。气血衰弱之甚，无力发泄故也，难治。

初出而便有水，将发而便戴浆，脓未成而便收靥，此未至而至，谓之太过，必有痒塌之患。补表，托里，解毒不可缓也。应出不出，应起不起，应收不收，此至而不至，谓之不及，责其气衰血微，必有陷伏之患。而补气，活血，解毒，不可不急施也。

钱仲阳治痘，多主清凉解毒。至陈文中，则专主于温补。朱丹溪则两取而酌用之。曰皮肤干燥，是火，宜退火；疮湿者，是湿，宜泻湿。静者，怯者，作寒看；掀赤①者，勇者，躁者，作热看。又曰：痘疮色紫，属血热，凉血为主；色白者，属气虚，补气为主；中黑陷而外白色，起迟者，则补气中略带凉血药，于是治痘者有准绳矣。

万氏曰：痘疹主治，解表、和中、解毒三法而已。解表，乃发散之义，使邪气尽出于外，而不留于中，如防风、白芷、荆芥、升麻、葛根、桂枝之属。和中，专主脾胃，兼助血气，使里气常实，血气不亏，助养痘疮，而待其成，不致痒塌倒陷，如黄芪、人参、白芍、当归、木香、陈皮之属。解毒，只泻火凉血清气，使邪毒有制，不

① 掀赤：掀，应为"焮"。焮（xìn 信）赤，红肿灼热。

为正害，如山豆根、牛蒡子、紫草、连翘、黄芩、黄连之属。详万氏此节，盖以发表为通法，如虚则补气和中，实则泻火凉血，为痘初之定法，即丹溪意也。乃翁仲仁[①]分气虚、血热、热壅三症。气虚参芪主之；血热则惟四物加丹皮、木通、连翘、腹皮、桔梗而已；至热壅，则专主发散，荆、防、芎、芷、羌活为主，而参之紫草、连翘、牛蒡。以为热得发则散而自平，且戒不得用芩、连大寒之药。若骤用寒凉，则热为寒所抑，谓之冰伏，外出不快，内增胀满泄泻，留于经络，为痈为瘰矣，必不得已。而用芩、连，必须酒制之，一以制其寒凉之性，一以助其上行之势，乃无患也。

按：翁氏此说，亦只道其常耳。即如东垣、丹溪诸书，俱云痘疮首尾不可汗下，亦是道其常也。张氏曰：治痘，全在发热之初，看其热势微甚，微者固不必治。若甚者，当解即解，当汗即汗，当下即下，使毒气得以发泄，则后去不能为患，失此不治。至于渐盛，难救解矣，此则尽其变也。但用药须视病之浅深，以为轻重耳。

治痘之难，难在恰好。假如色淡白，饮食少，浆不满，所宜温补也；若补之太过，多致喘满急促之患。如发热恶寒，腠理闭密，所宜发散也；若发之太过，多致表虚，斑烂之患。如烦乱腹满，便溺阻塞，所宜下也；若下

① 翁仲仁：字嘉德，信州路（今山西上饶）人。明代儿科名医，生卒年不详。著有《麻疹心法》（已佚）、《痘疹全镜录》等。

脉理正义 | 三〇〇

之太过，多致里虚，内陷之患。盖小儿气魄微，不能胜药之猛，自非上工，难免实实虚虚耳。

从来论痘，多云气虚，曰血热，而罕云血虚。盖气能统血，血不能统气，故干枯淡白不红活，是为血虚，宜专补血，而每兼参芪用也。

万氏曰：凡用补气，宜四君子汤，如疮带湿，或有自利用之可也。若疮干者，白术燥津液，茯苓渗津液，不可用也。凡用补血药，宜四物汤，如疮干，或色太娇，用之可也。若不能食者，生地黄泥膈，白芍药收敛肠胃，不可用也。凡用解毒药，要别脏腑，分阴阳而治，如黄连解心火，片芩解肺火，栀仁解肝火，黄柏解肾与三焦火，石膏解脾胃火，木通解小肠火，条芩解大肠火，连翘、牛蒡解疮毒，山豆根、紫草解痘毒，升麻解疫毒，各有所主治不同也。

张从道云：痘疮气匀即出快。盖气匀，则荣卫无滞也。匀气之药如桂枝、防风、荆芥、薄荷，所以行表之气而使无滞也。木香、青皮、枳壳、木通，所以行里之气，而使无滞也，治者须识此意。古人治病，必顺四时，如春夏养阳，秋冬养阴是也。而痘为尤要，如春，风木用事，宜四物汤加防风、青皮，以折木之胜，又以四君子汤加白芍、桂心以补脾，治间服之；夏，热火用事，宜黄连解毒汤合生脉散，以补肺；秋，燥金主事，宜泻白散合甘桔汤加牛蒡，以散肺邪，又以四物汤，去川芎加天麦冬、花粉，以润其燥；冬，寒水主事，宜五积散，以散表之寒，理中汤加黄芪、木香、丁香以胜里之寒，此四时治法也。大抵时大寒，则腠理闭密，常虑其发迟，必宜辛热；时大热，则腠理开张，常虑其过泄，必宜辛凉而兼补也。至若暴风淫雨，非时之寒，非时之热，用药俱宜斟酌。然又曰：此诸候者，苟疮色变异，即依时法治，若无他异，亦不可妄治也，谨守护而已。

痘前惊搐，今之所云心经也；痘前吐泻，今之所云脾经也，皆顺候也。痘前咳嗽喘急，今之所云肺经也，险候也。然一见而即止，则皆吉；屡见而不止，则皆凶。若在起发之后，以至收靥，则总非所宜有矣。诸症各有虚实，凡外伤风寒，内伤饮食，而见诸症者，皆实也，表散之，消导之，自已耳。若无内外因，而痘色灰白，或太密而紫，则皆虚也，必以补气为主，而以清心平肝、理脾调肺之药为佐，乃可耳。数证之中，惟惊与喘嗽多属火，然惊亦有因风寒饮食而得者；而吐与泻多属寒，然吐泻亦有因风寒饮食而得者，治者所宜详审也。是故导赤散、犀角汤，钩藤、僵蚕，惊之所必用也；平胃散、参苓白术散、七味豆蔻丸，泻之所必用也；惺惺散、生脉散、梨杏膏，喘嗽之所必用也。大约在痘前，必疏其表；在痘后，必固其里，为良法耳。又曰：挟热吐泻，不可投燥药；风寒身热，不可投凉药；疮疹发搐，不可投惊药，此皆外同而内异也。

惊在痘前，不妨。若痘前而谵语，最为恶候。盖热毒内攻，心神昏乱故也，导赤散调下牛黄清心丸，轻者五苓散加朱砂。若在成浆时，须观其何便不利，利之愈；若在收靥后，则宜补血养神，泻火安神丸主之。

痘自起发已后，一切余症，俱不可有，而尤忌者为自利，以故痘家虽三五日不大便烦闷者，惟于药中多加紫草、归尾或猪胆导之，而戒勿轻下。然有热盛毒壅，胀满烦乱狂躁，痘色紫黑者，必下之。若偏执不可下之说，必致倒陷而死。所以，古人有百祥丸、当归膏丸、三承气汤，皆痘家救急之药。而近又以八正散加大黄、人参，前后分利之，而以人参为之主宰，亦是妙法。

凡痘家，必先利其咽喉。咽喉者，门户也，略觉咽干燥痛，即以甘桔汤加牛蒡子，时时与之，失之于先，而使之呛水，使之肿塞，使之音哑，治之晚矣。虽外症大顺，必致减食，虚症作矣。

痘家腹痛腹胀，多有风寒饮食之伤，审知而温散之，消导之亦易。然有毒出不透，内攻而作者，必表而出之。有因过服凉药，热毒为寒所遏而作者，必温而散之。若痘紫赤稠密，二便久秘，喘急烦乱则又非下不可也。

痘家所最恶者，为痒塌、倒陷二症。凡一切咬牙、寒战、喘急诸恶候皆从此二症出。故治痘者，必先防之，无使有此可也。大抵痒塌，属表虚；倒陷，属里虚。故出太速者，色太嫩者，多致痒塌；出太迟者，色灰白或紫赤者，多致倒陷。补表黄芪、防风之属，补里人参、白术、当归、地黄之属。痒塌辨疮之干湿，干而枯者，血虚也，四物汤为主，而黄芪、牛蒡、荆、防等佐之；湿而烂者，气虚也，四君子汤为主，而黄芪、防风、五苓等佐之。

倒陷，分紫陷、白陷。紫陷，是虚热，参、芪、归、地、紫草、犀角、芩、连、升、防之属；白陷，是虚寒，参、芪、归、地、桂、附、升、防之属。盖内补外发是大纲，而紫赤毒盛，则凉解之；灰白为寒，则温起之也。

陷下一症，奇方最多，要不外补与发二义。如人牙、麝香、冰片、穿山甲，俱是发之之义；如紫河车、鹿茸、龟甲，俱是补之之义。不过取其力稍猛耳，但使塌陷一起，则咬牙、寒战诸证自平，不必另治。

变黑归肾，昔人谓肾气实，非也，乃是肾邪实，正为肾气虚耳，故用百祥丸下之。下之者，伐肾邪也。王氏曰：大戟泻小肠之药也，与导赤散同意，但有宽猛耳。惟予谓痘毒甚盛，不能尽出，则其中先有留伏之毒，而外毒复入，水不胜火，故变而归肾。此而议补，适借寇兵，故取大戟荡除之，亦是背城借一之战，冀生于万一耳。故医者，但见儿面白，眼多白，腰软，行迟，或临热腰痛，皆是肾虚。即用六味料或八味料浓煎，大补其肾，使贼无敢窥吾垒，乃可也。

痘疮当收不收，多致溃烂。溃烂，即倒靥也。万氏谓荣卫素虚，风火相扇所致，犹物为火灼，而糜烂也。王氏云：非春温则不生，非秋肃则不敛。今不敛而溃，是秋行夏令也。治之以参、芪、苓、术为君，荆、防、白芷为臣，连翘、牛蒡、栀仁为佐，以补固其气，以风胜其湿，以凉解其热，是为大法。如兼泄泻，饮食减少，则又从泄泻治，然亦难矣。

痘家欲挽回顺逆，惟在七日以前，至于七日，则死生判然矣。然维持调护之法，虽收靥落痂之后，尤不可懈也。浆已足而忽溃烂，为表虚；重发热而不能靥，为表热；已收靥①而痂不落，为荣血虚；痂落而斑痕白，或陷凹者，为里虚；或痕凸起，或紫黑者，为热毒未解。宜补宜泻，急即施治，无使生变也。

人中者，任督之交，阴阳之分，故痘之见与收，必先人中左右，为吉。若先上而头额，为孤阳不生；先下而腿足，为独阴不成，皆凶也。

痘疮之中，有红赤点，而无头粒者，夹痧疹也，必朝见而暮隐。有红赤成片，如云头起者，夹丹也，止于头项，或足肚，此最惑人，然亦甚险。翁氏曰：痘内夹丹疹，不必另治，当以托痘为主，痘出疹自消。薛立斋用人

---

① 收靥：病证名。指痘毒透尽将愈，疮面收靥。《痘科类编释意》："痘至九日、十日之间，脓浆满足而色苍蜡者，必发热熏蒸，此回浆之候也，俗名谓之烧浆，又谓之干浆。盖真阳运化，其水自消烁而收靥矣。"

参羌活汤，只是托痘之意。袁氏曰：痘中夹斑，乃是阳明枭炎之毒，丁桂之药，纤毫不可投也。张半仙用黄连解毒汤，失之太寒，不如犀角地黄汤加牛蒡、紫草以解内毒，玄参升麻汤以消外痕，表里调和，斯获全矣。

痘之中有紫黑一二粒，独大而胀硬者，痘疔也。其状亦不一，根黑硬而顶尖白者，血虚而毒附于气也；根黑硬而顶尖紫者，气虚而毒附于血也。急须刺破，吮去其恶血，以雄黄末和油胭脂点之，内服犀角地黄汤，随气血加减施治。

痘痈者，痘之余毒也，其治与诸痈无异。但在痘后，气血凋悫，宜稍顾胃气耳。

按：痘疹为幼科第一义，故不厌详述，然究未能详也，学者即此而神明之，乃庶几耳。

评小儿急慢惊风脉症形色第十四

《直指》云：浮数洪紧为急惊，沉迟散缓为慢惊。

虎口纹青紫为惊风，红者风热轻，赤者风热盛，紫者惊热，轻者惊积。

青而淡紫，伸缩来去，主慢惊风。

紫青隐隐相杂，似出不出，主慢脾风。

形势弯入里为顺，向外者逆。

凡搐，男左女右为顺，易治；女左男右为逆，难治。

论曰：娄氏曰：急惊属木火，土实也，木实则搐而力大，目上札①，所谓木太过曰发生，其病掉眩癫痫是也。火实则身热面赤，土实则不吐泻，睡合眼，故其治法合凉泻而用凉惊丸、利惊丸之类。慢惊，属木、火、土虚也，木虚则搐而力小，似搐而不甚搐，所谓木不及曰委和，其病摇动注恐是也。火虚则身冷，口气冷；土虚则吐泻，睡露睛。其治法合温补而用羌活膏、益黄散，有热者用东垣黄芪益黄散，此论亦至当矣。然急惊虽主凉泻，而亦不可过凉，若泻之太过，恐伤脾胃，则成慢惊矣。慢惊虽云木、火、土俱虚，是为阴症，然亦有火旺而土衰者，其脉洪大而手足心热是也。用人参、芍药、黄芪、甘草以酸收之，以甘泻之。大抵急惊多在病前，慢惊多在病后，凡才经吐泻虽搐紧是慢惊，必用温补也。若痰已清，脾已醒，而惊不休，用地黄丸以补水，水升则火降，木自平也。

评小儿诸疳形色第十五

以五脏分五疳，面赤多啼，心也；面青，目赤烂翳膜，肝也；面黄痞满，泻痢无常，脾也；面白气喘，鼻下赤烂，肺也；面黧囟陷，牙疳赤烂，肾也。虽分五脏，其原皆起于脾，故体黄瘠，发焦枯，腹膨胀，时泻利诸证，五脏俱有之，皆统于脾故也。

---

① 目上札：《证治准绳》作"目上目札"。《证治准绳·幼科》曰"〔娄〕急惊，证属木火土实也，木实则搐而力大，目上目札，所谓木太过曰发生，其动掉眩，癫痫是也。"目札，指小儿两眼不时眨动的证候。

今人以寒热泻利为内疳，以眼鼻口齿诸疮为外疳。内疳有冷有热，有冷热兼，而外疳则皆主于热。故疳之病热症多，而芦荟、胡黄连所必用也。

时泻时止，五心烦热，此热疳也。泄泻青白无休时，此冷疳也。虽有烦热，而泻痢清白，亦从冷治。若利脓血，则为冷热疳，热者凉之，冷者温之，冷热者适温凉调之。

又有外无湿疮，内无泻利，但发热而黄瘠，谓之干瘠疳，此当与骨蒸劳热同治。

又有邪火上蒸，脑独倍热者，谓之脑疳，虫蚀脊膂，脊独高出者，谓之脊疳。此亦肝肾二经之病，皆热疳也。

积者，疳之母，故治疳必先治积。然疳者，干也，津液干枯，中气不运，故积留焉，虫生焉，故治积又先补虚。热者虚中之热，冷者虚中之冷，积者虚中之积，胀者虚中之胀。故治热不可妄表过凉，治冷不可峻温骤补，治虫积不可大下速驱也。故用芦荟、胡连以清热者，必兼参术，用三棱、莪术以消积者，必兼参术而温补，亦不须乌附也。

消积杀虫，惟山楂、枳实、神曲、麦芽、使君子、白芜荑、雷丸最为上品。而诸方多有用麝香、龙脑者，窜散之物岂疳热所宜。

肾疳显在齿，故为沙崩，为宣露，其来急速，故又名急疳，俗谓之走马疳，最为难治。宜先去其积热，甘露饮、地黄膏、化毒丹之属内服，而外以人中白、冰片或轻粉、绿矾、密陀僧之属，去腐生新乃可也。

丁奚、哺露者，疳之极候也。腹大肢细，筋青发聚，脾气败而积独留故也。治者，以补脾药，与消积药，相间，而消息之，可令渐平耳。盖小儿之丁奚，即同大人之鼓胀，当以能食而二便调为吉，故丁奚可治，哺露不可治，为其不能食也。

察痈疽形色第十六

经曰：疽者，其皮夭以坚，如牛领之皮。痈者，其皮薄以泽。

凡外见红赤掀肿，日大一日，痛在肌肉之间，如杖朴者，痈也；凡外紫黑，皮厚，候高候下，痛在肌肉之下，如锥刺内彻脏腑者，疽也。

痈，有表症，有里证，有中症。表多，则托里而发之；里见，则疏通脏腑以绝其原；中症，则行其荣卫。疽则无此，惟当温补而内托也。

凡溃疡，脓腻厚，肿消痛止，此大吉也。若脓清如水，肿不消，痛不止，脉反洪实者，皆为逆。必须多用参、芪以托之，芍药以敛之。热者，凉补之；寒者，温补之。虽有寒热，非表也，虽不大便，非里也。至于呕恶，犹为险逆，或云毒气内攻使然，而不知为胃弱也。盖肿疡有补有泻，而溃疡，则有补无泻也。

其有外平微赤，其痛四散，或时动移者，痰毒也，可温散之。久亦出脓，与痈同也。

《外科精要》言：痈疽，有九恶五善。考之《灵枢》，惟曰眼白青黑，眼小，是一逆也；内药而呕，是二逆也；腹痛渴甚，是三逆也；肩项中不便，是四逆也；声嘶色脱，是五逆也，除此五者，为顺也。盖《精要》虽详，凡恶必而烦躁泄利，未必遽亡，若恍惚错乱，则又五逆后之败象矣。

内痈有三：有肺痈，有胃脘痈，有肠痈。丹溪云：肺痈，须先发表，大乘云，须滋益真阴，保固肺气，降火豁痰，则肺自清。若溃破，宜大补肺气，滋阴血以复其原，参咳嗽门治。

胃脘痈，丹溪云：皆因饮食之火，挟七情之火相郁而发，其发在腔子，而头向外，非干肠胃也。宜以内托之药，托出于外，以针开之而愈。先用四物汤加桔梗、香附、生姜煎服，脓出后，亦用四物调理。

肠痈，丹溪云：大肠有痰积死血流注，初时可下之，桃仁承气汤加连翘、秦艽，脉洪数者，脓已成，不必大下，薏苡附子败酱汤，其脓当自去也。

大抵内痈在上者，宜开提，补而兼散，在下者，先下去而后施补也。

附骨疽，乃阴疽之属。丹溪谓厚味或劳役所致，陈若虚[1]云：是阴寒入骨之病，二者当兼有之。治者亦惟补而

① 陈若虚：即明代著名外科学家陈实功（1555—1653），字毓仁，号若虚。江苏南通人。著有《外科正宗》。

兼散，人参败毒散、五积散、羌活防己汤，并宜加牛膝、木瓜、红花以为引，外须用蒜隔灸法，以引其毒外出，或用针透其毒，最不宜敷寒药，使血气冰凝也。在股内者，属阴，难治，四物主之；股外者，属阳，稍为易治。然丹溪又曰：臀在下为阴中之阴，道远位僻，虽曰太阴多血，然气运不到，血亦罕来，中年后，尤虑患此，才有肿痛。参之脉症，但见虚弱，便与温补血气，可保终吉耳。

　　乳痈，丹溪云：乳房阳明所经，乳头厥阴所属。乳子之母，不知调养，忿怒所逆，郁闷所遏，厚味所酿而致。治法：疏厥阴之滞以青皮，清阳明之热细研石膏，行污浊之血以生甘草节，消肿导毒以瓜蒌子，通用没药、青橘叶、皂角刺、蒲公英、金银花、当归、川芎，加减消息，须以少酒佐之。若以艾火灸三五壮，尤妙，不可轻用针刀，必致危困。其有不得于夫，不得于姑舅，忧怒积累，脾气消阻，肝气横逆，遂成隐核，不痛不痒，数十年后，方成疮陷，名曰乳岩，不可治矣。若能于始生之时，清心释虑以施治，庶可安耳。陈若虚曰：男子乳疾，与妇人微异，女损肝胃，男损肝肾，因怒火而加之房欲，肾虚血不上行，肝无以养，遂结肿痛，治以八珍汤加山栀、牡丹皮、加减八味丸。已溃，十全大补汤。

　　外科最酷毒者，为疔毒。其名虽多，而治法无多。大要以五色别五脏，可以分用引经之药以取效也。治法必先用针刺，以去其恶血，以蟾酥条插入，以出其疔。其在项以下者，可灸而愈；其在项以上者，属三阳，慎不可灸，灸之即走黄，为难治。其治法，亦是在表者汗之，在里者下之。解毒清心，托里护膜，较之痈疽，惟多一先刺取疔之法而已。其外插拔疔，必用蟾酥、雄黄、轻粉、硇砂、信砒、乳香、朱砂、白丁香、蜈蚣，每用麦子大一粒，入针孔中，以膏盖之，其毒随脓血出也。至其取汗，有夺命丹者，其方用蟾酥、乳香、麝香、铜绿、雄黄、胆矾、枯矾、寒水石、朱砂，捣蜗牛为丸，绿豆大，每用二丸，捣葱为膏，裹药，好酒吞下，取汗。然此方，在痈疽之恶者，已用之，不必疔也。其疔之轻者，一刺之后消毒内托，亦黄连、黄芩、连翘、花粉之属。胃虚则养胃，肾虚则滋肾也。

外科最缠绵者，为瘰疬，亦不皆是痰。其初起，疼痛发寒热，汗之散之自消。若不甚疼痛，不发寒热，此为内因，乃膏粱之积，或饮食之毒。可用斑蝥、牵牛等微下之，下后，即用养血豁痰清火之剂。其有因忧思郁怒得者，亦只宜养血疏肝而已。其坚而不溃者，针刺之。轻者，以雄黄、樟脑末，清油敷之；重者，冰蛳散插入，内服补气血之药自愈。其前已溃，而后复起，必用大补气血，而微参行经散郁之药，如柴胡、玄参、夏枯草、香附、苍耳之属，何首乌可常服著功。

杨梅疮，湿热邪火所化也。其形小而干者，曰棉花子疮。此有二种：一为精化，从淫欲得之，其发先下部，自内出者也。宜先服九龙丹，通利大小二便，以去其内毒；次乃表而出之。一为气化，从传染得者也。其发先上部，宜服万灵丹以发其汗，透其毒而清解。此自外入者为稍轻也，大抵以筋骨疼，寒热甚者为重；以筋骨不疼，无寒热者为轻。体实者，攻而发之；体虚者，补而发之。必待发透，筋骨不疼，内毒已解，方用点药，点敛之早，必遗毒也。陈氏曰：上部作痒，疮多，消风清热；下部作疼，疮盛，泻湿为先；红紫毒盛，疮高，凉血解毒；淡白毒轻，疮薄，攻补兼行，亦要言也。然必需之岁月，调而养之，又必患者节饮食，慎起居，乃可愈耳。躁急之徒，鲜不败也。

　　按：此疮用药，与诸疮亦无大异。大抵凉血解毒，发表攻里皆相同。惟土茯苓、白鲜皮、蔷薇根、皂角子他疮少用耳。其重者，用蟾酥丸；发汗，亦与疔毒同；其外治，则铜绿、胆矾、轻粉、石膏、雄黄、黄柏选用之，不必过求异品也。

　　杨梅疮，治法稍失，必致结毒。结毒之发，必在关节间，必废肢体，毁官窍，惟得生为幸耳。治毒与治疮无大异，但须参肿疡、溃疡法治之。但肿高时，即宜用雷火针，针破以泄其毒；既溃，即宜大补以保其元。盖此毒之难，只在收敛也。

　　按：结毒收功，今人多尊五宝散，谓滴乳石、琥珀、朱砂、珍珠、冰片也，每服一钱，土茯苓汤下。陈氏近制紫金丹，用龟板（酒炙）、石决明（童便煅）、朱砂各等分，末之，作细丸，每服一钱。虽毒在咽中面上者，十日愈，亦奇方也。

多骨疽者，痰湿之毒结聚脓血而成。然此病初起无骨，惟溃后脓血不尽，毒乘虚而结乃成也。患者多在腮旁，间亦有在四肢者，其骨既出，其本骨必坏，治者宜固本养荣而补肾，肾主骨故也，十全大补汤、肾气丸。

扁鹊华佗察声色要诀第十七
《脉经》原题皆言坏症故列篇末

病人面黄目青者，不死；青如草滋者死。

病人面黄目赤者不死；赤如衃血者死。

病人面黄目白者不死；白如枯骨者死。

病人面黄目黑不死；黑如炲者死语同《内经》。

病人面黄目青者，九日死，是谓乱经。饮酒当风，邪入胃经，胆气妄泄，目则为青，虽有天救，不可复生。

病人面赤目白者，十日死。忧恚思虑，心气内索，面色反好，急求棺椁。

病人面白目黑者，死，此为荣华已去，血脉空索。

病人面黑目白者，八日死。肾气内伤，病因留积。

病人面青目黄，五日死。

肝病皮黑，肺之日庚辛死。

心病目黑，肾之日壬癸死。

脾病唇青，肝之日甲乙死。

肺病颊赤目肿，心之日丙丁死。

肾病面肿唇黄，脾之日戊己死。

病人耳目鼻颊有黑气起入于口者，必死。

病人目系倾者死。

病人目直视，肩息者死。

病人唇青，人中反者，三日死。

病人爪甲青者死。

病人手足甲下肉黑者，八日死。

病人手掌肿无文者死。

病人脐肿反出者死。

病人发如干麻，善怒者死。

病人发与肩冲起者死。

病人卧，遗尿不觉者死。

病人尸臭者不可治。

病人及健人面忽如马肝色，望之如青，近之如焦黑者死。

病人黑气出天中下至年上颧上者死。

病人面无精光及牙齿黑色者不治。

脏腑绝症第十八

《脉经》曰：病人肝绝，八日死。何以知之？面青但欲伏眠，目视而不见人，汗出如水不止。

病人胆绝，七日死。何以知之？眉为之倾。

病人筋绝，九日死。何以知之？手足爪甲青，呼骂不休。

病人心绝，一日死。何以知之？肩息，回视，立死。

病人肠绝，六日死。何以知之？发直如干麻，不得屈伸，自汗不止。

病人脾绝，十二日死。何以知之？口冷足肿，腹热胪胀①，泄利不觉，出无时度。

病人胃绝，五日死。何以知之？脊痛腰中重，不可反覆。

病人肉绝，六日死。何以知之？②耳干，舌皆肿，溺血，大便赤泄。

病人肺绝，三日死。何以知之？口张，但气出而不还。

病人大肠绝不治。何以知之？泻利无度，利绝则死。

病人肾绝，四日死。何以知之？齿为暴枯，面为正黑，目中黄色，腰中欲折，自汗出如流水。

病人骨绝，齿黄落，十日死。

诸浮，脉无根者皆死。以上五脏六腑为根也。

---

① 胪胀：症状名。指腹部肌肉或腹皮胀急。《类经·运气类》："胪，皮也。一曰腹前曰胪。"《素问·六元正纪大论》："民病腠理热，血暴溢，疟，心腹满热，胪胀，甚则胕肿。"

② 何以知之：此四字后《脉经·诊五脏六腑气绝证候第三》有"耳干，舌皆肿，溺血，大便赤泄。病人肺绝，三日死。何以知之？"22个字。

跋

脉理正义后

慨夫大道之不明也，而医为甚。盖医虽系人生死，然今方视为末技，故缙绅师儒俱不深究。其攻医者率以浅陋之资，作营身之谋，工谐世之术而已耳。迨世俗既谐，或偶得一二捷效之方，即自高诩曰名医，而世亦谬许焉。试有举至理以相质者，反叱为妄见矣。此岂医之技？诚末技哉！抑攻之者居其末也。吾父丹源子，古润人也，髫年习医。润，医薮也，若王氏、孙氏、何氏诸名家，莫不遍师，而于古之典籍，自《灵》《素》、越人而下，若张、李，若刘、朱诸先贤，莫不毕览。因见世之事医者，惟知方而不知脉，即言脉者，亦惟知《诀》而不知《经》，于是为集《脉经》以下凡数十家，而取《枢要》《举要》二书，一纵一横，以佐《脉经》之未备，复取《刊误》一书，以证《脉诀》之舛讹，其用志良苦，其诠理殊深。然书未成，而讪者、谤者纷纷矣。迨后既贫且老，倦于笔札，乃以书授予曰："汝欲为医，必先知脉。兹脉书凡六卷，今已成者二卷矣，其五六卷亦略具规模，所缺者三四未全耳。汝其补集而完之，慎勿以谤讪为惧，使世有好古而学道者，当必以余言为然，虽俟之数百年未远也。"予拜受而读之，为搜藏书，详证而补辑之，凡五易稿始成。其五六卷亦间有附论，然亦予浅劣无能赘辞矣。稿始脱，偶有一医闻而索阅，甫开卷，见辨七表八里九道之谬，曰：有是哉！果尔，其谁敢领教？为掷卷而去。予为茫然怅然者久之。甚矣！道之难明也，固如此哉！虽然，是何足怪？忆予当年，亲见有詈王宇泰者，有詈李濒湖者，甚有斥朱丹溪者。藐予小子，智不谋身，名不出国，而欲回既倒之澜、补已崩之岳，不亦难哉？但吾父丹源子以为道之苦心，穷古今之考订，将以明圣经之旨，开后学之蒙也，使斯道不终晦，岂无有人焉起而一大阐之？则斯集其颜行矣。予其不敢以人言自陨哉！

时顺治岁次甲午①清和月②男隆祚谨跋

---

①　顺治岁次甲午：1654 年。

②　清和月：农历四月。

校注后记

一、《脉理正义》的作者

据现有书目文献记载，《脉理正义》的作者为明代医家邹志夔。邹志夔，字鸣韶，号丹源子。明代丹阳县（今属江苏）人，徙居靖江县（今属江苏）。初习举子业，屡试不弟，随弃去。其为人朴雅尚古，怡情坟典，于书无所不窥。中年精医术，尤擅脉学。其临证凭脉识因、知因辨证，遵古而不泥古，治病每获奇效。其著述见于记载者，仅《脉理正义》一种。

然书中邹隆祚的跋文有："吾父丹源子，古润人也，髫年习医……迨后既贫且老，倦于笔札，乃以书授予（按：邹隆祚）曰：汝欲为医，必先知脉。兹脉书凡六卷，今已成者二卷矣，其五六卷亦略具规模，所缺者三四未全耳。汝其补集而完之，慎勿以谤讪为惧……予拜受而读之，为搜藏书，详证而补辑之，凡五易稿始成。"可见，《脉理正义》共六卷，其中第三、四卷是由其子邹隆祚所补。因此，《脉理正义》一书并非全由邹志夔一人所作，而是与其子邹隆祚共同完成。

二、《脉理正义》的成书年代

据现有书目文献记载，《脉理正义》成书于 1635 年

（或约 1635 年），即明崇祯乙亥八年。其文献依据是该书中明人陈函辉之序作于明崇祯乙亥春仲，即 1635 年。但这一说法似有待商榷。如前所述，邹隆祚在其跋文中说《脉理正义》是由其补辑，五易其稿方成一书。而此跋则作于清顺治岁次甲午清和月，即 1654 年。据此可以推断《脉理正义》最终成书时间，当在 1654 年左右。

三、底本的刊刻时间

《脉理正义》一书的刊刻时间，现有文献记载说法不一。《中医大辞典》认为其刊刻于 1635 年，而《中国医籍志》则认为刊刻于 1654 年。据上文所考，《脉理正义》成书于 1654 年左右，由是可以否定其刊刻于 1635 年的说法。至于其刊刻于 1654 年的说法，其文献依据当是前述邹隆祚的跋文。该跋的撰写者不是邹志夔，而是其子邹隆祚，撰写时间为清顺治岁次甲午清和月，即 1654 年。由此，似可以认为《脉理正义》初刊时间，当不早于 1654 年。

但是本次校勘所用底本，不仅有邹隆祚的跋文，还有清人朱澂的序文。其作序时间为康熙十九年（1680）。序文曰："余久怂恿先生长公锡甫，谋寿之剞劂，而锡甫方攻举子业，有声黉序间，猝猝未暇，亦欲以嘱之令嗣子旋。乃以旋承遗绪，家无负郭田，仅糊口三指间，顾睠念前人之志，亲缮写校雠，节衣食，时典质人，以供刻工。今已戋然成帙，不徒克缵先业，且以惠后人之学医者，现药王身而为说法，福德正未可涯量也"。作为乡邑后学，朱澂曾劝邹志夔长子邹锡甫刊刻《脉理正义》，但因锡甫专意攻举子业而无闲暇，又嘱其子，即邹志夔之孙邹以旋刊刻。最终邹志夔之孙邹以旋节衣食，时典质人将此书刊刻发行。此外，该底本的作者亦题为"古润邹以旋著"。这与朱澂序文相符合。因此，可以断定该底本的刊刻时间为 1680 年左右，而非 1654 年。

四、《脉理正义》的内容与学术价值

《脉理正义》全书六卷。卷前列辨脉十篇，辨析十个脉学中颇有争议的问题。卷一为明诊，揭脉之纲领，分别部位，详明诊法，探讨血脉成因、寸口取法、寸关尺定位、持脉方法、二十六种脉形、五脏六腑平脉等理论。卷二为序脉，布脉之条目，宗滑氏脉象阴阳比偶学说，述浮沉、迟数、实虚、洪微、滑涩、紧缓、长短、弦芤、动伏、濡弱、革牢、促结、散代等二十六脉，两两对偶。于各脉之下，详述与之相通的脉象主病。卷三、卷四为类症，分论伤寒脉法与杂病脉法，又论杂病四十四种，阐述病机、治法与方药。卷五为萃经，汇集《素问》《灵枢》《难经》《脉经》论脉要语。卷六为外诊，述望、闻、问三诊之精论。

该书集古今诸家论脉之言，折衷其得失，时出己意，颇多新见。其论脉多与临床治疗紧密结合。既论其常，又论其变。尤其对每脉主病论之甚精，详其体用，融脉、症

于一体，有助于临证"凭脉识因、知因辨证"。因而是书不仅对后学有所启发，对后世脉学发展亦具有深远的影响和实际意义。

总 书 目

I

本　草